中医师承学堂

经方扶阳三十年
伤寒论教程

赵 杰 著

中国中医药出版社
·北 京·

图书在版编目（CIP）数据

经方扶阳三十年：伤寒论教程 / 赵杰著 . —北京：中国中医药出版社，
2019.1（2025.2重印）

（中医师承学堂）

ISBN 978 – 7 – 5132 – 5292 – 8

Ⅰ.①经…　Ⅱ.①赵…　Ⅲ.①《伤寒论》—教材　Ⅳ.① R222.2

中国版本图书馆 CIP 数据核字（2018）第 240524 号

中国中医药出版社出版

北京经济技术开发区科创十三街 31 号院二区 8 号楼

邮政编码　100176

传真　010–64405721

廊坊市佳艺印务有限公司印刷

各地新华书店经销

开本 710×1000　1/16　印张 16.5　字数 226 千字

2019 年 1 月第 1 版　2025 年 2 月第 5 次印刷

书号　ISBN 978 – 7 – 5132 – 5292 – 8

定价　78.00 元

网址　www.cptcm.com

服 务 热 线　010-64405510

购 书 热 线　010-89535836

维 权 打 假　010-64405753

微信服务号　zgzyycbs

微商城网址　https://kdt.im/LIdUGr

官 方 微 博　http://e.weibo.com/cptcm

天猫旗舰店网址　https://zgzyycbs.tmall.com

如有印装质量问题请与本社出版部联系（010-64405510）

作者简介

　　赵杰教授，山西中医药大学中西医结合临床学院副院长，山西省名医，"经方扶阳"学术团队带头人。他提出仲景医学核心是"扶阳气、助气化"，创造性地用"细胞间基质－纤维系统"来阐释六经体系。在临床中聚焦于运用经方扶阳法治疗恶性肿瘤、抑郁症、风湿免疫性疾病及各科疑难病症。

　　论著及课程代表作：《经方扶阳三十年·伤寒论教程》《经方扶阳三十年·金匮要略教程》《伤寒论》系列讲座（中医在线 www.tcmmooc.com 播出）等。

内容简介

　　本书作为国内首本"经方扶阳"实战教程，主张经方的根本理念就是"扶阳"，经方治病的基本原理也是"扶阳"。本书认为，任何疾病的治疗，均需从太阴调集能量。只有直接从太阴入手治疗，待太阴机能恢复后，太阳、少阳病才有可能不治而愈，若不愈再采取相应的治法。这是张仲景反复强调过的，也是经方扶阳派立论的核心。

　　本书提出经方扶阳派的六经观，重新解读《伤寒论》三阴三阳病结构体系，形成融伤寒、温病乃至杂病证治为一体的仲景六经辨证体系，具有划时代的意义。

　　此外，本书在"如何突破中医的疗效极限"方面，提出扶阳增效法、通阳增效法、量效增效法等多种实战方法，可供读者灵活选用。

目 录

上 篇 经方扶阳法总论

下　篇　《伤寒论》六经条文及方证详解

上　篇
经方扶阳法总论

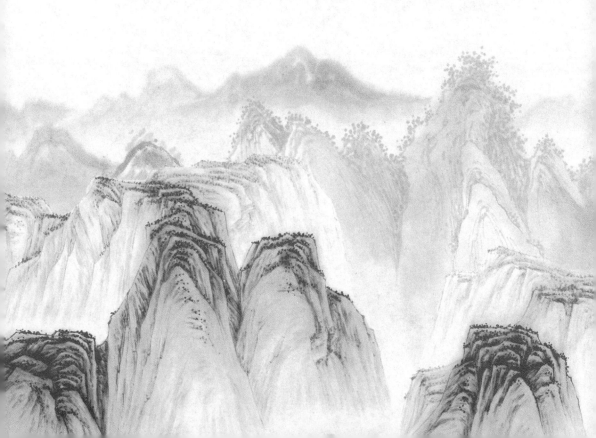

一、"经方扶阳派"释义

经方扶阳派是指运用"经方扶阳"理念认识人体生理机制、病理变化及防治疾病的中医流派，隶属于伤寒派或经方派。

经方扶阳，并不是指经方加扶阳的混合体，也不是扶阳派的分支，而是主张经方的根本理念就是"扶阳"，经方治病的基本原理也是"扶阳"。

二、经方扶阳派的阴阳观

传统中医观念认为，阴阳是描述对立统一的哲学范畴，阴阳平衡是健康的标志，也是治疗的终极目标。而经方扶阳派认为，无论在整体、系统、器官的宏观层面，还是细胞、组织、循环的微观层面，"阳气"是正常功能的代表，机体功能的实性亢奋伴代谢产物堆积属于"阳亢"，正常功能代偿不足导致的虚性亢奋即为"阴虚"。机体整体或局部功能低下为"阳虚"，功能低下导致的病理产物堆积为"阳虚阴盛"。

从以上表述可以看出，经方扶阳派阴阳观和传统中医阴阳观的主要不同之处有以下几点。

1. 传统中医将机体精微物质（精、血、津、液）的匮乏称为"阴虚"，经方扶阳派则认为精微物质匮乏的根源是机体化生精微功能的低下，而化生精微物质的功能属于阳气的作用，故属于"阳虚"。

2. 机体功能的虚性亢奋传统中医也认为是"阴虚"，但治疗理念上采用的是补充阴柔物质，滋阴以佩阳。而经方扶阳派认为，虚性亢奋的本质依

3

然是功能的低下，功能衰退不能满足日常需要，机体不得不过度调用时就会表现为虚性亢奋。针对虚性亢奋，从治本而言依然要扶助阳气，在扶阳的基础上，采用具有抑制亢奋的药物（如降低交感神经兴奋，增强副交感神经兴奋等），在治标的同时也可减少阳气的过度消耗，从而达到标本兼治的效果。传统方法补充阴柔物质虽然也可暂时抑制阳气的亢奋，但同时会使阳气的化生受到影响，长远来看会使阳气更虚，而虚性亢奋更加严重，甚至愈加难以代偿，从而阴损及阳。

3.经方扶阳派认为，阳气绝对亢奋的阳实证，只能暂时存在，而不会形成长期稳定的病机。《伤寒论》中的阳明病属于阳实证，机体处于微观（细胞）和宏观（整体）层面的亢奋状态，但阳明病无法长久，要么自愈，要么转为阴证。这是因为机体出现阳实证（阳明病）必须同时具备三个条件：①素体机能较强（病邪从阳化热），至少能够承受一次全身亢奋的消耗；②存在刺激机体亢奋的病理因素或病理产物；③二者持续反应且积累到一定强度。三者缺一不可。一般来说，出现阳实证后，机体能量迅速消耗，则第一个条件消失；病理产物也可通过汗、尿、便或药物等得到清除，不再对阳气形成持续性的刺激，则第二个条件消失；或者机体阳气自我调整能力较强，正邪对峙后，正气迅速调动身体机能排出邪气，则第三个条件消失。因此，阳实证无法持久。阳实证存在虽然短暂，但必然伴随阳气的大量消耗，若阳明病不愈，则只能转为三阴病。

4.持续存在的阳实证多为假象，内伤杂病中，也可能长期出现面红、目赤、痤疮、急躁、烦躁、口渴等阳实证的表现，但这种情况往往是体内存在病理产物所导致的假象。

（1）全身各组织所需要的营养物质和能量，必须依赖于血液循环、淋巴循环及组织液循环进行补充。若某一局部存在瘀滞，或出现血管痉挛，筋膜组织挛缩，淋巴循环阻滞等，则其所负责的组织将失去营养，而失去营养的组织将导致机体反射性地增加代谢，此时全身就会代偿性地出现阳实的表现。若瘀滞等情况不能迅速祛除，则阳实的假象将长期存在。

（2）人体无论是皮肤、肾脏、肠道，还是生殖系统，都存在与外界交换物质的上皮组织，上皮组织通过其附属的各种腺体排出代谢产物。当这些上皮组织的排泄功能出现障碍，则会刺激机体机能亢奋，此时也会长期出现阳实的假象。

对于这种情况，治疗的原则必须是补虚泻实。本质上，无论是营养转输通道为病理产物阻滞，还是上皮组织的排泄功能障碍，均属于机体功能的障碍，也就是阳气的不足。运用药物调动身体机能、打通运化障碍的前提是要增强功能，即扶阳，在此前提下，再运用泻实的方法，如发汗、利尿、化瘀、泻下，这样才能获得预期的疗效。

5.扶阳不等同于补肾阳：有人一听扶阳，就想到补肾阳，然后想到的就是巴戟天、肉苁蓉、菟丝子、仙灵脾、紫河车、鹿角胶（鹿茸）等药物。事实上，经方扶阳的核心是"扶中焦之阳"。有一个脍炙人口的说法是"实则阳明，虚则太阴"。"实则阳明"暂且不论，"虚则太阴"就明确指出治虚要从太阴入手。太阴是诸虚之宗，也是扶阳的入手处，全身小至细胞，大至组织、器官、整体功能的衰弱均是太阴的不足。实现任何治疗目的，均需以从中焦获得能量为前提，故扶阳首先是扶中焦之阳。只有中焦脾胃吸收、运化机能被振奋起来，才有可能通过不同的引导，获得相应的治疗效果。

在药物的选择上，扶中焦之阳当以理中汤类（理中汤、砂半理中汤、附子理中汤）、建中汤类（大建中汤、小建中汤、黄芪建中汤、当归建中汤）为首。

之所以补肾阳药不能等同于经方扶阳法，一方面，从表象上说后世使用的补肾阳药，张仲景几乎没有选用，但这不是最主要的原因。最主要的原因是后世将肾阳的功能定位于生长、发育、生殖，这些功能决定了这些药物主要作用于性腺和生殖系统。在整体代谢机能衰退的情况下，对病理产物的排泄必然也是衰退的，此时振奋机体某一局部的功能，将使局部代谢产物增加且不能迅速排出，则自然会刺激机体引起炎症反应，从而迅速表现出上火的状态，即传统所说的"虚不受补"。此外，人体的机能分为三个层次，即生理功能、社会功能、生殖功能。最基本的层次是维持机体正常生存的生理功能。在能正常生存的基础上，就需要进一步维持社会生产和生活实践的功能，即社会功能，因为个体的存在必须依赖于群体。在保持正常的生理功能和社会功能的前提下，就需要进一步满足人类自身繁衍的问题，即生殖机能。当机体功能整体衰退时，首先衰退的是社会生产和生活实践功能，再进一步严重，则导致维持自身生存的生理机能衰退。当这两种功能都衰退时，若贸然去激发第三层生殖机能，则必然导致前二者不能承受，从而使病情更加恶化。

6.经方扶阳派对清热药的认识：传统中医认为，清热药（清热泻火药、清热燥湿药、清热解毒药、清热凉血药）是针对阳实证的，但经方扶阳派不这么认为。经方扶阳派除认为石膏可以针对阳明病气分实热证之外，其他的清热药均以清除病理产物及代谢产物为主，试述如下：

石膏：①用于治疗阳明气分证，清除由于阳明病代谢亢进所生之热，同时使机体亢进的代谢功能恢复正常，如白虎汤及白虎加人参汤。②与解表药配伍，如麻杏石甘汤、白虎加桂枝汤、小青龙加石膏汤、大青龙汤、越婢汤等，可以起到发越水气，消除肿痛的作用。其机理是石膏能把组织间因热而将要凝聚的水液打散，再通过解表药打开的通路排出，这也是胡希恕所说"石膏有解凝的作用"的含义。③除烦止渴，心烦、口渴为石膏使用的两大主要症状，无论外感内伤，若此二证具备，均有使用石膏的机会，若素体虚寒者，可在扶阳的同时使用石膏，即寒热并用。

知母：①与石膏共用解热，如白虎汤；②能消除局部水液凝聚所形成的局部肿胀，如桂枝芍药知母汤；③此外，尚有调节植物神经功能紊乱，治疗精神亢奋的作用，如酸枣仁汤。

栀子、黄芩、黄连、黄柏、茵陈等，可清除特定脏腑或组织间的病理产物，若为阴证，则需在扶阳药物振奋机能的同时配合使用。

三、经方扶阳派的六经观

经方扶阳派的六经观在全面地继承历代经方家六经学说的基础上，运用西医学循环、免疫、细胞等领域取得的进展，再结合最新的肌筋膜学说，从而构建了新的六经辨证体系。

（一）三层表里观

三层表里观分为表实证（太阳），表虚证（少阴），里实证（阳明），里虚证（太阴），半表半里实证（少阳），半表半里虚证（厥阴）。

表 1　三层表里观

	实（亢进）	虚（衰退）
表	太阳	少阴
里	阳明	太阴
半表半里	少阳	厥阴

（二）太阳病与扶阳法

如表 1 所述，太阳病为机体"表"部的功能障碍，即心脏、大血管、毛细血管、皮下组织、上皮及其附属腺体功能障碍。从广义角度来说，任何病种，无论外感、内伤，若病理机制为上述表部的功能障碍，则均属于太阳病。为了表述的方便，现举一个感受风寒之邪的外感病特例来说明。

当人体感受风寒（俗称着凉）时，机体本能的反应是通过各种方式防止体温的进一步散失，包括关闭汗腺以减少排汗、散热，收缩体表毛细血管以减少体表散热，收缩上呼吸道血管以减少通过呼吸散热。当寒冷环境消失后，机体通过自身调节，汗腺和体表毛细血管及呼吸道血液循环又恢复如前。在这一过程中，若机体感受风寒的同时又感受了呼吸道病毒，或者由于呼吸道微循环减少导致免疫力低下，从而引起呼吸道正常寄居的病毒大量繁殖，病毒毒素会通过一定途径影响下丘脑体温调节中枢，后者将体温调定点升高。所谓升高体温调定点，是指机体将人体恒定的体温调至较高的水平。体温调定点升高后，即使去除风寒等环境因素，机体也会竭尽所能地减少散热，包括收缩血管、关闭汗腺以减少散热，同时肌纤维痉挛加快产热。此时就会出现全身疼痛、无汗、恶寒等表现。与此同时，机体抗病机制启动，通过调集血液趋向体表来打开微循环、消灭病原体，最后通过发汗降低体温，同时缓解肌痉挛而终止头身疼痛。这一过程，会同时导致脉浮紧（体液聚集于表则脉浮，血管痉挛则脉紧）的出现。

这一病理过程即太阳病的表实证，以麻黄汤主之。方中麻黄一方面打开汗腺排出汗液而散热，排汗的同时缓解了组织间液及筋膜的张力从而缓解肌痛。桂枝温通心阳，能调节血管活性，可从心脏为起点打通各级动脉直至收缩的毛细血管，再通过毛细血管的通透性使血液中的液体进入组织间液，为麻黄补充汗源。苦杏仁传统上认为有降气止咳的作用，其成分苦杏仁苷在体内代谢为氢氰酸，具有抑制呼吸的作用。伤寒表实证由于表气郁闭，呼吸成为人体对外物质能量交换的主要渠道，故多伴有呼吸亢进而似喘的状态，通过适量的苦杏仁对呼吸略加抑制则可发挥平喘作用。甘草缓急补中，其水钠潴留作用可补充血容量，为麻黄、桂枝增加汗源，其缓解平滑肌的作用可缓解肌肉血管痉挛，而止咳作用可助平喘。

若素体汗腺调节功能低下（表虚），虽然感受风寒但毛孔不能及时关闭，血管调节功能障碍则不能降低血管通透性而导致血容量减少。此时，就会表现为汗出与恶风同时出现，并表现为脉浮缓（血液趋向体表以抗邪致脉浮，汗腺开放血容量丢失致脉缓）。由于汗腺开放，组织间液通过汗出丢失但张力增高不明显，故全身疼痛但不严重，以酸楚为主，而酸楚的主要原因是以血管壁为主的肌筋膜组织功能障碍所致。呼吸道和消化道上皮也表现出类似体表的汗出（分泌）并有循环障碍的现象，具体表现为鼻鸣干呕。此时，称之为太阳中风证，主以桂枝汤。

此时，不再需要利用麻黄打开汗腺，相反，汗腺和循环系统需要得到能量去恢复功能。这种情况下，表部的能量是相对不足的，要解决问题，首先要调集能量，而能量的唯一来源就是中焦。桂枝汤中，生姜、甘草、大枣正是经方体系中从中焦调集能量的基础组合，适用于最初级的细胞功能低下状态。所谓最初级的细胞功能低下状态，是指中焦功能仅能维持自身正常运行但无多余的储备，不能调集多余的能量以解决半表半里和表部的异常状态。此三药合用，补充营养物质的同时，能轻度振奋全身细胞机能，同时通过生姜挥发油的刺激作用，可令能量散发趋势表现为由里向半表半里直至表部。从中焦得到能量后，通过桂枝从心脏向外周改善以血管壁为主的筋膜活性，芍药松弛平滑肌，增加血容量，改善微循环，二者合用，血管、汗腺调节功能恢复，疾病可愈。桂枝和芍药相比，桂枝增加心脏、血管活性，其发挥作用的趋势是由心脏而至各级动脉最终到毛细血管。芍药松弛平滑肌，主要减少平滑肌对静脉系统的压迫而增加静脉血流量及静脉向心回流。

通过太阳病，我们可以看出，在经方体系中即使是治疗表部疾病，也必须依靠从中焦（里部）获得能量来提升细胞机能，这就是经方扶阳法在太阳病中的应用，也是经方治疗六经病通用的原则，同时也是经方扶阳派治疗一切疾病的原则。麻黄汤证，由于汗腺关闭，体表组织液增加，血管充盈，从中焦需要的物质能量相对较少，故只用甘草。桂枝汤证，表部汗腺、血管调节功能均异常，说明表部阳气低下较重，故生姜、大枣、甘草同用以大幅度提升细胞功能，并从中焦大量调集阳气。麻黄汤不用芍药是因为不存在血容量不足的问题，而桂枝汤用芍药，则是要依靠其松弛血管平滑肌的功能以扩张血管，改善微循环，增加血容量。

（三）阳明病与扶阳法

阳明病属于经方扶阳派三层表里观的里部，代表了整个机体功能细胞的亢进状态。原则上，任何疾病，无论外感内伤，只要出现细胞功能亢进的状态，均属阳明病。但为了表述方便，现举感染性疾病的极期来说明。

　　感染性疾病的极期，是指感染性疾病症状最为明显的时期。此时，机体体温升高并持续保持着最高点，机体产热和散热达到平衡，故不再恶寒、无汗，而是发热、汗出、面色潮红、口渴、心率加快、脉搏洪数。此期由于炎症因子的刺激，全身处于高代谢状态。从中医角度看，则表现为四大证，即身大热、口大渴、面大赤、脉洪大，即所谓的阳明经证。若病情进一步发展，机体在高体温、高代谢的状态下肠内容物会逐渐失去水分，而出现舌苔黄燥，不大便。肠内容物所含之毒素若被肠道进一步重吸收，则会出现昏迷、谵语，手足大量汗出（毒素刺激），全身出汗反而减少（脱水）。此时，则称为阳明腑实证。

　　对于阳明经证，或称阳明气分证，若证脉俱实，则为白虎汤证，需要迅速抑制亢奋的细胞机能。否则，能量被迅速消耗，若细胞转入抑制状态则为阴证，即感染性休克。另一方面，若津液消耗，转为阳明腑实证，则会迅速出现神经系统的症状。腑证不能迅速缓解，肠道可进一步麻痹而形成麻痹性肠梗阻，也属于阴证。阳明病若转为阴证，则虚实俱急，处理起来将非常棘手。

　　对于阳明气分证，白虎汤中石膏、知母可迅速降低细胞的亢进状态，并能清除病理产物。熬药时放入粳米可使药液形成黏滑的状态，使石膏、知母的成分被机体缓缓吸收，从而避免迅速降低胃肠黏膜细胞活性，使机体出现整体性的能量不足。甘草在本方中则是利用其解毒和水钠潴留保持血容量的作用，避免脱水。若阳明气分证在细胞机能亢进的同时出现了脱水，则需要加用人参，以起到振奋脾胃和细胞机能的作用，加速对脱水的纠正。

　　对于阳明腑实证，保存肠道阳气，即肠道的细胞机能是当务之急，可选用大承气汤。厚朴消胀，枳实导滞，共用能激活麻痹的肠道运动机能，大黄促进肠蠕动，可排出宿便。芒硝属于渗透性泻药，可吸收水分至肠道而软化大便，以助排便。排出燥屎后，肠道不再受到燥屎刺激，机能恢复正常，则又可恢复消化吸收功能而为机体提供营养物质。

通过阳明病我们可以看出，经方扶阳派所称的"阳"，并不单纯指细胞的功能，同时还指与其功能伴随而产生的精、血、津、液。无功能的病理产物为阴，而有功能的津血津液，则属于阳的一部分，与细胞功能共为阳气的一体两面。

故阳明病的"保胃气，存津液"，即是经方扶阳派所重视的"阳"之所在。

（四）少阳病与扶阳法

根据三层表里观，少阳病为肌筋膜网及组织间液结构上的病变，包括网膜、油膜、板油病变。由于肌筋膜网遍布全身，膜系统功能障碍多种多样，病理产物堆积可见于身体各处，故少阳病的表现千变万化，用方也最为复杂多变。为表述方便，以外感病的小柴胡汤证为例加以说明。

外感病，若病人里部阳气不足，加之从细胞到微循环的筋膜通路欠通畅，或者在表部时治疗方法不当，则会导致细胞的能量不能顺利通过组织间系统传导到表部的循环系统及汗腺系统。那么，随着时间的推移，病理产物就会在半表半里的筋膜系统堆积，刺激筋膜组织，而出现痉挛疼痛，典型的症状表现为胸胁苦满。这是因为虽然组织间液无处不在，但胸胁部位是包裹绝大多数脏器的胸膜、腹膜最集中的地方，故以此部位最为明显。若运用腹诊法诊断胸胁苦满时，患者需要仰卧，不必屈膝，以手指按压患者肋间隙及肋弓下，或以手掌压迫两胁，患者若出现抗拒、皱眉、呼痛等表现，则可认为存在胸胁苦满，此为肌筋膜存在病变的确证。在此基础上，肌筋膜受刺激后出现挛缩，其张力信息向血管传导，会使血管张力增加，则会出现弦脉，因左关脉代表少阳，故弦脉以左关脉为主。位于半表半里的致病因子和病理产物，既不像在表部可通过汗腺排汗而缓解，又不像在里部可通过排除病理产物而缓解，则只能在半表半里之间酝酿，刺激到一定程度则发热汗出，张力暂时缓解，若再酝酿到一定程度则再次发热，故称寒热往来。由于肌筋膜与大部分脏器均有毗邻，故其表现也多种多样，

11

迫于胃则喜呕，迫于心则心烦，压迫中焦则默默不欲饮食等。

对于少阳病的治疗，有一专属疏通筋膜的药物就是柴胡，但只用于半表半里的阳证，阴证则不可。在柴胡疏通筋膜的基础上，加用黄芩则可清除肌筋膜网内的病理产物。但疏通筋膜之阻塞，同样需要从里部调集能量。所以又用到了生姜、大枣、甘草。筋膜之邪较表部之邪为深，故所需调集的里部能量也更强，故需要加用人参来进一步增强里部能量。筋膜之邪，若病理产物偏于浊腻且自身喜呕者，加半夏降逆化湿止呕。

根据日本汉方派的观点，人参的药证是心下痞硬，凡因中焦功能低下，导致运化功能障碍而出现的心下痞硬，均为使用人参的指征。

从少阳病来看，对筋膜之邪的疏通，也必须从里部调集能量，这是扶阳法在治疗少阳病中的重要性。

（五）太阴病与扶阳法

根据三层表里观，太阴属里病，为细胞层次功能低下导致的机体功能不足，在病位上与阳明病相同，均为里，但在病性上与阳明病相反，前者为细胞层次功能亢进，后者为细胞层次功能衰退。太阳、少阳病的治疗大多数情况下虽然也需要从太阴着眼，但更多的是从太阴调集能量，协助治疗太阳、少阳的方药去发挥作用。彼时太阴的能量也有不足，但仅仅是相对不足，即虽然不足但勉强可以维持太阴本身的功能，只是不能调集多余的能量供太阳、少阳使用。若太阴能量出现绝对不足，则纵然有太阳、少阳的证候，也不得单纯治疗太阳、少阳。因为不从太阴获得能量便治疗太阳、少阳不单无法取效，而且会直接将病情转为阴证使治疗更加棘手。对于这种转为阴证的"坏病"，只有直接从太阴入手治疗，待太阴机能恢复后，太阳、少阳病便有可能不治而愈，若不愈再采取相应的治法。这是张仲景反复强调过的，也是经方扶阳派的立论的核心。

太阴病的临床表现主要以脾胃消化吸收功能的减退为特征。《伤寒论》原文"太阴之为病，腹满而吐，食不下，自利益甚，时腹自痛，若下之，必胸下结硬。"腹满而吐，食不下，自利益甚，时腹自痛均为脾胃功能低下，无法正常进行饮食的受纳、腐熟、消化、吸收及运化的作用。下法是针对里实热证的阳明病，若用于太阴病，则中焦功能更受抑制，就会出现胸下结硬。

对太阴病的治疗，以理中汤为宗。方中人参大补元气，具有抗衰竭的作用，能提升细胞机能。干姜性温热可以起到刺激的作用，通过辛辣性刺激肠胃黏膜而兴奋消化道细胞，进而激发全身细胞机能。白术为脾经专药，苍术为胃经专药，二者皆可燥湿而苍术之力更大，二者皆可补益而白术之功更强；苍术兼可发表，白术兼可固表；对于脾胃功能衰弱导致的便秘，重用白术可通便，对于湿阻肠道导致的便秘，重用苍术亦可通便。水湿内停，用白术配伍利水药可以利尿，如五苓散，而气化不足尿多者，茯苓、白术反可使小便恢复正常，如真武汤。二术也可并用，若大量使用100g左右时，以白术为宜。甘草协助参术姜枣以补中，用常规剂量即可。若用于缓急解毒，则需用到30g以上，如芍药甘草汤、桂枝甘草汤、甘草干姜汤，均有急迫之状，故需大量使用。用于与附子配伍解毒，也可大量使用。

理中汤为振奋全身细胞机能的基本方（多需加用附子而为附子理中汤），也是经方扶阳派的基本立足点，一方面，任何疾病的治疗，均需从太阴调集能量；另一方面，若太阴本身出现明显不足，则任何治疗方法，均需以治太阴为先。

（六）少阴病与扶阳法

少阴病与太阳病的病位同属表部，太阳病主要是机体循环功能失调，包括体表微循环及上皮附属腺体的功能失调，这里需要注意的是内脏器官如消化黏膜、腺体、泌尿生殖系统的微循环也属于太阳病的范畴。其中，太阳病以循环功能的失调为主，少阴病以循环功能低下、循环系统脉络痉挛为主。故治疗太阳病时桂枝、芍药等药物要发挥作用，必须以机体整体功能尚未低下为前提，以脉浮、紧、缓为主要表现。当整体循环功能低下，血管挛缩，表现为脉微细时则为少阴病。太阳病和少阴病的表现同时出现时，必需按少阴病处理，治疗太阳病的方剂如麻黄汤、桂枝汤，若加附子，则自动转变为治疗少阴病的方剂，其证候表现类似于太阳病，但同时伴有循环功能的低下。

少阴病的主方被称为"四逆辈"，或称四逆类方，具体包括四逆汤、茯苓四逆汤、通脉四逆汤、白通汤、白通加猪胆汁汤、真武汤、附子汤等。主药均是附子，附子具有兴奋心脏机能、扩张血管、增加血流、改善血液循环的作用。附子有毒，主要毒性成分是乌头碱，可引起致死性心律失常及口、舌、四肢麻木感。乌头碱经过高温处理后可被破坏而转化为乌头原碱，毒性大大减低，但治疗作用却可保持，这就是炮附子的使用原因。大剂量使用附子时采用久煎的方法，可大大降低医疗风险，因转化后的乌头原碱仍有疗效，故仍可取得理想的临床疗效。附子与甘草、干姜、蜂蜜等同煎对附子有减毒作用，既增加了用药安全，又增加了温中、补中的作用。此外，甘草性缓，有伏火的作用，所谓伏火，就是使附子扶阳的作用更加稳定而持久，避免其一过性地发挥作用，相当于缓释作用。

四逆辈是治疗少阴证的主方，但对于一些凝滞已久的少阴病，往往可在四逆辈的基础上，加用治疗太阳病的方药，如麻黄、桂枝，可增强通阳解寒凝的作用，这虽是临床使用中的技巧，但仍然不离《伤寒论》中桂枝加附子汤、麻黄附子甘草汤等方剂立方的本意。

生附子有明确的毒性，但阴邪凝滞坚结，必须强力破阴邪时也可谨慎地使用生附子。此时，需注意足够的煎煮时间，并加用干姜、甘草等解毒药，从小量开始服用，中途尽量不要更换附子的产地和批次。尽管如此，仍应当由具有丰富临床经验及担当的医师使用。

（七）厥阴病与扶阳法

厥阴病与少阳病病位相同，是以全身筋膜网络（细胞间基质－纤维系统）功能低下为主的病变。细胞间基质－纤维系统主要负责细胞和循环系统之间的物质及信号传导。细胞间基质－纤维系统功能低下，则处于里部的细胞代谢产物不能有效地排入血液循环系统进而排出体外，故厥阴病往往存在细胞间基质－纤维系统功能的低下，且伴有代谢产物堆积所形成的刺激。这也是乌梅丸方中既有大量振奋机能的温热性药物，又有黄连、黄柏等清理代谢产物和炎症物质的药物的原因。若厥阴病仅表现为功能低下而代谢产物堆积不明显，也可暂时不用黄连、黄柏等药物而纯以温阳为主，待厥阴功能改善，左关脉逐步有力充实后再逐渐加入清热药，此时病情多转为少阳，可合用柴胡剂化裁。

这里需要特别说明，三阴病和三阳病一样，每一经其代表方剂虽有侧重，但并不能截然分开。如太阴病，理论上脉搏是以缓为主，若沉细，则多为少阴病。太阴病治疗的主方是理中汤，但细胞机能低下的同时往往伴有循环机能的低下，故临床中使用更多的是附子理中汤。此外，附子作为扶阳第一要药，虽然以提高循环系统功能治疗少阴病为主，但同时也可以提振细胞和筋膜的机能，故三阴病往往均有附子。这也导致了经方扶阳派处方表象上的一大特征，就是附子运用机会多而且使用剂量较大。

三阳病也一样，往往要兼顾太阴，无论是麻黄汤里的甘草，桂枝汤里的草枣姜，还是小柴胡汤里的人参，都强调了从太阴调动能量为本，治疗本经病为标的原则。

甚至太阳病的主方如桂枝汤中的桂枝，本身也具有很好的温中开胃的作用（古人言桂枝者，均为肉桂）。阳明病中存在着津液不足的潜在危险，故白虎汤中的粳米、甘草，白虎加人参汤中的人参，大承气汤中强调的急下存阴，均蕴含着对太阴深深的保护之意。

四、经方扶阳派的五脏观

整体观念是中医学的主要特色之一，而以五脏为中心的整体观又是中医整体观的主要特点，因此对五脏功能的认识是中医基础理论藏象学说中的重要内容。在经方医学中，历来存在着以脏腑经络学说解释应用经方和否定脏腑学说以方证相应应用经方两大学说分歧。前者以现行中医高等院校统编教材为代表，后者以日本古方派和国内胡希恕等医家为代表。承认脏腑经络学说为经方体系之理论核心者其理由无需赘述，而对于否认脏腑经络学说的经方流派，若对其缺乏深入了解者，则多会感到费解，现略述如下，以广见闻。

否定以脏腑经络为代表的藏象学说的经方家，以吉益东洞为代表的日本古方派和中国胡希恕一派影响最大。这二家共同认为，经方体系和医经体系在学术源流上有本质的不同（具体叙述见本书其他部分）。简言之，经方派早期的创立、实践、传承过程是独立于医经派的，而脏腑经络学说是医经派独有的理论体系，经方不是在此理论体系的指导下形成并完善的。把脏腑经络学说引入《伤寒论》研究，不过是后世医家为了追求理论上的圆满而有意或无意为之。在实践中，吉益东洞派主张直接在《伤寒论》的条文中寻求经方和相关药物的应用指征，而无需参考本草学的药性理论和中医基础理论的辨证论治思路，同时在腹诊上进行了艰苦的探索并卓有成效。所以，以吉益东洞为代表的古方派，可以看作是不需要理论指导，从实践到实践的医学。胡希恕一派也以相同的理由在经方体系中否定了脏腑经络学说，但强调了八纲和六经辨证，并把八纲和六经融为一体，即太阳为表阳证，少阴为表阴证，太阴为里阴证，阳明为里阳证，厥阴为半表半里阴证，少阳为半表半里阳证。临床应用经方时主张先进行八纲及六经辨证，在此基础上通过辨方证而指导用药，主张"辨方证是辨证的尖端"。

经方扶阳派则对五脏学说在经方体系中的作用有独特的认识，既不完全雷同于传统的中医藏象学说，又不主张在经方研究中完全放弃脏腑学说，现将其独特认识简介如下。

（一）五脏功能本质上是中医对人体生理、社会功能的认识

人体的生理功能，可分为机体保持自身生命延续和种族生命延续这两方面。前者包括各大系统的基本功能，如进食、消化、吸收、排泄、呼吸、睡眠、运动等，后者主要指人类的生殖功能。人体的社会功能，是指人类认识世界、改造世界的各种功能，包括语言、思维、生产劳动、社会实践等各种功能。生理功能为人和动物所共有，人类的社会功能和动物相比则要丰富得多。对生理功能和社会功能的认识及分类，构成了五脏的生理功能。

心：中医讲"心主神志"，为"君主之官""神明出焉"，主要代表人体的认知功能。人体的感觉器官俗称六根，即"眼、耳、鼻、舌、身、意"，其感觉的灵敏度和准确度，都属于"神明"的范围（注："意"非实体感觉器官，在大乘佛教唯识派中指人的自我感觉，即时时知道自己是"我"而不是"别人"的这一功能，应当属于大脑某一部分的功能，具体部位和结构有待进一步研究。在小乘佛教中，"意"为"识"而非"根"，泛指大脑的思维功能。由于大小乘佛教对"意"、"根"的理解存在明显的分歧，故玄奘大师在《八识规矩颂》中感叹"愚者难分识与根"），也属于心的功能范畴。心的感知功能，又以心主血脉的功能为物质基础，心主血脉即指主机体的循环系统，此部分功能在经方扶阳派看来又属于太阳和少阴二经，即表部的功能。故太阳病亡阳，则出现"必惊狂，卧起不安"或"火逆下之，烧针令烦躁者"。太阳蓄血，则出现"如狂，发狂"等神志异常的表现。少阴病循环功能低下，则在脉微细的同时出现"但欲寐"的神志改变。

肝：代表人体对刺激的反应机能。中医讲肝为"罢极之本""肝主疏泄"。"罢极"之本意，历代注家理解不一，但对其大意的理解则基本一致，认为是"力大而耐劳"之意。人体之劳，主要就是对各种刺激做出反应，如前所述，感知刺激属于心脏的感知功能，但要持续准确地对刺激做出反应，则需要机体有足够的能量，故说肝脏代表人体对刺激的反应机能。肝主疏泄，则从另一个角度描述了这一反应机能，并从正常疏泄、疏泄过度及疏泄不及三方面，代表了反应正常、反应过度和反应不及的不同情况。

心的感知功能和肝的反应功能，构成了一个反射弧。但这一反射弧不

17

仅仅局限于神经调节，肌筋膜调节、免疫调节等多种调节体系均需依赖于"心"的感知功能和"肝"的反应功能。

在经方扶阳派的思想体系中，肝的反应功能，归属于三阴三阳病中阳气的机能，阳气不足，则必然反应能力低下，或处于虚性亢奋状态，就可通过不同的扶阳手段，恢复肝的反应功能，从而治愈疾病。

肺：代表机体对各项机能兴奋性的调节作用，中医讲"肺主治节"，治节即为治理和调节。经方扶阳派认为，人体之机能，总体上可分为两类，即兴奋和抑制，前者属阳，后者为阴。阳气充足，则张弛有度，兴奋和抑制平衡。阳气不足，则会有虚性亢奋的表现，反过来容易耗散阳气。肺的调节作用，可确保生理机能不至于过度虚耗阳气，也是肝的反应功能保持适中的重要保障。这也是五行学说中"金能平木"的内涵所在。

人体机能的兴奋与抑制，从植物神经调节角度来说，主要与交感和副交感神经兴奋性的平衡有关。交感神经兴奋，主要应对外界威胁，当人体处于应激状态，循环和运动机能亢进，消化机能减退，糖原分解增加，机体总的状态为以耗能为主的兴奋状态。副交感神经兴奋，主要为保持身体在安静状态下的生理平衡，表现为胃肠蠕动、分泌、糖原贮存的增加，呼吸、循环机能降低，生殖血管扩张，性器官分泌液增加，总的状态为抑制状态，有助于储能。此外，不存在外界威胁时生殖机能兴奋便于种族繁衍。肺的调节功能，从植物神经平衡的角度，主要在于增加副交感神经系统的兴奋性，抑制交感神经兴奋，从而抑制机体的虚性亢奋，以便积累能量。

在六经辨证中的应用：肺之调节作用，主要用于治疗阳明气分证、太阳病心阴虚证、少阳病阳浮证、厥阴病虚性亢奋证、少阴病热化证等。

肾：代表机体的能量储备功能，中医认为"肾藏精""主生长、发育、生殖"，均是机体处于机能储备状态时的表现。人体机能分为三类，维持个体生存的生理机能最为基础，当机体能量不足时，就会暂时抑制社会功能和生殖功能，首先满足生存的基本机能需要，维持个体的生存。此时该个体就表现为社会欲望和性欲望低下的抑郁状态，全部能量首先满足生存的基本功能。若能量满足基本生存功能后还有剩余，则进一步满足社会功能，维持群体的生存，这部分人看似健康，但性功能减退。若满足生存需要和社会需要的基础上能量还有剩余，则会进一步满足种族繁衍的需要，即性的需要。俗话说"饱暖生淫欲"，正是讲的这个道理。人体能量储备的多少及满足功能层次的深浅，就属于肾的功能。肺对虚性亢奋的抑制，从而增强机体能量的储备，就是传统中医"金水相生"的实质内涵。

在经方体系中，肾储备能量的功能体现在对虚劳的治疗中，往往是通过抑制虚性亢奋，减少能量消耗来实现，从而实现"补肾"的目的。

脾：代表机体整个新陈代谢的旺盛程度，即传统中医说的"脾主运化"。脾胃为中焦，饮食物的消化、吸收、传输、代谢、排泄均属于脾胃的功能。其本身既代表了全身细胞功能的兴奋程度，又是全身其他细胞的物质能量来源，故为后天之本。

在经方体系中，强调"虚则太阴，实则阳明"。人体新陈代谢机能若是衰退状态，则属于太阴病，若处于亢进状态，则属于阳明病。太阴为全身细胞功能的低下，阳明为代谢产物堆积形成的刺激。二者虽然在功能状态上呈相反表现，但在功能本身上，却相辅相成，代谢产物的排出有赖于细胞本身功能的增强，细胞本身功能的衰退，又会导致病理产物更加难以排出，所以有时又会出现太阴、阳明同治的情况。

（二）五脏分部诊脉秘传

经方扶阳派的五脏学说，在临床中是与其独特的凭脉用药技术紧密相关的。五脏之功能状态表现于脉，根据脉诊结果选择经方及用药组合，并随时根据脉象的变化观察疗效并调整治疗方案，这是经方扶阳派鲜明的临床特色。

1. 脉诊形式：经方扶阳派在脉诊上采用独取寸口法，寸、关、尺及浮、中、沉三部九候之定位与传统无异。但体察和记录脉象时，则要求必须分别记录左右手寸、关、尺六部脉的脉象，以供分析病情使用。

2. 脏腑分部：左手寸、关、尺分别候心、肝、肾三脏。

右手寸、关、尺分别候肺、脾胃、肾三脏。

两尺脉同候肾，左脉重点候肾精的多少，如沉细为肾精不足，虚大为肾精不藏。右脉重点候阳气的盛衰，如沉细弱为阳虚，大而有力为阳亢、阳郁或相火（下焦热证）。

3. 凭脉辨证

经方扶阳派辨脉，总的原则是先分有余不足，诸有力、洪大、滑实者为有余，主实证；诸无力、沉细、涩弱者为不足，主虚证。先分有余、不足，既是每次诊脉首先得到的第一印象，又是初学脉诊者的必经之路。

右寸：主肺，分虚实二端。

虚脉多沉弱，为肺气不足，人体阳气的上升必源于肝，肺脉沉弱，除责之于肺外，其根本原因是肝阳温升之功不足，当再参左关之脉，若左关也沉弱则可确定。

实脉可见滑、数、弦、大、上鱼际等，多为实邪郁肺，多为病理性产物或炎症物质刺激于肺，相当于中医的痰、饮、水、湿、瘀、癥瘕积聚、痰热等。

若右寸脉洪大而数，多见于外感肺系疾病发热期，相当于阳明病，但若洪而不实，则有可能是夹有太阴，需注意。

若右寸脉弦滑有力，多为肺部的器质性疾病，如活动性肺结核、肺脓肿或肺炎等。

若右寸脉沉弦，多为水饮，虽为实证，但多宜温药。

若右寸脉颇长，上鱼际而浮，多为肺气不能敛降，可为机体功能虚性亢奋之虚劳、咳逆、失眠，焦虑，眩晕，头痛等。

左寸：主心，分虚实二端。

虚脉多沉、弱、小、细，为心之阳气不足，《难经》云："损其肺者，益其气；损其心者，调其营卫。"心阳不足，当以桂枝汤为基础，诸如桂枝甘草汤、桂枝加龙骨牡蛎汤、桂枝救逆汤等。若左关脉弱，加用乌梅丸，左尺脉弱，加用肾气丸，右关脉弱，加用附子理中汤。若左寸脉细数，应指明显则多为虚热，可用黄连阿胶汤。若左寸脉弱而数，气浮而升，可用炙甘草汤滋阴益气。若左寸脉大而散，则"为神惮散而不藏"，可为癫疾，仍可从桂枝加龙骨牡蛎汤中求之，脾阳虚则合用附子理中汤。

实脉多滑、数、浮，多为心经之热上攻，用三黄泻心汤多有良效。需要注意的是，若为久病，体内多存在病理产物阻滞，局部痉挛所致的机能代偿性亢进，需视何部不利，利之则愈。

右关：主太阴阳明，分虚实二端。

虚为太阴，脉多见弱。为全身细胞机能衰退，脾胃运化减弱。附子理中汤为不二之选，再根据合病、并病的不同，合用适当的经方。

脉若沉细，多兼少阴，需太阴少阴同治。若再兼紧，则需加入散寒的药物。

实为阳明，脉多滑实有力，白虎汤、承气汤之类主之。脉似硬而空者，为外强中干，仍需补之敛之。若浮取似滑而按之反沉细无力者，为虚寒，不可以纯湿热治之。

右关脉虽分虚实两端，但纯虚纯实者易辨，夹虚夹实者多见，需注意。

脉来细而附骨，但愈按愈明显者，为伏脉，需查有无恶疾，不可仅以一虚概之，即《脉经》所说："谓沉为伏，则方治永乖。"

左关：主少阳厥阴，分虚实二端。

虚者，沉、弱、细、涩之类，为厥阴病。

实者，弦、滑、实、数之类，为少阳病。

注意二者可以转换，虚证阳复，则可见实，去实之后，还见虚脉。实证清之太过，也可见虚，则以虚治之。

此外，左关也可见浮取似弦滑，与少阳证类似，但按之则沉细，为厥阴虚寒证，当温厥阴之脏，或厥阴少阳之方合而化裁之。

左关沉细，肝阳弱而不升，则可致肺气治节不足而不降，可同时见右寸脉浮长而上鱼际，暖肝的同时可佐以肃肺。

瘀血之脉，多见于左关，脉多见涩，似弦非滑，脉管搏动模糊，似不接续，但力度不弱。当以祛瘀为主。

右尺：主肾阳，主大小肠，分虚实二端。

虚者，沉、迟、细、弱之类，为肾阳不足。

实者，多迟而有力，多为便秘。需要注意的是，长期便秘者，多非纯实证，若关脉不足者，为中阳不运化，需附子理中汤之类。夹瘀者，则需桃核承气汤之类。

左尺：主肾精，分虚实而端。

虚者，多沉弱、沉迟、沉细，为肾精亏。虚而大者，为肾精不敛。肾精不敛，可由心火不降所致，宜桂枝加桂汤之类，或由肺气不降所致，宜麦门冬汤之类。虚大而数，或虚不甚而大者，为虚而有热，宜封髓丹之类，温阳的同时可加入黄柏。

实者，滑实之类，为下焦湿热或炎症。

五、经方扶阳治疗中的阳复之象

（一）阳复之象的表现

"阳复之象"及"阳气来复之象"，是经方扶阳法治疗疾病即将显效时的一种常见现象，为扶阳获效，阴寒将散之吉象。在《伤寒论》原文中，主要有如下表述：

"太阳病未解，脉阴阳俱停，必先振栗，汗出而解。"

"少阴病，下利脉微者与白通汤，利不止，厥逆无脉，干呕烦者，白通加猪胆汁汤主之。服汤脉暴出者死，微续者生。"

"伤寒五六日，呕而发热者，柴胡汤证具，而以他药下之，柴胡证仍在者，复与柴胡汤，此虽已下之，不为逆，必蒸蒸而振，却发热汗出而解。"

"伤寒，心下有水气，咳而微喘，发热不渴，服汤已渴者，此寒去欲解也，小青龙汤主之。"

"伤寒脉浮而缓，手足自温者，系在太阴。太阴当发身黄，若小便自利者，不能发黄。至七八日，虽暴烦下利日十余行，必自止，以脾家实，腐秽当去故也。"

从上述条文可以看出，运用经方扶阳法治疗疾病，若病人正气恢复，阳气来复时，患者会出现诸如寒战、发热、汗出、口渴、烦躁、下利等反应，若能正确辨识，处理得当，则疾病往往很快就会受到抑制。相反，若识证不明，心无定见，或者因医患缺乏信任，随便改弦更张，则往往不能取得很好的疗效。

（二）阳复之象出现的条件

阳复之象，多出现在运用经方扶阳法为主的治疗过程中，病情自然转归虽然也可出现，但往往被大家所忽略。其次，出现阳复之象的前提是病情为虚证、阴寒证，或阳虚津液不足证。运用扶阳法提升细胞机能，缓和筋膜痉挛时，机体运化增强，津液化生充足，病理产物排出从而出现阳复之象。此外，阳复之象往往出现在重病、久病阳气恢复的情况下。

（三）如何识别阳复之象

阳复之象的识别尤为重要，识别的要点如下。

1. 阴凝乍解：病人有明显的阴寒之舌、脉、证现象。在此基础上，对证使用了经方扶阳法，病人总体病情得到不同程度的改善，逐渐出现各种阳复之象，出现阳复之象的同时，即使伴有短暂的原症状加重，也往往是阳复之象。

2. 里邪出表：经方扶阳法治疗的理念，大多数情况下遵循从阴转阳，从里透表的原则。如厥阴病，运用扶阳法恢复细胞间基质－纤维系统的功能，随着阳气的恢复，病情可向少阳病转变，左关脉从沉细弱逐步转变为弦滑有力，并出现一定的热象。此时，表示病情有里邪出表的机转，可借势运用少阳柴胡等法以达到透邪外出的目的。透邪外出后，由于病理产物得到清除，热象减轻，则原来的厥阴虚寒之象可能再次出现，则仍按厥阴法治之。如此往复，抽丝剥茧，最终沉疴可愈。这仅是举例，事实上这是治疗中具有普遍适用性的一大原则，临床实践中运用此原则的机会数不胜数，绝非一言可尽。

3. 阳复太过：阳复太过见于《伤寒论》"厥阴篇"，是指治疗虚寒证时，病人阳气来复，正邪交争而变为实热证，或由于治疗中扶阳力量过强，而转为实热证，或原来阳虚证和里实证并存，但阳虚明显时里实证未成为主要矛盾，阳气恢复时，本来居于次要矛盾的里实证开始变为主要矛盾。

（四）阳复之象的处理

出现阳复之象，是经方扶阳治疗中的吉象，但必须准确认识，正确处理。如何认识阳复之象已如前述，下面就具体处理原则，简述如下：

1. 识别是真正的阳复之象还是药物毒性反应：由于扶阳法多使用附子、细辛、吴茱萸等有一定毒性的药物，故第一步需首先识别是否为药物毒性反应。若患者已使用一段时间该药物且无不良反应，近期服用剂量、批次、煎煮时间若无明显变化，则药物毒性的可能性较小。第二步，了解上述药物中毒时的特殊表现，神经毒性多表现为四肢、唇口麻木，心脏毒性多表现为心律失常，肝肾毒性多表现肝肾功能及尿常规的变化。故及时检查肝肾功能、心电图可迅速诊断。第三步，若确定是药物毒性，应及时补液、洗胃，使用对证药物治疗，并服用大量甘草、干姜、蜂蜜等药物协助解毒。若已排除是药物毒性，属于正常的阳复之象，则按阳复处理。

2. 识别是阳复之象还是病情本身加重：若病情本身加重，多表现为病情的持续加重，而无服药之初的好转之象，脉证多表现为阴寒更重或阳复太过。结合各项辅助检查若能解释出现的不适反应，则可考虑为病情本身加重。

3. 若确定为阳复之象的处理：若原来病情为阴凝太过，寒凝初解而出现阳复之象，则需坚定信心，继续治疗，必要时还需加大扶阳的力度，并少量频饮温水以协助病理产物排出（如《伤寒论》五苓散条文中的"多饮暖水，汗出愈"）。若为里证出表，可在继续扶阳的基础上，酌加清透表邪之力，清除病理产物，疏通循环及肌筋膜系统。若阳复伴随虚性亢奋，在继续扶阳的同时，需增加潜阳、敛阴等法治疗，如加入生龙牡、天花粉、乌梅等药物以达到平衡虚性亢奋，增加阳气储备的目的。

六、如何突破中医的"疗效极限"

对于急难重症的治疗，虽然目前是西医唱主角，但中医往往也希望积极的参与。但对于中医到底能在其中发挥多大作用，中医本身有无"回天之力"的问题，恐怕大多数人心里会打问号。经方虽然疗效卓著，但对于西医学所谓的"器质性疾病"，疗效也往往不如功能性疾病优异。冥冥之中，中医界似乎对中医的治疗形成了一种"疗效极限"的认识，认为即使辨证准确，组方合理，但疗效却仍有一定的限度，导致在大多数情况下，中医对器质性疾病的治疗，往往处于"从属""辅助"的地位。经方扶阳派在运用经方治疗急难重症的过程中，虽然也承认中医不可能获得"无限"的疗效，但在不断提高疗效，改变中医从属地位的方向上，则获得了较大的突破性，使中医再次作为主流医学成为可能。现将"经方扶阳派"增效原理简介如下。

（一）扶阳增效法

历代医家虽然认可经方具有快速且高效的特点，但具体到医家的每一个病例，要随时做到效如桴鼓、病证同效却总是有一定难度，为了进一步提高经方运用的有效率，并在有效的基础上获得最大的治疗效果，历代医家从不同角度进行了大量的探索。大部分医家认为，经方运用之所以有时候无效，其根本原因都是对经方使用指征的掌握不够准确，对某一个经方适应证的把握没有达到张仲景本人的水平。鉴于这一认识,"方证相应"派把探索某一方所对应之"证"作为毕生的追求。需要指出的是,在经方语境下,"方证"之"证"不同于现代中医讲的"辨证论治"之"证",并不是指某一病的某一证型,而是指某一个或某几个症状或体征的特定组合,也就是说方证之"证",更多的是指症状之意。在方证相应研究中,根据侧重点不同,主要分为以下几种。

1. 但见一证便是:由于《伤寒论》小柴胡汤证原文中有"但见一证便是,不必悉俱"的说法,于是,有些经方家便把"但见一证"作为运用经方的使用指征。他们大多崇尚熟背《伤寒论》《金匮要略》原文,临床遇有相似症状者,即在头脑中展开搜索,并开具有相似症状的经方。如遇有寒热往来、胸胁苦满、心烦喜呕、口苦、咽干、目眩之任一证或几证者,即处以小柴胡汤,原文症状出现越多,便觉得把握越高。遇有"发热、头痛、汗出、恶风"之任一证或几证者,即处以桂枝汤。若临床获得奇效,则大叹经方之神奇,若不效,就茫然不知所以。"但见一证便是"派,症状与原文相似度越高,相似症状出现越多,则认为使用该方的指征越强,但对一组症状的主次程度不太关心。这一派的另一个特点是强调经方必须原方原量,认为剂量或药味稍有变动即非仲景原意,不能取效。

2. 抓主证、用经方:"抓主证、用经方"一直是国内主流经方派提倡的口号,与前述"但见一证便是"相比,认为一首经方的若干证之中,有主证、次证的存在。主证的存在是使用该经方的强指征,而次证则需与主证伴随出现,或多个次证成组出现才有意义。但对于何为主证,则各家多有争议,如小柴胡汤证,有以胸胁苦满为主证者,有以寒热往来为主证者,有以脉弦为主证者。"抓主证,用经方"者与"但见一证便是"者相比,运用经方准确率大大提高,但若仍然无效,则也会茫然。

3. 经方时方混用派:这一派医家的知识架构主体是时方体系,经方对他们而言,只是医学界的一个流派,而且是更难驾驭的一个流派。他们用时方体系解构经方,然后将其纳入时方体系中使用。对他们来说,经方只是偶尔使用，并且根据时方体系的辨证用药规范，对经方进行大幅度的加减，最终与经方的本来面目相去甚远。在他们的印象中，经方具有峻烈、温燥的特点，对经方中的麻黄、桂枝、附子、细辛等药物要少用甚至不用，并加用大量寒凉或阴柔药物制约其烈性方觉踏实。

4. 主证加腹证派：此派属日本"古方派"，为吉益东洞氏所创。主张为每一经方确定使用之主证及次证，与国内"抓主证"派类似，但该派极重腹诊，总结了丰富的经验，但不认可《伤寒论》中的脉诊。

5. 辨证加主证派：辨证之"证"，即六经八纲辨证，首先辨别病属八纲之阴、阳、表、里、寒、热、虚、实，然后辨别病属于六经之何经，经证或腑证，再进一步根据主证选用相应的方剂。经方应用中，以此派最能接近经方使用之本质。

6. 经方扶阳派之温阳增效法：经方扶阳法首先从人体之细胞机能、物质代谢、循环功能的判断入手，确定治疗的侧重点。治疗侧重点确定后，根据发生病理改变的病位及病性，结合经方扶阳派对经方及其主要药物的认识选定主方。主方选定后，再判断机体细胞、细胞间基质－纤维系统机能是否存在衰退或被抑制的状态，若存在则证明夹有三阴证，则要通过运用扶阳法激发细胞机能。细胞机能处于激发状态时，对证经方的疗效即可得到放大。相反，若机体机能处于沉衰或被抑制状态时，纵然主证抓得很准，其疗效也无从发挥，相反会产生坏病。要言不烦，这就是扶阳增效法的运用原理。

（二）解痉增效法

根据经方扶阳派的三层表里观，人体细胞间基质－纤维系统相对于细胞为表，相对于循环系统为里，故为六经辨证之半表半里。由于细胞间基质－纤维系统具有在细胞和血液循环之间传导信息和物质的作用，故对表和里有很强的调控作用。作为半表半里的细胞间基质－纤维系统，其病理改变有两种情况，一种是以病理产物和致炎因子的堆积为主要矛盾，宏观层面可表现为以胸胁苦满、寒热往来、脉弦为主的少阳病；另一种是细胞间基质－纤维系统功能低下、挛缩，以物质和信息传导障碍为主要矛盾，宏观层面可表现为消渴、气上撞心、心中疼热、饥而不欲食、四肢厥冷等厥阴病表现。但无论是基质－纤维系统病理产物堆积为主要矛盾的少阳病，还是基质－纤维系统功能低下为主要矛盾的厥阴病，均存在筋膜系统的挛缩现象。前者为病理产物刺激所致的挛缩，后者为功能低下导致的挛缩。需要注意的是，基质－纤维系统在人体分布甚广，挛缩及病理产物的堆积既可表现为全身，也可表现为局部，故临床表现及所涉及的病种多种多样，绝不可仅仅局限于《伤寒论》所记载的少阳病、厥阴病的具体条文，否则将大大限制临床应用。临床实际中，必须以脉为凭。凡左关脉出现沉、细、弱者，均从厥阴论治，以乌梅丸、吴茱萸汤为主方；凡左关脉出现弦、滑、数、实者，均从少阳论治，以柴胡类方剂为主。筋膜挛缩，对内可影响细胞营养和能量的获得，导致细胞功能低下，同时又会因细胞代谢产物不能及时排出而形成刺激，出现热证等表现；对外，因不能及时把细胞代谢产物炎症因子排入血液，可导致循环系统所受刺激不足，而循环功能低下，会出现脉细欲绝、四肢末梢厥冷、血细胞减少等表现。出现这种情况时，纵然应用的经方抓主证正确，但若未同时解决筋膜挛缩的问题，疗效也不会很好。此时，就要用到解痉增效法，在对证经方的基础上，加用缓解半表半里痉挛的治法，就可使之前对证的经方获得预期疗效，甚至使疗效倍增。

（三）通阳增效法

根据经方扶阳派三层表里观，心脏及血液循环系统属表，为太阳和少阴的部位。太阳病为血液循环系统功能异常，在分布上又以体表、消化、泌尿系统微循环、皮下组织、上皮组织及相关腺体为主。凡这些部位循环、腺体分泌异常者，均可能为太阳病，具体表现为无汗、脉浮、身疼、自汗、小便不利、下利等。但即使具有和上述症状完全相同的表现，若同时伴有血液循环功能低下则为少阴病，就必须采用以附子为主的少阴病治法，解痉通阳法方可取效。

但我们必须明白，循环系统绝不局限于体表，事实上，人体任何器官、组织，均必须有血液循环的供应，也都可以借鉴太阳病或少阴病的治法。血液循环改善，则相应的筋膜系统及细胞机能均能间接受到激发，为对证经方的取效及增效创造条件。相反，若血液循环通路未打开，徒然去激发细胞或筋膜功能，就有可能导致代谢产物增多而排出不畅，形成虚者更虚，实者更实，虚不受补的局部炎症状态。

具体应用上，除了明确的表证外，如存在日久不愈的疮疡、恶性肿瘤、顽痰水饮、死血死肌等，均为西医学多种器质性难症、绝症的病理基础。应用麻黄、桂枝、芍药、生附子、细辛等通阳药物，可打开凝结，导入阳气，恢复气化，是对证用方基础上增强疗效的不二法门。尤其是麻黄，正如徐灵胎在《神农本草经百种录》中所言，"能透出皮肤毛孔之外，又能深入积痰凝血之中，凡药力所不能到之处，此能无微不至""以其迅捷之性，温通阳气，气通瘀散，则其病可去"。临证之时，不可忽视。

（四）量效增效法

量效增效法是经方扶阳派临床遣方用药的基本原则，也是治疗急难重症取效的关键，纵然辨证选药毫无问题，若不遵循量效增效法，也无法取得经方扶阳法卓越的效果。

所谓量效增效法，是指经方扶阳法处方已经完成，确定剂量时必须根据每一味药的用药目的，结合病情轻重以及患者对药物的反应进行判断，选择合适的用量，在最短的时间内取得最好的疗效。即张仲景所说"药与病尽合，乃服之"。由于确定剂量需遵循药物的量效曲线，而不是以原方原量或所谓的临床常用量为准，合适的用量又是提高疗效的关键，故称之为量效增效法。

如附子是三阴病主药，有兴奋细胞机能及缓解筋膜、血管功能低下所致痉挛的作用，对应的脉象为沉、细、弱。但在确定具体使用剂量时，则必须依据病情而定，若用量过少，则不能兴奋全身循环机能，局部组织兴奋导致代谢产物增加反而出现热象，若用到足量，全身机能得到兴奋，机体排泄代谢产物的功能同时增加，反而不容易上火。且若按常规剂量（10g以内），用于辅助治疗略有阳虚的太阳病尚可能获效，若治疗真正的少阴病，则剂量明显不足。一般来说，附子起始量用到30g以上方可使阴寒之脉象短期内得到改善，若对于沉寒痼冷，则需逐步加量，有时甚至到100g左右，方能使脉象迅速改善的同时病情也得到改观。再比如桂枝，常规量是10g左右，若用于太阳表虚证或辅助麻黄治疗太阳表实证，此剂量尚可。若要迅速增加心阳，增强血液向外的推进力，抑制下焦阴寒上逆，则剂量起码要增加到15g以上甚至还需再加大。芍药用于表证，常规10g左右的剂量尚可，若用于缓急止痛，用于芍药甘草汤或附子甘草汤中，常常需用到30g～60g以上方有显效，此时甘草用量也需相应增加。甘草通常是调和诸药起到佐使的作用，若与大量附子同用时，甘草、干姜用量均需增加到30g左右，可有明显解附子毒的作用。再如干姜用于回阳救逆，生姜与大量滋阴药同用防止腻胃时，30～60g方可得到理想的效果。再如白术，若右尺脉沉弱，用10g左右的白术往往很难起到迅速恢复脾脏功能的作用，根据病情用到30～60g，乃至90g时疗效方为明显。麦冬降逆气，百合安神，大量使用可获得良好的抑制虚性亢奋的作用，量少则无功，多需使用到60g以上，此时需配伍50g以上的生姜方可运化其阴柔。熟地黄用于左尺脉沉弱，填补肾精时，也需用到100g以上的大量，同样需大量生姜运化。再如细辛，此药散寒解痉止痛，对治疗少阴、太阳均有良效，脉沉而紧时多要用到，但若拘泥于细辛不过钱，则很难获效，临床中多需用到10g左右。再如吴茱萸，降逆散寒之功较好，同时也是温散肝经之寒，治疗左关脉沉紧的要药，但若仅限于常用量5g以下，则不能满足临床需要，逐步加量到30g左右，效果才明显。

综上所述，经方扶阳派不局限于药典、教材之常用量，根据病情需要及脉象变化灵活增减剂量，是取得较好临床疗效的重要原因。

（五）动态增效法

所谓动态，一方面，要把六经病之间的演变看成一个机体细胞、细胞间基质－纤维系统、血液循环系统的功能状态遵循一定规律盛衰消长的完整过程，假若六经传遍，则在人体正好形成一个立体的圆球。同时，不同经方之间的用药变化，其对人体功能的调节作用，通过此消彼长，也共同构成一个立体的圆。治病是动态的，临床中往往要巧妙地应用经方，引导病情产生从阴到阳、由里及表的性质改变，从而使病情产生由慢性到急性、由阴证到阳证、由不可治到可治、由难治到易治的转变，进而获得更理想的疗效，称之为动态增效法。

例如，我们一般认为湿邪为患甚为难治，面对这种情况，就可以先通过治疗让湿邪燥化，然后从阳明病的渠道解决它就容易的多。厥阴虚寒证甚为难治，可以通过治疗让它热化，转为少阳病，则容易治疗。郁证的心虚胆怯甚为难治，是因为虚证难补，就可以暂不考虑疏肝解郁之类的治法，直接通过温阳益气的方法增强细胞和循环机能，待功能恢复时再使用化痰、行瘀等治法，就会有效得多。

（六）温清增效法

温，指兴奋机体机能，增强全身气化，是三阴病通用的治法。清，指清除代谢产物和炎症因子，是针对实证的治法。在时方体系的语境中，这两种治法是很少在同一病人的同一阶段使用的，即使使用，也是采用二者力量对比非常悬殊的"反佐法"，在本质上不承认人体会有寒热并存状态。

但在经方扶阳法体系中，对温法和清法赋予了不同的意义，温法主要是针对机体细胞、筋膜、血液循环机能的低下，通过振奋机能来增强气化，从而促进病理改变尽快修复。而清法，主要是清除代谢产物、病理产物和炎症刺激。经方体系中，二者是相辅相成的。随着机能的振奋，代谢产物必然会增多，此时配合清除代谢产物的治疗方法，可反过来促进机体功能的康复。但具体应用中，温清的比例，必须根据脉象虚实寒热的变化来配伍使用，方可获得较好的疗效。

（七）收散增效法

收散二法，是经方体系中的普遍规律，任何经方、经方中的任何药物，其作用趋势，均有偏收、偏散的不同。从治法而言，汗法、温法是典型的散法，清肃、滋填、镇摄、潜敛则是典型的收法。一方之中，也多有收散相反相成者，如桂枝汤，桂枝属散，芍药属收。乌梅丸中，乌梅属收，桂枝、附子、川椒、干姜等均属于散。四逆汤中，姜附为散，甘草具有伏火的作用，其性为收。散法可以振奋机能、宣散邪气，收法则可潜敛阳气，解痉柔筋。

在经方扶阳法的临床应用中，运用收散相辅相成的原理增效更是常用的思维。比如，津液亏虚，筋脉拘挛兼有表证时，若再用汗法往往不效，此时，改用芍药甘草附子汤、黄芩汤等方敛津液于脉中，却可意外收到汗出而解之效。痰浊壅肺，或中焦湿浊难化，屡用温药和之不效者，重用熟地敛气归肾，往往可起到水随气下，痰浊自化的效果。厥阴虚寒，关脉沉弱者，屡用吴茱萸、川椒、附子之类温阳，阳复而火升，再用乌梅、黄柏之类清敛之药，则阳气可伏而归根，则温补之效更为绵长。总之，散而收之，收而散之，善用收散二法，其效之妙往往不可言表。

（八）表里佐助法

所谓表里佐助法，具体而言，是指"久温不效，佐以解表；表之不效，佐以温中"。该法系从临床中摸索而来，久温不效，佐以解表，见于里虚寒证，出现腹胀、便溏（或便秘）、乏力、困倦，舌淡，脉沉细迟等症状，用四逆辈、吴茱萸汤、真武汤、肾气丸等方治疗，虽然服用了足够的疗程，用量也在增加，但虚寒之象缓解仍不明显。此时，可在温里的基础上，加用解表的药物，如合用桂枝汤、小建中汤、黄芪建中汤、玉屏风散、麻黄附子细辛汤、再造散等，往往能效如桴鼓。"表之不效，佐以温中"是指有肢体经络的病变时，如头痛，痹证等病位在表的症状，用解表法效果不明显，需佐以温中法，如附子理中汤、肾气丸等，可获得速效。

（九）阳和之法可动痼疾

当患者久病虚寒，气化无力，或寒痰瘀血久凝经络，常规治法不易取效，或初服有效，久服则疗效停滞，难以收功时，可考虑使用阳和汤。本方源自《外科证治全生集》，原方用于阴疽，疗效可靠。近年来研究表明，本方被广泛用于阳虚寒凝，痰瘀阻络的多种系统疾病，如呼吸系统的久咳痰喘、肺胀；肢体经络系统的关节炎、腰椎间盘突出；泌尿系结石、糖尿病神经病变；男科的阳痿早泄及各系统的恶性肿瘤等。仲景少阴病的麻黄附子细辛汤，虽为温中散寒解表的不二之选，但对于内伤久病，肾脏阴阳气血俱亏者，其培补之力尚有待加强。阳和汤实禀本方之意，以重用熟地一两大补先天精血，助以鹿角胶（若取软坚散结之性可用鹿角片）血肉有情之品峻补精血，且能促进男女性腺分泌。以甘草解毒，以炮姜温散下焦之寒凝，且擅入血分。白芥子散皮里膜外之痰，阴邪凝于络者可恢复其流通，其苦辣之性又可兴奋消化道黏膜，防重用熟地之滋腻。佐以麻黄、肉桂，麻黄通阳气无微而不至，可开通闭塞的微循环及细胞外间质－纤维系统，激活病变局部颓废的生机。诸药合用，为针对病灶的推陈致新之妙药，在攻克临床疑杂病时有不可替代之地位。

阳和汤使用经验：①勿随便减去其中药味，诸药相合，有相得益彰之妙，贸然减之，则疗效难以预期。这也是创立这首方剂者所反复告诫的。②剂量比例上，熟地黄 30g，其余药物则在 6g 左右。鹿角胶在使用中可逐步加量至 10g，但不宜用鹿茸代替，若治疗阴疽类疾病，甘草必须用生品。若不遵循此原则，虽然药味是本方，但实际上已经面目全非了。③方中麻黄、肉桂不是为了解表，而是为了开通微循环，故使用本方不要求有表证，无表证也不可将其减去，也不可以他药代替，其解表之效他药或有，其通阳之功则为麻桂独具。也无需加大剂量，麻黄加大剂量会有导致心悸不安、血压增高及增加前列腺增生患者尿潴留的副作用，而6g以内则用之无害，百无禁忌。且解表药过量则致里虚，对阳虚患者颇为不宜。④原方虽强调不宜加减，但临床发现，减去药味则必然影响疗效，增加某些药物则可增加疗效，扩大适用范围，本人的经验是因熟地黄滋腻，鹿角胶有时气味臭秽，偶尔有恶心的副作用，加50g生姜则可避免此患。此外，我使用时，多以本方合用活络效灵丹再加黄芪（用生黄芪，不得用炙黄芪），必要时可加附子。

下　篇
《伤寒论》六经条文及方证详解

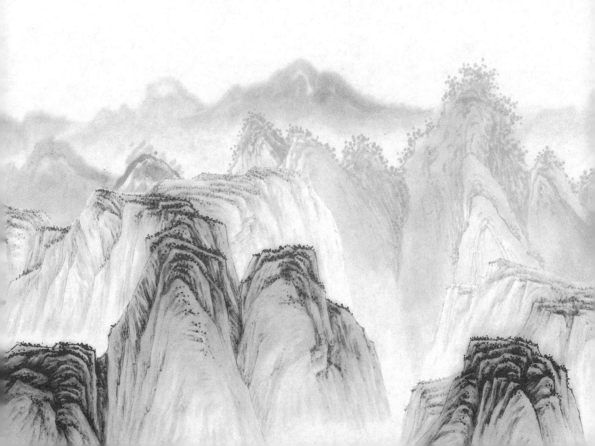

一、辨太阳病脉证并治

根据本书划分的三层表里观，太阳病指表证中的阳证。所谓表，包括宏观之表及微观之表。宏观之表可大致分为人体体表（含皮肤、汗腺、皮下组织、皮下毛细血管及靠近体表的肌肉等组织）及消化、泌尿系统管道的内表面（含黏膜、腺体及黏膜下血液循环等）。微观之表则指人体的整个血液循环系统及其与内外环境进行物质能量交换的上皮、皮下组织与腺体等。

所谓表阳证，并非都是纯粹的表实热证。一部分表阳证与表阴证相比，只是虚寒程度较轻而已。表证的一般治法为汗法，但汗法并不是以出汗为目的，它是使机体表部组织（微循环、腺体）的功能由异常恢复正常的一种疗法。出汗并不一定能达到汗法的目的，达到汗法的目的也未必一定要出汗，汗出而愈也不一定只能通过汗法实现。

（一）辨太阳病脉证并治上

太阳之为病，脉浮，头项强痛而恶寒。（1）

本条为太阳病提纲，《伤寒论》原文中六经病各有一条提纲，对各经病有提纲挈领的作用。对于提纲证，经方界有过分重视六经提纲和六经非纲两种互有分歧的观点。过分重视六经提纲者，认为六经病的诊断以患者具备提纲证为前提，即任何情况下，如果不同时具备"脉浮，头项强痛而恶寒"这些脉证，则不能称之为太阳病，同时认为只要条文中提到"太阳病"三个字，即指具备了提纲证的所有脉证。而认为六经非纲者，则主张

37

六经提纲不过是六经病中相对典型者，六条原文虽重要，但达不到提纲的作用。

事实上，这两种观点均各有偏颇之处。经方扶阳派认为，这两种观点均未深入问题实质。六经提纲证，更关键的作用是揭示六经病的病机本质，症状虽然非常重要，但隐藏在症状后面的病机才是决定性的。若病机符合六经病的某一经，纵然不具备提纲证的所有脉证，也应当判为该经的病证。相反，即使脉证完全符合提纲证，若不具备其病机，也不能判断为该经的病证。所谓的提纲证，是选择该经病一组典型的脉证群来阐述其病机，有代表性是必然的，但不应该绝对化。比如，阳明病提纲"阳明之为病，胃家实是也"，就是选择了阳明病最常见、最有代表性的阳明腑实证，从而阐释了阳明病的内在病机为机体功能亢奋。事实上，阳明病还有属于气分的阳明经证，虽然不是腑实证，但病机符合机体功能亢奋的特点，所以也是阳明病。至于少阳病，提纲为"少阳之为病，口苦、咽干、目眩也"，其表述的是机体半表半里细胞间基质－纤维系统存在病理性阻滞，代谢产物的堆积刺激了纤维系统，从而出现了炎症状态。口苦、咽干、目眩均是病理产物刺激体内存在的炎症，从而使机体出现了少阳之火的表现。但不能说只要口苦、咽干、目眩就是少阳病，没有口苦、咽干、目眩就绝对不是少阳病。比如，我们前天晚上抽烟喝酒之后，第二天起床就容易口苦、咽干、目眩，但事实上这并不是少阳病。相反，好多胸胁苦满、脉弦的患者，不一定有口苦、咽干、目眩的症状，但往往是少阳病。至于厥阴病，提纲证甚为复杂，若是当作必须具备的症候群，恐怕终生也遇不到几次。

至于对太阳病提纲的具体解释，因总论部分有较为详细的阐释，这里仅略为解释：脉浮表明有邪气，机体功能失调的主要定位在表部，头项强痛指正邪交争的重点部位，事实上往往也容易出现全身肌肉疼痛。项和颈不同，项是指脖子的后面，为竖脊肌分布的投影部位，太阳病所指多在此处；颈是指脖子的侧面，少阳病、悬饮多有颈部强。恶寒是正邪交争于表部而出现的症状，表部有邪，机体为激发抗病潜能，通过恶寒这一形式促使多种抗病因子释放，致使体温升高。

学习本条需要注意的是，除了外感病早期会出现典型的提纲证外，内伤杂病有时并不会出现典型的提纲证，可能仅仅出现头痛，或肢体疼痛，或肾炎浮肿，或阳气不能宣通后的痹证，或癥瘕积聚。但只要能判定病位在表，正气不虚，就可以按太阳病论治，此时脉的价值往往大于证的价值。

另外要注意一点，无论太阳病典型的提纲证是否具备，只要病机上判断为太阳病，就可以使用太阳病的方法治疗。但必须注意的是，太阳病的前提是正气不虚，治疗中机体有足够的修复能力可供调集。若正气已虚，阳气不足，则必须按少阴病论治，可用麻黄附子细辛汤、麻黄附子甘草汤、麻黄汤合理中汤、桂枝汤合理中汤、麻黄加附子汤、桂枝加附子汤等。若以虚为主，则当直接先救其里，用四逆汤，里实表自和，不和再依法治之。

太阳病，发热，汗出，恶风，脉缓者，名为中风。（2）

一看到此条，某些伤寒家一定会说，既然以"太阳病"打头，那么一定有"脉浮，头项强痛而恶寒"，然后才是其他脉证，合起来这一条就成了"发热，头项强痛，汗出，恶风，恶寒，脉浮缓者，名为中风"。事实上，理解本条无须如此机械，同理，其他冠以太阳病的条文，也无须如此机械的理解。言太阳病，只是说明问题在表部，主要指循环系统功能的异常，而不是一个不少地包含太阳病提纲的那几个脉证。

这里提太阳病，更主要的目的是与有类似表现的其他经病区别。如阳明病白虎加人参汤证，也有发热、汗出、时时恶风，脉也可因津液损失兼有热而呈现为缓大数芤。但产生白虎加人参汤证的原因是素体气虚，发热汗出耗伤气阴，汗出毛孔张开，气虚卫表不固而恶风，若仅仅针对症状而对号入座，也难免会认为是太阳中风证。少阳病，也可有发热汗出、恶风寒（寒热往来）、脉缓而细者，若对号入座也有可能认为是太阳中风。三阴

39

病也可有类似的表现，在此不一一赘述。所以，提太阳病根本的目的是为了和其他经病鉴别。而鉴别的要点，也不是与提纲证一一对应，因为六经病皆可有头痛、恶寒，浮脉有时和滑、大、芤脉等易混淆。总而言之，太阳病不应仅通过提纲证鉴别（当然提纲证有重大的鉴别意义是毋庸置疑的），而应从病机角度结合机体临床表现综合分析。若病位在表部循环系统，无明显里虚寒证，则可断定为太阳病。脉诊对于诊断意义较大，若脉浮（若太阳中风，脉虽浮但不可兼弦紧）且中、沉取不虚，也不见明显滑实，则一般可指向太阳病。

"发热，汗出，恶风，脉缓者"，在这组症候群里，"发热"应为持续性的体温升高。因有汗出，故高热者较少，中等热度者居多，表现为额头、躯干、后背热明显，触诊腹部发热不甚，久按没有由里向外蒸热的感觉。"汗出"非为大汗淋漓，乃是身体有汗而发热仍持续。"恶风"为患者要求户牖密闭，看见窗户漏风或被子未盖严即自觉症状加重。"脉缓"是脉势松缓的意思，因表部功能障碍，固摄汗液功能失调，汗出而体表无法形成较高的基质张力，脉管紧张度不高，表现为脉缓。

若漏汗不止、恶风重，则为桂枝加附子汤证；若口干燥、热扰心烦、脉大而空、胸腹热甚，则为白虎加人参汤证。二者均非太阳中风证。

本条的中风，与后世脑血管意外的中风无关，也与内伤杂病的中风不完全一样。脑血管意外的中风，后世叫类中风，本质上与风邪无关，只是因为发病迅速故而用了一个"风"字，也叫内风。内伤杂病的中风，与外邪有一定关系，也存在表证，但主要内因是脏腑气血空虚，故治疗时要补气血药和祛风解表药并用，如小续命汤。太阳病的中风与伤寒是相对而言的，二者是太阳病的主要证型，都是感受风寒之邪，但由于体质的不同，造成无汗发热、恶寒身疼、表部组织液张力增加的，叫伤寒；反之，虽有汗出而表邪不解的，就称为中风。

太阳病，或已发热，或未发热，必恶寒，体痛，呕逆，脉阴阳俱紧者，名为伤寒。（3）

上条讲中风，本条讲伤寒。此伤寒非《伤寒论》的"伤寒"，而是指太阳病中相对于"中风证"的"伤寒证"。伤寒证时表部受邪，病在体表循环系统，为恢复功能，机体自身代偿性地通过关闭汗孔、升高体温调定点而在表部蓄积力量，以使表部功能恢复正常。体温上升有一个过程，未上升前，或虽已开始上升但因为恶寒严重，主观上发热感不明显，则称为"或未发热"；若体温进一步上升，则称为"或已发热"。"恶寒、体痛"是机体为升高体温，在抗邪过程中关闭汗孔、肌纤维收缩产热时的反应。同时，无汗时组织液没有损失，纤维系统挛缩导致张力增高也是体痛的原因之一。"呕逆"是因为表气不畅、组织间张力无从向外疏解而上迫于胃所致，若伴有喘者，也是同理。"脉阴阳俱紧"，是细胞间基质－纤维系统张力传导至动脉，动脉紧张度增加所致。

伤寒一日，太阳受之，脉若静者为不传；颇欲吐，若躁烦，脉数急者，为传也。（4）

"伤寒一日，太阳受之。"即太阳伤寒的互文。这种行文方式也表明，张仲景的三阴三阳有时候是作为描述表里部位用的。

"脉若静者为不传。"所谓"不传"，一般指还在太阳经，没有传少阳、阳明的趋势。"脉静"，是相对于后文的"脉数急"而言。脉见数急，一方面提示病势已经入里或热化，则有传少阳、阳明的趋势，根据西医学理论，随着体温升高，脉搏也会同步加快。但另一方面，太阳病时也有发热脉数的情况。这里提到数急，表明机体有较为严重的中毒症状，表现出心脏开始衰竭，甚至有感染性休克早期的征兆。这里的"传"，又有病情恶化，预后不佳的意思。

"颇欲吐，若躁烦，脉数急者，为传也。""颇欲吐"，是恶心难耐，甚至频频呕吐之意。一方面，可能感染源本身就来自肠胃，细菌毒素刺激机体，故颇欲吐。颇欲吐者，必然烦躁、懊恼难耐，急迫之下脉搏自然数急。若此情况，则为太阳、阳明合病，为葛根芩连汤证；若里热不甚而表邪迫里而"颇欲吐，若躁烦，脉数疾者"，又可为葛根加半夏汤证。另一方面，太阳表邪本为清邪，不与胃肠水谷结合，可汗法。若治疗不及时，表邪逐步传里，则充斥胸中的无形热邪会逐步下移，蒸动胃中水谷，此时会心中懊恼，也有颇欲吐、躁烦、脉数急的表现，此时胃热尚未成形为燥屎，热邪尚在胸膈之间而未入胃肠，可用栀子豉汤。此方栀子苦寒清胃热则湿中之热除，豆豉（为黄豆发酵而成，南方作为食物使用，可见不伤胃气）芳香化湿浊则热中之湿化，是治疗热邪介于表里之间，胸腹之中的妙方。本方已具有辛开苦降的雏形，善治湿热互结。

此外，病在胸膈之间，则必然路过心包附近，就有逆传心包的可能。温病派以清宫汤（玄参心、莲子心、竹叶卷心、连翘心、犀牛角、连心麦冬）治之，也是透热外出之意，但用寒凉之药累叠，易伤中阳，中阳伤反而正是邪陷之内因。栀子豉汤辛开苦降，在除邪之时能振奋胃气，栀子清屈曲之火，令热从三焦透达，豆豉芳香辛散，邪从太阳透出，立方思路更为合理。

伤寒二三日，阳明少阳证不见者，为不传也。（5）

本条与前条相比，一日即见病情变化者，为病势急，中毒症状严重。若二三日方见阳明少阳证者，说明病势稍缓。若二三日仍不见阳明少阳证者，说明病势更缓，正气更足，病情迅速恶化的可能性小，故认为不传。

本条讨论传与不传的问题。一般来说，从表入里的传，总是病情加重的征兆；相反，从里出表的透，则有痊愈的机会。即使是从表入里的传，太阳传少阳、阳明，也要比三阳病传变为三阴病好。因为传少阳大不了病情迁延，传阳明最多进入热病极期，但若传三阴，则正气受损，不敌于邪，就会有死证。

通过这条，我们在治疗外感病时就要明白，治疗太阳表证的同时，一定要注意病情有无向三阴传变的趋势。正气不足，阳气虚衰是导致三阴证的主要原因。若有内传三阴的可能，则必须马上意识到，治病尚在其次，防止出现阴证才是要务。而诸阴证的出现，均因阳气不足所致，用药方面，人参、白术、甘草、大枣可防传太阴，加干姜、附子则可防传少阴、厥阴。

先塞三阴之路，则可保病人无性命之忧。在此基础上，越婢汤散太阳之邪、清阳明之热；柴胡汤可解少阳之邪；邪结于咽而肿痛者，合入升降散（僵蚕、姜黄、蝉蜕、大黄）。此合方为经方扶阳派治疗外感发热的最常用处方，无论男女老少，治疗外感发热初起均有疗效，诸位不妨一试。

太阳病，发热而渴，不恶寒者，为温病。（6）

本条在传统伤寒家看来，相当于是对温病下了定义。从文字上看，这条有矛盾的地方。太阳病，应当是发热恶寒，不渴（不属阳明）不呕（不属少阳）。但接下来讲的"发热而渴，不恶寒"则是阳明病的主要表现。无论如何，恶寒和不恶寒，渴和不渴对病人来说不会同时出现，那么温病的特征性表现到底是什么？

其实，本条表述上貌似出现的"矛盾"，本质上还是来源于对六经提纲的过于执着。太阳病只是表述病在于表，发热恶寒、头项强痛不过是病在于表的典型表现，并不是有且只有的特征。

病虽在表，但若病人素体阴亏阳浮，病又发于春夏，腠理易于开泻之时，则表邪未解，阴分先伤，引动阳气勃发于外，则在太阳病未解的同时，又有阳明经证（气分证）的表现。阳气外发，汗孔未闭而汗液得泄，虽病在表而不恶寒或恶寒不甚或恶寒半日自罢，但表部病邪仍在，故可见头身发热、困倦、肢体酸痛，此即为温病时太阳病的表现。同时由于有阴分不足，阳气勃发的表现，故发热而渴。这个实际上是伴有气阴两虚的太阳阳明合病。

从这条我们也可以看出，机械地理解六经提纲证是万万要不得的。

本条证的治疗，表未解而汗孔未闭，显然非桂枝汤证。因桂枝汤的作用为调动中焦阳气外达于表，恢复表部循环系统功能。本证有阳气勃发之机，故非桂枝证，应当选用越婢汤，用麻黄、石膏、生姜、甘草、大枣。麻黄辛温外解表邪但有石膏而不助其热，石膏清气分之热但有生姜、甘草、大枣而不伤中焦之气。因本病本有阴虚津亏之机，中焦之气一伤，愈加不能化阴津，则下传为阳明腑证或少阴热化证，也可导致温病传入下焦。

最后，本条可不可能是少阳病？

胡希恕先生在年轻时，认为温病属于阳明病，在晚年时则主张温病属于少阳病。所以本问不能不辨。实际上，尽管本条的表述属于太阳、阳明合病无疑，但确实存在少阳病的因素，治疗上也应当从少阳考虑。阳明属里，是细胞层面受到刺激而功能亢进，炎症因子分泌增多导致了一系列气分热证的表现。太阳属表，是循环系统功能障碍兼皮肉之间毒素的聚集以及腺体分泌的异常。二者同病，则二者之间的细胞间基质－纤维系统不可能不受到影响，必定存在基质间代谢产物和毒素增加的情况，伴纤维筋膜系统的刺激、发炎、张力增加。这种情况下，病人具有本条症状的同时兼具口苦，咽干、目眩、胸胁苦满也是不奇怪的。治疗上，表里同治的同时，增加少阳机转可增强疗效。故本方可合用小柴胡汤。柴胡缓解筋膜张力，黄芩清泄基质毒素，人参防病传太阴，治疗上比单独用越婢汤更有把握。此外，小柴胡汤中的人参与越婢汤中的石膏同用，正有白虎加人参汤之意，专治大热而渴者。本证也可用小柴胡汤合白虎汤，即柴白汤。因柴胡治少阳则可和太阳，故不用麻黄有时亦可见效。本证排出毒素为急，故合用桔梗汤往往效果更好。

若发汗已，身灼热者，名曰风温。风温为病，脉阴阳俱浮，自汗出，身重，多眠睡，鼻息必鼾，语言难出。若被下者，小便不利，直视，失溲。若被火者，微发黄色，剧则如惊痫，时瘛疭；若火熏之，一逆尚引日，再逆促命期。（7）

"若发汗已，身灼热者"，是说发汗以后仍然不退烧，有汗出热不退的含义。此外，"身灼热"是触诊发现体表灼热，意指此热有表热的成分在里面。如《内经》云"体若燔炭，汗出而散"也是指表热可以通过发汗而愈。太阳病汗出恶寒者，称为"中风"，见风可以指表，故风温在这里也是指表热证的意思。此证相当于《内经》里六经热病的范畴。

"风温为病，脉阴阳俱浮，自汗出，身重，多眠睡，鼻息必鼾，语言难出。脉阴阳俱浮"，与太阳伤寒脉阴阳俱紧相对而言，也是指表热证。此外，阴阳俱浮类似于洪大脉，故这里有表热的同时也不能排除存在里热。"自汗出"是指风温即使不发汗，本身也是有汗出的。"身重，多眠睡，鼻息必鼾，语言难出"诸证均系由细胞间基质－纤维系统为病理代谢产物充塞所致。影响身体运动机能则身重；毒素熏蒸中枢神经系统使其呈现中毒状态而受到抑制，故多眠睡；鼻息必鼾是鼻腔黏膜下基质张力增高，压迫鼻腔所致；语言难出是发声器官基质纤维系统张力增高，局部水肿所致。总而言之，诸症皆属于细胞间基质－纤维系统受病理因素刺激所致。

"若被下者，小便不利，直视，失溲。"本病的病机，是属于无形的热邪，无论是在表、半表半里，还是在里，总之是充斥于气分的，是以循环系统和间质系统的充血、肿胀为主。正确的治法是清泄循环和间质代谢产物的同时佐以解表法，令其从太阳而解，同时兼顾胃气，确保细胞本身的代谢功能正常。若用下法，则中焦大虚、毒素内攻而影响脏腑气化功能，就会出现小便不利或尿失禁（失溲）。同时脑神经中毒，则双目直视而不能识人。此时病情危重，属于意识障碍同时伴有二便失禁，有生命危险。

"若被火者，微发黄色，剧则如惊痫，时瘈疭，若火熏之。""被火"，是指用灸法、火疗、汗蒸等从外部加热的方法。当机体处于严重全身性炎症反应的情况下，正确的治法是解表退热，若采用从体表加热的方法，则热更无从散发，体温就会进一步增高。此时，就会发生高热抽风，这就是"剧则如惊痫，时瘈疭"。惊痫，时瘈疭就是高热惊厥的意思。"微发黄色，若火熏之"是发生了溶血反应，红细胞溶解致血液内胆红素增加，从而出现微发黄色。

"一逆尚引日，再逆促命期。"一逆是指被下、被火误其一，再逆是指二者皆误。尚引日是指尚可苟延残喘一日以上，促命期是指命不久矣。

此类病证，治疗上首先必须以大量生石膏为主，在此基础上适当加以凉散法，如蝉蜕、薄荷之类。也可用麻黄，但剂量必须大大低于石膏方可易温为凉。固护胃气可用参、姜、草、枣，可合用小柴胡汤。

病有发热恶寒者，发于阳也；无热恶寒者，发于阴也。发于阳者七日

愈，发于阴者六日愈，以阳数七，阴数六故也。（8）

本条历来争议较大，有学者认为发热恶寒是三阳病中的太阳病，无热恶寒是三阴病中的少阴病。若如此，则三阴病反而比三阳病病程短，这一点较难理解。众所周知，三阴病一般总是较三阳病危重，不应该危重的反而痊愈时间短。

也有人为了自圆其说，认为六和七包含了其倍数。但此观点甚为牵强，在此不多解释。

也有人弃后面的"发于阳者七日愈，发于阴者六日愈，以阳数七，阴数六故也"不讲，认为不是张仲景本人的观点，或者纵然是，临床价值也不大。此类观点仅以前半条"病有发热恶寒者，发于阳也；无热恶寒者，发于阴也"来区别太阳和少阴病，是符合临床实际的。但也有特殊情况，少阴病也有恶寒的同时伴有发热的情况。具体的六日或七日套用阴阳奇偶之说，确实意义不大，但外感病大多以一周左右为自愈周期是有道理的。

也有人认为，本条开头只说"病"，而未提太阳病，所以可以指内伤杂病。因内伤杂病虽然发热恶寒出现的较少，但确实可以出现无热恶寒的阳虚证。不过，自限性疾病一般均以外感病为主，内伤杂病属于自限性疾病的比较少，故这种解释不切合实际。

太阳病，头痛至七日以上自愈者，以行其经尽故也。若欲作再经者，针足阳明，使经不传则愈。（9）

太阳病，有发热、恶寒、头痛、脉浮等表现，若病情轻者，自然病程一般是七天，故称七日自愈为经尽。那么若没有自愈呢？就叫再经，可能又是一个七天。这里的再经，我们认为有两种情况，一种是还是太阳病，但没有好。另一种是太阳病开始向阳明、少阳病甚至三阴病传变。但无论哪种情况，均可以针刺足阳明经脉，通过鼓舞正气，使病邪不再深入，以此为前提，从表解而愈。从这个角度讲，针足阳明的部位就是足三里，可以增强免疫力、鼓舞正气。若出现阳明病发热的情况，也可以通过泻足阳明热的原则来取穴。

这一条也提示我们，防止疾病传变并加速其治愈的根本原则就是鼓舞胃气。针刺是一种方法，用药则需从理中汤即人参、生姜、甘草、大枣着眼。

本条通过针刺足阳明的方法，使胃气足，邪不能深入而外解。在《伤寒论》中，有太阳病服桂枝汤不解，针风池、风府；也有少阳病热入血室刺期门，这些都是针对本经病刺本经穴。为何本条为太阳病而刺阳明胃经？关键就在七日以上这一句。病情迁延不愈，就是属于胃气不足的虚证，故从胃气入手。若本经正虚不明显，而出现经络瘀滞或瘀血内停的实证，就需要刺本经泻邪气才能好。

所以本条表面上讲的是怎么使用针灸的问题，实际上讲的是针对病情出现迁延后当以扶正为原则的问题。

太阳病，欲解时，从巳至未上。（10）

六经病各有欲解时，本条是其中之一。有人对六经欲解时不太重视，对于持这种观点者我们尊重他们的看法，可忽略此条。针对个别有兴趣研究者，我试解释如下，以供参考。

六经病欲解时：

太阳病欲解时，从巳至未上。（大约早 9 点至 15 点）

阳明病欲解时，从申至戌上。（大约 15 点至 21 点）

少阳病欲解时，从寅至辰上。（大约凌晨 3 点至早 9 点）

太阴病欲解时，从亥至丑上。（大约 21 点至凌晨 3 点）

少阴病欲解时，从子至寅上。（大约 23 点至凌晨 5 点）

厥阴病欲解时，从丑至卯上。（大约凌晨 1 点至 7 点）

理解六经病欲解时，首先要树立这样的观念。《内经》说："故阳气者，一日而主外，平旦人气生，日中而阳气隆，日西而阳气已虚，气门乃闭。"即一天之中，早晨，阳气开始生发，中午，阳气最为隆盛，太阳西下时，阳气渐渐潜藏于里，汗孔随之关闭。

太阳病，以卫阳之气抗邪出表而解，故必然是在一天中阳气最旺的时候，中午前后最旺，故在早 9 点至 15 点。

阳明病，阳气本身就使胃家实，所以缓解必然是在阳气最少的时候。下午阳气渐虚，故从申至戌上，大约 15 点至 21 点。

少阳病，是阳气运行之道路郁结，必须得升发之气方可缓解。而寅卯时属木，禀肝气升发，故此时而解，若辰时则属土，脾气旺，木得土气，犹小柴胡汤得生姜、甘草、人参、大枣，故得解。

太阴病为脾虚而湿胜，当得阳气而解。亥时属水而属肾，亥时后天脾得先天肾气之助，子时夜半一阳生，丑时则属土，得本行之气。故此时得解，大约 21 点至凌晨 3 点。

少阴病，有厥阴机转。子时夜半一阳生，到寅时则风木动而引动命门之火，可驱散少阴外犯之邪。故解之从子至寅上。

厥阴病欲解，当从阴出阳，透热转气。先得丑土之斡旋，再得寅卯肝木之疏散，则可由里出表，从阴出阳，透热转气，从气分而愈。

附：十二地支配五行

亥子同属水，子为阳，亥为阴；寅卯同属木，寅为阳，卯为阴；

巳午同属火，午为阳，巳为阴；申酉同属金，申为阳，酉为阴；

戌未同属土，子为阳，未为阴；辰丑同属土，辰为阳，丑为阴。

风家，表解而不了了者，十二日愈。（11）

风，这里指太阳中风证。但既然称为风家，那么就说明这个人经常得太阳中风证，实际上就是指此人平常就存在体表营卫不足，卫外能力较低，易感冒的问题。表现为平常有自汗、怕风、头痛、项背强痛等表现。这种体质的人得了太阳中风证，要解表并不难，但解表之后，正气仍未恢复，故称不了了，或身体仍然不舒服，或反复感邪受风。此时，治疗上就应该以扶正为主，用小建中汤，或时方再造散等，扶阳固表佐以祛风，则可了了。预期十二日解决问题，也是有可能的。

病人身大热，反欲得衣者，热在皮肤，寒在骨髓也；身大寒，反不欲近衣者，寒在皮肤，热在骨髓也。（12）

本条强调了两种临床中最易误诊误治的情况，即真寒假热证和真热假寒证。发热性疾病中，这种情况并不少见，故需引起重视。这一条也是为了打破一个误区，人们一般以为，假热不会有高热，假寒也不会出现严重的恶寒。而实际上，假热、假寒都可能出现很重的症状。这一点在临床上很重要，可以避免很多误诊误治。

对于真寒假热的鉴别有多种方法，比如望面色。真寒假热者，面色可以发红，但多见于嘴唇和两颊，其他部位仍然苍白，在发热的间隔期，面色也是苍白的。舌色多淡而多津，不像实热者舌深红而苔黄燥。更关键的是切诊，脉虽数，但数而无力，或出现芤、沉细、虚软的情况，不像实热证脉多滑实而数。腹诊，虽初按觉热，久按则从腹中透出阵阵寒意。此时，就要考虑真寒假热了。治疗上，总的原则以四逆类方剂为主，或采用张景岳的四味回阳饮（人参、附子、干姜、甘草）。

对于真热假寒的鉴别。①尽管严重恶寒欲加衣服，但虽加衣服而恶寒丝毫不减，仍有寒战阵阵。同时虽恶寒而气粗，按腹多不松软，久按觉热。②虽寒而测体温可能是升高的。③脉虽沉细，但按之反有力。治疗上，以白虎汤为主。张锡纯有一个经验，用鲜白茅根煎水频饮，则热可透发而现出真热之象。亦可用蝉蜕、连翘等药试之。

太阳中风，阳浮而阴弱，阳浮者，热自发；阴弱者，汗自出，啬啬恶寒，淅淅恶风，翕翕发热，鼻鸣干呕者，桂枝汤主之。（13）

太阳中风，是指太阳病中风证。这里需要明白的是《伤寒论》所指中风、伤寒，均指以风寒为诱因导致的表部循环功能及腺体分泌的障碍，并不是说真有风寒之邪进入体内，需要通过解表法祛邪。解表法的本质，也不是要解除体表的风寒之邪，而是扶助正气，使体表循环和腺体分泌恢复正常的治法。所以，即使没有风寒为诱因，出现该类病理改变时，也属于太阳病，也可以称之为伤寒或中风。

"阳浮而阴弱，阳浮者，热自发，阴弱者，汗自出。"这里的阳浮而阴弱，既指脉，也指病机。从脉而言，浮为阳，沉为阴，阳浮而阴弱，是指浮取缓而应指明显似有余之脉，沉取稍弱但没有空虚感，也不能按之即无。若有空虚感或按之即无则说明里虚，桂枝汤也不能用。弱仅仅是稍弱，代表了阳气外出抗邪，中焦出现的相对不足，用生姜、甘草、大枣就能解决。若沉取出现绝对不足，就需附子理中汤等方剂解决了。寸为阳，尺为阴，阳浮而阴弱是指寸脉浮缓而尺脉稍弱。这两种脉象均代表了阳气向上、向外抗邪的机转。若尺脉沉、迟、细，则是真正的里阳虚证，当先救其里，宜四逆汤。

"阳浮者，热自发。"说明病邪在表部，表部血液循环的功能是机体的抗病能力，即阳气。此时需要调集阳气到体表来恢复血液系统的正常功能，就会有热自发的表现。这里的热自发，是指未经使用鼓舞阳气的药物，仅仅凭机体自身的调节就将阳气调集到体表。"阴弱者，汗自出。"一方面是指患者的体质因素，阴指太阴脾胃。脾胃阳气不足，则患者易出现表虚不固而自汗，此时加上风寒之邪扰动，就容易形成有汗的中风证，而不是无汗的伤寒证。风寒之邪侵袭影响了汗腺的正常分泌功能，导致汗腺分泌亢进。同时，汗腺分泌亢进时，组织液丧失，表部的基质纤维系统张力就会降低，所以血管松缓，血浆进入组织间补充因汗而丧失的组织液，所以尺脉沉取而呈缓而弱的情况。

"啬啬恶寒，淅淅恶风，翕翕发热，鼻鸣干呕者，桂枝汤主之。"啬啬恶寒和啬啬是指因为怕冷而缩手缩脚的意思，表现了因为体表循环功能下降，血液供应不足而怕冷的感觉。淅淅是风雨吹拂的象声词，用在这里是指因为病人有汗发热时，体表温度高于环境温度，同时汗孔张开散热，此时但有风吹病人即有畏惧感。翕翕发热，翕指羽毛覆盖。指这种热仅在表部，似羽毛覆盖产生之热，与里热的蒸蒸发热鉴别。呼吸道黏膜和胃肠道黏膜下也有微循环和组织间液，表邪不解，阳气有向上、向外运行的趋势，携带大量组织间液上行，刺激鼻腔黏膜和胃黏膜，就会鼻鸣干呕。

桂枝汤方

桂枝三两（去皮），芍药三两，甘草二两（炙），生姜三两（切），大枣十二枚（擘）。

上五味，哎咀。以水七升，微火煮取三升，去滓，适寒温，服一升。服已须臾，啜热稀粥一升余，以助药力，温覆令一时许，遍身漐漐，微似有汗者益佳，不可令如水流漓，病必不除。若一服汗出病差，停后服，不必尽剂；若不汗，更服，依前法；又不汗，后服小促其间，半日许，令三服尽；若病重者，一日一夜服，周时观之。服一剂尽，病证犹在者，更作服；若汗不出者，乃服至二三剂。禁生冷、黏滑、肉面、五辛、酒酪、臭恶等物。

桂枝汤是《伤寒论》中最重要的方剂，称其为伤寒第一方毫不为过。从用药上说，该方所涉及的五味药，基本上是整部《伤寒论》中使用频率最高的。用桂枝者，从解表的麻黄汤、桂枝汤、麻桂各半汤、桂二麻一汤、大青龙汤、葛根汤、小青龙汤，到利水化气的五苓散，攻下瘀血的桃核承气汤，治疗心阳虚的桂枝加桂汤，治疗气血阴阳俱虚的炙甘草汤，基本上涵盖了《伤寒论》各层次经方的用药。用芍药者，有桂枝加芍药汤、小建中汤、大柴胡汤、黄芩汤、芍药甘草汤、芍药甘草附子汤、黄连阿胶汤、当归四逆汤、真武汤、附子汤等，基本上涵盖了伤寒六经病的主方。而生姜、甘草、大枣三药的组合，更是绝大多数经方中必不可少的，或用其一，或用其二，或三者同用，体现了《伤寒论》独特的机理，是经方体系固护胃气的代表组合。从治法上说，涵盖了解表法、固表法、建中法、温心阳法、温通血脉法、助阳化气行水法等多种治法。可以说，对桂枝汤研究得越深入，从某种意义上说就代表了对《伤寒论》研究得越深入。

从总体而言，桂枝汤是一首调动能量的方剂。利用生姜、大枣、甘草的组合，通过增强中焦脾胃的功能以获得更多的能量，即阳气。在此基础上，通过桂枝温通而散的力量，将获得的能量从心脏发出，沿各级动脉血管辐射到体表。再通过芍药起到缓解平滑肌痉挛，扩张静脉系统，增加静脉回心血量，完善血液循环系统的作用。能量由中焦出发，振奋里部功能（细胞层次），在此基础上，改善血管功能并增加血容量，最后能量冲出体表，随着微微汗出，完成了对身体由里到表的检查和修复。可以说，整个桂枝汤的治疗过程，就是一次从细胞到循环再到腺体的能量冲刷和洗礼的过程。

药性分析：

桂枝：古称桂，据日本人真柳诚考证，张仲景年代，所用桂为樟科植物肉桂的粗皮，后世见到的桂枝汤等方剂所用的桂枝，为宋代林亿校正《伤寒论》时所改。结合唐宋以前的众多文献，当时所用者的确为桂树的粗皮。据此，所言桂枝去皮，应当是去桂皮上面的黑色粗糙部分。在宋代，出现了桂枝汤类方剂是用桂树嫩枝还是用桂皮的争议。在林亿将《伤寒论》中桂类药物统一改为桂枝后，仲景方中桂类药物开始普遍使用桂树嫩枝。到清代普遍使用桂树嫩枝，中华人民共和国成立后这种使用方法则基本固定下来。但这一考证又带来另外一个问题：假如张仲景用的桂都是桂树粗皮而不是桂树嫩枝，那么桂枝汤为何以桂枝作为方名？现存的考证结果是桂枝汤这一方名确实自古就存在，而汉代使用的桂，确实不是桂树嫩枝，那么方名和药名不一致就是一个谜，这一问题恐怕就要后人来解决了。

从功效上来看，桂枝和肉桂味辛甘，性温，其温通血脉的作用是一致的。区别在于肉桂味厚，含挥发油多，桂枝味薄，含挥发油较少。味厚则入脏腑，温中作用多些，味薄则入四肢，解表作用多些。除此之外，二者在本质上是一致的。用量上，桂枝味薄，含木质部，故用量可大，肉桂味厚，已去木质部，故用量一般较小。桂枝的作用，历代记载有解表、散寒、温通血脉、助阳化气等，但无论其有多少种功能，发挥桂枝作用的基本原理离不开其扩张血管、调节血液循环，使血液流向体表的作用，其主要有效成分为桂皮挥发油。解表散寒得益于其增加体表血液循环，温通血脉得益于其促进血液循环，助阳化气得益于其改善肾脏血液循环。由于从中心向外周的血供主要是动脉系统，故桂枝的主要作用是增加动脉系统向远心端供血。

芍药：指白芍，为芍药科芍药属芍药亚种。其主要成分为白芍皂，有抑制平滑肌和解痉的作用，对支气管、小肠、子宫等平滑肌的收缩均有抑制作用，配用甘草组成芍药甘草汤时作用更强。其改善内脏供血的作用也与其舒张血管平滑肌有关。芍药与桂枝不同，桂枝主要通过增加动脉系统向远心端供血，增加体表血液循环，而芍药主要通过缓解平滑肌痉挛，增加静脉血容量，增加血液通过静脉向心性流动为主。

芍药与桂枝相配，共同促进了血液循环，同时增加了血容量。

生姜、甘草、大枣：生姜味辛辣，含挥发油。一方面可刺激胃肠黏膜功能，从而起到健胃、止呕、促进消化吸收的作用。另一方面，其辛辣作用，可刺激阳气外趋于体表，使全身温暖以祛寒，甚至有发汗解表的作用。在本方中使用，主要是刺激脾胃增加对营养物质的吸收，并将热量（能量）外散于体表，促进桂枝发汗，并助芍药、桂枝改善整个血液循环系统。

甘草含甘草酸、甘草黄酮、甘草葡聚糖等成分，具有抗炎、止咳、调节免疫、增加水钠潴留、保护胃黏膜等作用。与芍药合用有缓解平滑肌痉挛的作用。本方中，甘草增加水钠潴留可助桂枝、芍药增加血容量，改善血液循环。其抗炎、止咳作用可治疗桂枝汤证中的炎症反应。其保护胃黏膜的作用有助于调和生姜辛辣刺激性作用，振奋消化系统功能，即增加胃气的作用。

大枣含大枣皂苷（调节人体代谢、增强免疫力、抗炎、抗变态反应）、酸枣仁皂苷B（具有养心安神、镇静催眠、抗心律失常、抗心肌缺血，并有一定的降压作用）、千金藤碱（促进骨髓组织增生，从而升高白细胞）、葡萄糖、果糖、蔗糖、环磷腺苷、环磷乌苷等。总体而言，其各成分作用主要包括两类，一类是营养作用，以糖类物质为主。一类是对机体刺激反应性的调节作用，可缓解机体对于理化及免疫类刺激过激的反应，即缓急作用。

总而言之，生姜、甘草、大枣的配伍，是一个提振胃气、促进消化吸收、为机体由内而外的修复提供能量的药物组合。其中，甘草和大枣一方面提供物质和营养支持，即补中；另一方面，降低机体对各种理化和炎症刺激的应激性反应，即缓急的作用。甘草、大枣、生姜同用，甘草、大枣可为生姜提供能量，又能缓和生姜提振胃肠功能时对局部的刺激。这三味药的彼此作用，形成了经方中第一层次的益胃扶阳基本药组。当虚象更加明显，需要增强治疗作用时，则又要根据需要，扶阳加用干姜、附子，益气加用党参、人参，养阴加用麦冬，健胃祛湿加用白术。这个就属于更强化的层次了。

根据《皇汉医学》所载："大枣之主治挛引强急者虽同于芍药，但芍药适应于肌肉痉挛而为凝结充实之触觉，而大枣则适应于肌肉知觉过敏且牵引痛甚。故大枣兼有利水作用也。"究其原因，芍药为缓解肌肉痉挛所用。而大枣主要是缓解机体对毒素刺激的反应，水饮存在时，因张力增加，会对局部形成刺激，此时可以配伍大枣。至于说大枣有利水作用，传统上认为是因为大枣皮色赤入血分，血不利则为水，利血分所以能利水。但根据仲景配伍规律，利水的方剂确实配伍大枣的比较多，如苓桂枣甘汤、十枣汤、葶苈大枣泻肺汤等，但鲜有单用大枣利水者，说明大枣配合这些药物利水，主要还是为了缓解水饮的刺激感或缓解这些药物对机体刺激产生的不良反应。

由于本方中，生姜、甘草、大枣合用的目的是为了增强胃肠消化吸收功能，吸收更多的津液以补充血容量、增加汗源，故补充食物是必要的。要求服药后"啜热稀粥"，也是为了进一步改善消化吸收功能，否则没有消化吸收的对象，再改善消化吸收也没有用。而"温覆"，即盖被子，也是为了进一步改善体表微循环。否则，体表微循环虽然改善了，但不保温，体表微循环就会因受寒而挛缩，反而达不到效果了。"禁生冷、黏滑、肉面、五辛、酒酪、臭恶等物。"是因为这些食物均为不容易消化或对胃肠有刺激性的食物，与生姜、甘草、大枣改善肠胃机能的目的背道而驰。从这一条我们还应该悟到，服用桂枝汤时，若贸然加入生地黄、麦冬、知母、黄连等滋腻寒凉类药物时，其产生的作用也就相当于食用了生冷、黏滑之类，是会影响桂枝汤疗效的。

太阳病，头痛，发热，汗出，恶风者，桂枝汤主之。（14）

如太阳提纲所指示，太阳病即表证，但要重点把握其实质内涵，而不必追求脉证的雷同，下文中凡冠以"太阳病"者，均以此为标准。"头痛，发热，汗出，恶风"是对太阳病使用桂枝汤指征的高度凝练，也是本条的根本意义所在。如吉益东洞《方机》载"头痛发热汗出恶风者，正证也"。上述症状群，均见于太阳中风证条中，发生机理也大致相同，故不再解释。

需要说明的是，通过本条，我们应当明白，无论外感还是杂病，病在表，以头痛为主证时，我们应当考虑到桂枝汤。若怕风，脉缓者，选桂枝汤，若不愈，是表阴证，用桂枝加附子汤多可愈。恶寒无汗而脉紧有力者，为麻黄汤证，若不愈，多为脉沉紧而细，麻黄附子细辛汤多可愈。总之，病在表，按太阳病治之不愈，按少阴病治之多可愈。但这绝不是说一定要遵循这样的顺序，若内伤杂病，阳证者固有，但阴证者居多，若畏寒甚，舌淡多津，脉沉细无力者，当径直按少阴病治之。唯有脉浮而不虚，全身亦无虚象者，可考虑太阳病，按表阳证治之。

桂枝汤脉：桂枝汤脉为浮缓脉，即阳浮而阴弱。浮取明显，脉管略松缓。沉取略弱而不搏指。若浮取弱缓甚，则多有黄芪证。若沉取滑而有力，则多有石膏证或瓜蒌证。

桂枝汤腹证：桂枝汤的腹证，当从桂枝和芍药的功效中推求而来。若腹直肌略紧张，但重按无抵抗，无压痛，无明显空虚感，为桂枝汤腹证。若腹肌毫不紧张，松软，则无使用芍药指征。若腹肌痉挛明显，按之反应强烈，则为小建中汤证。若按之腹中（非腹肌）有抵抗，压痛，则多有积滞，当于枳实、大黄、桃仁、芒硝中求之。若腹壁久按有凉感传来，为附子证。若腹部按之极软，手掌按之徐徐加力，手掌深陷而患者不觉痛者，是肾气丸证。

太阳病，项背强几几，反汗出恶风者，桂枝加葛根汤主之。（15）

太阳病的理解同前，"项背强几几，反汗出恶风者"，是为了和麻黄汤证相鉴别，因后脖子连带背部强硬、拘紧，首先要考虑是否为表部细胞间基质张力增加、肿胀，刺激纤维系统和筋膜所致。若是这种情况，病人应当无汗，因汗出则可泄出组织液从而缓解筋膜张力。条文中所述反而有汗出、怕风，此时若再有项背强紧的感觉，就不能考虑是肌筋膜张力增高所致了。那么，就只能考虑是循环系统的问题，是表证伴随的项背部大血管循环功能障碍，肌筋膜系统得不到足够的营养而挛缩所致。这个和表实证的病机是不同的，故说"反汗出恶风"。

那么，表部循环障碍伴汗出，自然是选桂枝汤。葛根其有效成分包括葛根黄酮、葛根素等，可以改善血液循环尤其是微循环，并有解痉的作用，尤其对项背部有选择性治疗作用，故选用桂枝加葛根汤，通过改善项背部微循环，增加肌筋膜系统营养供应并缓解其痉挛，从而发挥治疗作用。

太阳病，下之后，其气上冲者，可与桂枝汤，方用前法。若不上冲者，不可与之。（16）

太阳病之解同前，太阳病下之是指太阳病应当用解表法反而用了攻下的方法，此时产生的后果是造成体内组织液的重新分布。原本有表证时，组织液的分布集中在表部、上部、项背部。若下之，则体液经消化系统大量丧失，分布于体表的组织液就会来补充，从而造成组织液分布的变化。若下之后，组织液的分布产生质的改变，下利不止，则不可予桂枝汤。而之所以有表证时组织液能维持体表分布优势，根本原因是胃气的存在，胃气作为一道堤坝，使组织向体表分布。若采用了下法，但胃气这道堤坝未毁，则胃气会极力调动能量维持组织液的体表分布优势，此时就会表现为气上冲，此时，还可如前使用桂枝汤。

那么，其气上冲究竟会有什么表现，如何通过脉证去辨别气上冲呢？

首先，如前所述，气上冲的内在物质基础是体表的组织液分布优势未发生质变，那么表现在外证上，就是表证的症状还在，如身疼、恶风寒、头项强痛、脉浮、脉促等。

其次，胃气未伤，没有出现腹胀、结胸、下利不止等情况。若组织液内陷胸腹形成结胸，则不可用桂枝汤，当用大、小陷胸汤。若到了脾胃，形成痞证者，则应当根据病情选用五个泻心汤之一。若脾胃大虚，腹胀、下利不止，则当按太阴病治之，选理中汤。若没有出现这些情况，腹证如前，则可用桂枝汤。

最后，其气上冲，说到底是一种自觉或他觉的腹证。若出现自觉的其气上冲，则为奔豚之类，至少应当用桂枝加桂汤，或苓桂类方剂治疗，而非桂枝汤原方。桂枝汤原方的其气上冲，其上冲程度要轻于奔豚，一般只有他觉腹证而无自觉奔豚的症状。那么这种他觉的腹证是什么？根据濑丘长圭《诊极图说》，其腹证用八个字概括"拘挛微动，片挺充软"。拘挛如前条桂枝汤腹证所说的腹直肌略紧张，微动指上腹部（脐部至心下）有搏动且上浮感，此搏动包括但不限于腹主动脉搏动，有时候是肌筋膜组织间的跳动，反映了机体通过筋膜间隙加速调动组织间液到体表的过程。与腹主动脉搏动相比，非腹主动脉的搏动初学者不易把握。片挺充软是对桂枝汤腹证的总体把握，是指如前所说的，腹壁肌肉偏紧张，但不像小建中汤腹直肌明显紧张，按之反应剧烈，腹壁也不像小建中汤腹证消瘦，故合称片挺充软。若反之，有充软而无片挺，则多为理中汤证或香砂六君子汤证，而非桂枝汤证了。

太阳病三日，已发汗，若吐，若下，若温针，仍不解者，此为坏病，桂枝不中与之也。观其脉证，知犯何逆，随证治之。（17）

太阳病三日有两重含义，一是病情迁延了，古人说"走马看伤寒，回头看痘疹"，三日仍是太阳病，病情迁延必然有正气不足之意。第二重含义是太阳病三日，病人有可能已经采取了多种治法，但病依然没有好，说明这些治法可能并不合适。

"已发汗，若吐、若下、若温针，仍不解者，此为坏病，桂枝不中与之也。"果不其然，患者已经用过了发汗、吐、下、温针等多种方法，但若是病还是没有好，那么就有可能是坏病，坏病指的就是病机与原来相比有了根本的变化，那么桂枝汤就不能用了。

这段有几个问题。第一个问题，发汗、吐、下、温针这些方法治疗太阳病本身有没有问题？无论是发汗、吐、下还是温针，共同的特点是通过外界刺激引起机体反应性变化，使太阳病产生的病理改变恢复正常。发汗治疗太阳病的原理如前所述，吐、温针都是通过刺激神经，激发阳气外出而抗邪，二者共同的特点是均能引起紧张、恐惧、汗出等反应。下法，主要通过清除肠胃积滞、排除毒素，同时打通机体基质－纤维网络在体内的运行，从而发挥机体自身的调节功能。这些方法治疗太阳病本身是没有问题的，问题出在要么使用强度过大，要么身体本身机能低下，二者均可反过来影响机体免疫功能及修复能力，反而使病情加重了。

第二个问题，变成坏病后，表证还存不存在？大部分人认为，变成坏病时，表证不存在了，理由是后面说的桂枝不中与之也，认为若还是表证，就不能叫坏病，还可以用桂枝汤。实际上，太阳病误治形成坏病后，并不一定不再是表证，原文说仍不解者，也提示原症状很可能没有明显的改变。之所以认为是坏病，桂枝不中与之，更大的原因是虽有表证，但因为误治，出现了里虚的三阴病，此时，虽然表证未解，但里虚为急，就应当先救其里，里实表自和，不和再治标。里虚不急，也可表里兼治，可用桂枝汤加人参、附子治疗。

之所以强调这一点，是为了让大家明确，不能一见误治，就一定以为是坏病。也不能一见坏病，就一定以为原来的病机发生了根本性的改变。有时候，太阳病发生坏病，桂枝汤不中与之，但桂枝加附子汤就可能效如桴鼓。

"观其脉证，知犯何逆，随证治之。"这是治疗一切坏病的总原则。观其脉症是指详细了解误治后的临床表现，知犯何逆是指详细询问病人经历过哪些误治，如"一逆尚引日""再逆促命期"等。随证治之是指一定要从脉证出发，确定治疗方案，而不能先入为主。

桂枝本为解肌，若其人脉浮紧，发热，汗不出者，不可与之也。常须识此，勿令误也。（18）

桂枝本为解肌，解古代读"xiè"，通"懈"，有缓和、缓解之意，意思是能缓解肌筋膜张力，从而改善血液循环，补充组织间液，治疗头痛、发热、汗出、恶风等证。本方无论对循环血量还是组织间液，都是起补充作用的。当病人出现脉浮紧，发热汗不出的情况时，无论循环血量还是组织间液都是增加的，张力的增高导致了头痛、身痛、腰痛、骨节疼痛等麻黄汤证的表现。此时再用桂枝汤增加血循环和组织间液，就会使能量无法从体表散发而高热更甚。热甚则易顺传阳明或逆传心包，均属于病情的加重，故应当常须识此，勿令误也。

若酒客病，不可与桂枝汤，得之则呕，以酒客不喜甘故也。（19）

酒客指经常饮酒的人，《伤寒论》中对于平素长期存在某种特定情况者，可称之为"客"，也可称之为"家"，如疮家、亡血家、衄家、喘家等。酒精对人体筋膜、血液循环系统具有刺激性，可令血管扩张、血液循环加快、细胞间基质－纤维系统分泌增加以及张力增高。同时，喜饮酒者，往往好食肥甘厚腻之品，脾胃中多蕴有湿热，舌苔多黄腻。

桂枝汤使用的本来目的是用于增强胃气，增加循环血量和组织间液的。酒客的体质则是湿热内蕴，胃中、血液中的组织间液体都是增多的，所以并不适合桂枝汤。若误用桂枝汤，则增加胃中湿热，就会出现呕吐。酒客不喜甘，就是指桂枝汤不适合于湿热体质之意。

我们在实际应用时，既不能机械地拘泥于酒客，认为凡是喝过酒的人都是酒客，都不能用桂枝汤。而是应该以脉证为凭，凡是湿热重，舌红苔黄脉滑实者，方为桂枝汤的禁忌证，而不是拘泥于是否饮酒。

此外，还面临两个问题，一是酒客病是不是指太阳病？二是如果酒客得了太阳中风证，用不用桂枝汤。

对于酒客病，我认为这里的"病"，不是指太阳病桂枝证，而是指酒客本身的脉证表现。长期喝酒，表现出酒客病，也就是酒精中毒。此时，可能出现类似桂枝汤证的头痛、发热、汗出、恶风、脉浮缓（缓非指脉率慢，而是指脉管松缓）的表现，此时用桂枝汤就不合适，而是应当用后世的葛花解醒汤（葛花、白豆蔻、砂仁、木香、神曲各五钱，干葛、陈皮、白术、青皮、白茯苓、泽泻各二钱，猪苓、人参各一钱五分，甘草三钱）或保和丸。若非要用经方的话，当从葛根芩连汤、大黄甘草汤之类清湿热的方剂中求之。

如果酒客真得了太阳病桂枝证，那还真得用桂枝汤。因为只要是桂枝汤证，就一定存在循环血量和组织间液不足的问题。只不过酒客患桂枝汤证的话，脾胃里有湿热，若脉兼滑象，应在原方中加用清湿热的药物，如干姜黄芩黄连人参汤等。

喘家作，桂枝汤加厚朴、杏子佳。（20）

本条应为"喘家作桂枝汤，加厚朴、杏子佳"，否则文意不可理解。如前所述，喘家，是指长期患喘病的人，这样的人如果患有桂枝汤证，需要服用桂枝汤的时候，加上厚朴、杏仁效果更好。原因是长期喘的病人，存在肺气不降的因素，喘日久则会有肺气膨满（肺气肿），杏仁可降肺气，厚朴可降气消胀，故加用效果更好。

凡服桂枝汤吐者，其后必吐脓血也。（21）

"凡服桂枝汤吐者。"其原理如同19条，是桂枝汤助湿热之故。所谓必吐脓血，前提是体内已经有湿热型化脓性疾病，如支气管扩张、肺脓肿、糜烂性胃炎、胃溃疡、胃癌等。若没有这个前提，则虽有实热不一定必吐脓血，倒是有可能流鼻血。肝癌患者多有食管静脉曲张，若剧烈呕吐会引起血管破裂，则可导致危及生命的大吐血。

本人经验，血证属实热者，当用三黄泻心汤为主，可合用大柴胡汤；虚证，当以黄土汤为主，可合用附子理中汤。

太阳病，发汗，遂漏不止，其人恶风，小便难，四支微急，难以屈伸者，桂枝加附子汤主之。（22）

太阳病，发汗是正治法，没有问题。但发汗的方法和度要把握好。太阳病麻黄汤证，是表实证，体表血容量、组织液增加，解表发汗可缓和张力，但不能过汗，过汗则伤阳。太阳病桂枝汤证，组织间液、血容量是减少的，故用桂枝汤培补津液，令津液足则微微汗出，若过汗则津液更虚。

太阳病，发汗，遂漏不止，是过汗造成了表阳虚。所谓表阳，即是指卫气。其实就是体表血液循环、皮下组织及体表汗腺的正常调节机能。在正常情况下，体表血液循环、皮下组织及汗腺的功能状态能主动适应外界环境与体内代谢的变化，随时调整体表循环和汗液排出的多少。若调节功能障碍，就属于卫气出了问题。轻者，属于营卫不和，为桂枝汤证。重者，属卫阳亏虚，为桂枝加附子汤证。

桂枝汤加附子，是解决发汗，遂漏不止的，汗漏不止是指汗液排泄不能主动适应外界环境及本人代谢状态（如体温、活动、进食、紧张等），而是处于持续大量出汗的状态。这个是太阳病变成少阴病了，不加附子振奋表阳，则其人恶风、汗出不止的问题就解决不了，毕竟补液也不会产生止汗的作用。至于说小便难，四肢微急，这是表证未解，加上用发汗药的共同作用，导致水随气升，肃降不足，津液不能循环。用桂枝汤加附子，表证解，自汗止后，津液得还，则小便难，四肢急有自愈的可能。若还是没有好，是因为存在筋膜拘挛的问题，到时候没有表证就要用芍药甘草汤缓急解痉。若脉是微细的话，又是阴证，芍药甘草汤里也要加附子。

太阳病，下之后，脉促胸满者，桂枝去芍药汤主之。（23）

太阳病，不应当用下法，特殊情况下可解表同时合用下法即表里双解，或先用汗法后用下法，即表解乃可攻里，不应单纯用下法。太阳病时津液在体表呈优势分布，若用下法，可造成津液重新分布。病人脉促胸满，提示体液发生了重新分布，但自身调节机能仍在发挥作用，与下法导致的组织液向内、向下的趋势抗争，故体内形成两股力量，一股是下法导致的向下、向内的力量，另一股是自身调节机能形成的向上、向外的力量。二者交争，就出现了脉促、胸满的表现。此条和前面的太阳病，下之后，其气上冲者意思相同，也可间接说明，脉促胸满正是其气上冲的表现之一。

那么，桂枝汤去芍药的原因是什么呢？我们在桂枝汤的配伍分析中指出，芍药的作用是缓解平滑肌痉挛，增加静脉血容量静脉回流。胸满提示表部组织液向胸中集中，心脏负荷加重；脉促提示心脏在极力地代偿加重的负荷，通过加速向外周泵血宣发阳气。此时，去芍药可减少静脉回流，使桂枝向外周泵血的作用更居于优势，即有保护心阳的作用。

在临床实践中，当我们遇到心阳虚衰，胸中阴寒较重时，就要重用桂枝、甘草，不用芍药，必要时还可加用龙骨、牡蛎，通过其"潜阳"的作用减少下部血液回流，减轻心脏负担。

注意，本条太阳病仍在。

若微寒者，桂枝去芍药加附子汤主之。（24）

所谓微寒，是指脉微恶寒的简称。桂枝汤证本来恶风，太阳病也可恶寒，但若脉微时，体表正邪交争不会剧烈，所以实证的恶寒发生概率较少。此时表现像桂枝汤证，脉微细而恶寒时，阳虚的证据就很充分了。桂枝汤去芍药已在前条加以解释，加附子，说明本条已经变成表阴证的少阴病了。

太阳病，得之八九日，如疟状，发热恶寒，热多寒少，其人不呕，清便欲自可，一日二三度发，脉微缓者，为欲愈也。脉微而恶寒者，此阴阳俱虚，不可更发汗、更下、更吐也。面色反有热色者，未欲解也，以其不能得小汗出，身必痒，宜桂枝麻黄各半汤。（25）

"太阳病，得之八九日，如疟状，发热恶寒，热多寒少，其人不呕，清便欲自可，一日二三度发，脉微缓者，为欲愈也。"太阳病得之八九日，是行其经尽之意，换句话说，按其自然病程也该自愈了。有轻微后续症状者，即仲景所说的不了了，十二日愈之类。如疟状是指恶寒发热交替呈间歇性发作的一种特殊热型。但既然说如疟状，就是强调不是真正的"疟"，而是一种较轻的、迁延性的表证。热多寒少是正胜邪退的表现。其人不呕，清便欲自可更用排除性的方式说明，这个病没有侵犯到少阳、阳明。不呕也说明因为表邪轻微，卫气上出抗邪的反应很弱，不至于引动胃气上逆。清便欲自可之"清"通"圊"，古代指厕所，名词动用，则指排便，如《伤寒论》中"太阳病，以火熏之，不得汗，其人必躁，到经不解，必圊血，名为火邪"，这里的"圊血"就是指便血。清便欲自可就是二便正常的意思，大便不干，小便不赤，说明无里邪。一日二三度发，脉微缓者，为欲愈也是指发热恶寒发作的频率，体现了正气频频抗邪，有自愈之机。脉微缓者，是指脉较刚发病时微见其缓，说明脉象和病情一样，接近正常了。那么初发病时是什么脉？如果是麻黄汤证，脉是浮紧的，那么现在微缓，就是紧的程度缓解了。如果是桂枝汤证，脉本来就是缓的，怎么微缓呢？随着邪气的减轻，正气的充足，血容量及组织间液恢复，应该是浮缓大（浮提示体表功能失常，缓提示血管活性降低，大提示血容量不足）的程度有所减轻了。也就是说，针对麻黄证和桂枝证两种情况，脉微缓的含义是不同的，麻黄证，脉微缓是紧脉逐步变为缓，桂枝证脉微缓，是缓的程度减轻了。无论如何，出现这种情况，提示正气渐充，邪气渐微，正气频频抗邪，故欲愈。

"脉微而恶寒者，此阴阳俱虚，不可更发汗、更下、更吐也。"脉微而恶寒，即类似于桂枝去芍药加附子汤证中的微寒者。阴阳俱虚这里的"阴阳"并非指后世医学的阴阳的概念，而是指阴分、阳分，也就是太阳、少阴俱虚。此时，发汗则伤表阳，吐下则伤里阳，故不可再发汗、吐下。治疗上，里阳虚轻者表里同治，用桂枝加附子汤、麻黄附子细辛汤、麻黄附子甘草汤之类。里阳虚重者则当先救其里，宜四逆汤。

这里有一个问题，"脉微而恶寒者，此阴阳俱虚，不可更发汗、更下、更吐也"这句话是不是接前一句"太阳病，得之八九日，如疟状，发热恶寒，热多寒少，其人不呕，清便欲自可，一日二三度发"呢？若是的话，就应当是"太阳病，得之八九日，如疟状，发热恶寒，热多寒少，其人不呕，清便欲自可，一日二三度发，脉微而恶寒者，此阴阳俱虚，不可更发汗、更下、更吐也"。这样看，脉微而恶寒，明显和热多寒少矛盾。病机上，前面是强调愈，后者是强调阴阳俱虚，没有自愈之机，故把全部症状照搬过来貌似也不太合适。所以，本句应当接在太阳病，得之八九日之后，至于其他的症状，不必全有。

"面色反有热色者，未欲解也，以其不能得小汗出，身必痒，宜桂枝麻黄各半汤。"面色有热色，是指面部红赤之意。反有热色之反是指太阳病八九日，正胜邪退，诸证缓解，面色反而出现了似乎要内传阳明的面大赤的表现，故言反有热色。以其不能得小汗出，提示该病初起时是一个太阳病表实证。太阳病表实证，一直没有采取恰当地发汗方法，到了八九日，自然病程即将结束的时候，蕴藏于皮下组织间的毒素虽不能随汗而解，但已经被机体自身的代谢功能吸收了大部分，组织间张力已经不显著了，唯独因为没有出汗，蕴藏于皮下浅浅一层的毒素仍在，与正气相争，则面色赤，身痒。这种情况的主要特点就是病位局限于皮下浅部，肌肉、大血管、脏腑均正常，正气频频抗邪而阻于皮肤，故身痒。

麻黄桂枝各半汤，是麻黄桂枝汤各取其半，桂枝汤禁例中有发热汗不出者，不可与桂枝汤，但本证又需要用桂枝汤调动卫气，改善微循环，为最终祛邪出表创造条件，故取半量的桂枝汤。本证病灶局限于皮表，皮下组织、肌肉、脉管系统均正常，也没有所谓的麻黄八证中的头痛、身疼、腰痛、骨节疼痛、气喘，仅以无汗为主，故取半量的麻黄汤，二方相合，即为麻黄桂枝各半汤。本方常用于治疗荨麻疹，但要注意的是，若存在表里俱虚，则用本方时当加入附子等扶阳之品方可见效。若存在脉滑、口干、心烦等里热证，则需用后面的桂枝二越婢一汤之类，不可认为这方子是通治荨麻疹的，盲目乱用，折损了经方的威名。

太阳病，初服桂枝汤，反烦不解者，先刺风池、风府，却与桂枝汤则愈。（26）

"初服桂枝汤，反烦不解，刺风池、风府后再服桂枝汤则愈。"当初应该是太阳中风证，或者说是桂枝汤证。那么，既然是太阳中风证，就应当是桂枝汤主之，为何反烦不解呢？烦是正邪抗争的表现，也就是表部经脉（膀胱经）本身有经气的阻滞，服桂枝汤后，阳气外出冲击而太阳经脉不通，就会反烦而不解。刺风池、风府，疏通经气，再服桂枝汤则药力可直达于表，故愈。

本证由于有太阳经气的阻滞，而葛根善于疏通太阳经气，故也可直接服用葛根汤。

假设本来是麻黄汤证，服桂枝汤也会反烦不解，此时若在风池、风府放血，引起汗出时，可当红汗理解，则也可服用桂枝汤。但必须以脉证为凭，若脉有缓象，再有汗出，方可用桂枝汤。若还是脉紧，汗不出，则不可用桂枝汤。

服桂枝汤，大汗出，脉洪大者，与桂枝汤如前法；若形似疟，一日再发者，汗出必解，宜桂枝二麻黄一汤。（27）

服桂枝汤，提示本条为太阳中风证。桂枝汤的发汗，应当是微微似欲汗出，服桂枝汤后大汗出肯定不正常，属于汗不如法。脉洪大为何用桂枝汤？脉洪大与洪滑不同，洪大之脉，脉幅宽大，虽其势颇盛，但已经含有中空之意，提示开始出现津液不足，阳气渐虚，而大汗出正是津液不足和阳气渐虚的原因。此时，再如法使用桂枝汤，培补胃气，化生津液阳气，调节表部营卫，则可愈。本证有气虚，加党参更佳。

"若形似疟，一日再发者"，这句话应当接在"服桂枝汤，大汗出后"，而不应该接在脉洪大之后。大汗出后，表阳受损，要么余邪复集，要么复感于邪，就会同时出现因大汗损失体液的桂枝汤证和因余邪复集发热恶寒无汗的麻黄汤证。但本证已经大汗，中焦阳气受损，表部津液不足，所感表实之邪不过汗后余邪，宜桂枝汤扶正解表为主，以麻黄汤发汗为辅，故用桂枝二麻黄一汤。

此外，结合前文，"形似疟，一日二三度发者，用麻黄桂枝各半汤，日再发者，用桂枝二麻黄一汤"，提示发热恶寒出现越频繁，则正气抗邪趋势越强，则可少桂枝汤，多用麻黄汤。相反，若发作次数越少，则正气抗邪趋势越弱，则需少用麻黄汤，多用桂枝汤。这也证实了我们前面的观点，麻黄汤证的问题是表部组织液增加，筋膜系统张力增高为主，而桂枝汤证是表部组织液减少，筋膜痉挛为主。前者以解表散邪为主的麻黄汤，后者用扶正增加体表阳气津液的桂枝汤。所以我们在临床应用中，需根据实际判断筋膜系统的情况，灵活调整麻黄汤、桂枝汤的比例，而不必拘泥于方名。

本方适合于反复感冒，虽表虚平时汗出恶风，但受风时又无汗身疼者，这种情况下也可合用玉屏风散。

服桂枝汤，大汗出后，大烦，渴不解，脉洪大者，白虎加人参汤主之。（28）

服桂枝汤，大汗出与前条相同，但前条脉洪大，含有阳气津液暗损之意。但本条大烦渴不解是明确的"石膏"证，根据日本古方派药证经验，石膏的药证即为口渴伴心烦。而张锡纯根据其一生的临床经验，认为传统所说的白虎四大证"身大热、口大渴、面大赤、脉洪大"实为白虎加人参汤证，白虎汤证脉应滑大而非洪大，口渴但不应大渴。事实证明，以上两种观点是符合临床实际的。经方派常用白虎加人参汤治疗口渴为主的 2 型糖尿病，也是基于这一认识。

太阳病，发热恶寒，热多寒少，脉微弱者，此无阳也，不可发汗，宜桂枝二越婢一汤。（29）

"太阳病，发热恶寒，热多寒少，脉微弱者，此无阳也。"太阳病，发热恶寒，热多寒少，是说表证渐微，里热渐盛。脉微弱，并不是指阴证的脉微恶寒，否则就与前面的热多寒少矛盾。这里的脉微弱，是指与原来的脉浮紧、浮缓相比，浮、紧、缓的程度减弱，代表了表部充盈的组织液开始逐步吸收，肌筋膜紧张度下降的病理过程。无阳也是强调了表部过分充盈的组织液已经逐步被吸收的意思，切不可按后世医学理解为亡阳、阳虚之类，否则绝非桂枝二越婢一汤之证。

"不可发汗，宜桂枝二越婢一汤。"因为表部组织液已经减少，肌筋膜紧张已经缓解，脉微弱则提示至少不存在紧脉，故没有再使用麻黄汤的指征。桂枝二越婢一汤用桂枝汤助脾胃之气兼调营卫（恢复循环系统功能），但脉微弱，热多寒少均提示与桂枝汤证相比，邪气已衰而正气渐充，故小其制，用三分之二桂枝汤原方。热多寒少，脉微弱提示表邪虽渐衰，但里热渐生，用越婢汤宣散里热，因脉微弱，说明里热虽生但不盛，故虽用越婢汤而小其制，用三分之一原方剂量。

桂枝二越婢一汤方适合于有汗还是无汗的患者？本条文未明确提出患者是否有汗，根据发热恶寒，热多寒少，脉微弱，说明患者表证轻微，应当是介于有汗、无汗之间，虽无汗但表郁不甚，或微微有汗但表证仍未完全解除的状态，即表郁轻微但里热渐生的状态。从这一点看，桂枝二越婢一汤并不是以发汗为主的方剂，而是以桂枝汤为主扶正、和营卫，麻黄配石膏清透郁热，重点也是为了使里热透表而解，而不是发汗。故原文说不可发汗。

仲景书中越婢汤主治风水恶风，一身悉肿，脉浮不渴，续自汗出，无大热，明确提出越婢汤可用于续自汗出。这一点也提示，麻黄与石膏配伍，则可以用于有汗的病人，并不一定会增加汗出量。麻黄杏仁石膏甘草汤条文指出发汗后，不可更行桂枝汤，汗出而喘，无大热者，可与麻黄杏仁甘草石膏汤，说明汗出而喘，反而是麻黄与石膏配伍的适应证。

那么，麻黄与石膏配伍，为何能用于有汗，麻黄不是发汗的吗？二者配伍有什么特殊的用途？麻黄若与桂枝、甘草配伍，则能推动津液由血管而至皮下组织，最后通过汗腺排出体外，在出汗的同时，能缓解表部因组织间液增多而导致的张力增高，从而发挥其解表的作用。麻黄与石膏配伍时，其作用在身体内部发热肿胀的组织细胞，内部组织细胞发热而肿胀（发炎），麻黄透阳气无微而不至，可以打开内部组织细胞向组织间及体表的物质交流通道，石膏则可消除组织细胞肿胀，并将毒素及代谢废物借麻黄之力向外排出。二者配伍，可使即将入里化热的表邪透表而出，即传统上所说的发越阳气，清泄郁热。

所以，当麻黄与石膏配伍时，一方面，可不局限于有表证，麻黄杏仁石膏甘草汤条中的无大热者即指无表证。《内经》有"体若燔炭，汗出而散"之说，体若燔炭指身体热得像烧红的木炭，是形象化地表述发热的程度，可谓是名副其实的大热；而汗出而散则明白无误地指出应当用解表法，是表证。故大热即指表证，无大热即指无表证。这就说明，当麻黄与石膏配伍时，没有表证有内热也可以用。另一方面，这个配伍可用于有汗的病人，这类病人的汗，往往是体内组织细胞肿胀刺激机体所致，麻黄与石膏配伍使肿胀细胞中的郁热得到清透，刺激消除反而能治愈汗出。此外，麻黄与石膏配伍，清透郁热的同时，能透发水毒，故对于有表证的风水有很好的治疗作用。但需要注意的是，若出现阴证时，则需加用扶阳药物如附子等。

桂枝二越婢一汤方

桂枝（去皮）、芍药、甘草各十八铢，生姜一两三钱（切），大枣四枚（擘），麻黄十八铢（去节），石膏二十四铢（碎，绵裹）。

上七味，哎咀。以五升水，煮麻黄一二沸，去上沫，内诸药，煮取二升，去滓，温服一升。本方当裁为越婢汤、桂枝汤，合饮一升，今合为一方，桂枝二越婢一。

本方以桂枝汤助正气解表，越婢汤宣透郁热。二证均轻，故小其制。

服桂枝汤，或下之，仍头项强痛，翕翕发热，无汗，心下满，微痛，小便不利者，桂枝汤去桂加茯苓白术汤主之。（30）

这一条"仍头项强痛，翕翕发热，无汗，心下满，微痛，小便不利者"在"服桂枝汤，或下之"之后，说明服桂枝汤前就有这些表现。病人头项强痛，翕翕发热，符合桂枝汤证，故服用桂枝汤。或者看到病人有心下满，微痛，以为是有里实证，故用下法，所以说或下之。结果病人经过这两种治法都没有好转，根据患者有小便不利的表现，故采用桂枝汤去桂加茯苓白术汤治疗。

头项强痛，翕翕发热，无汗表现很像表证，但服了桂枝汤没有效果，说明不是桂枝汤证，无汗难道是麻黄汤证？麻黄汤证应该有明显的恶寒、身疼，本条未提，故存疑。也可能提到翕翕发热这一桂枝汤证的典型表现，是暗示了还有桂枝汤证的其他表现如头痛、发热、恶风等。如果是这种情况，那么就不是麻黄汤证。

用了下法而"心下满，微痛"也没有好，说明胃肠内没有燥屎停留。

那么，归纳起来就是有表证而用解表法无效，有里证而用攻下法无效，此时就需要知道，这个病邪的根源到底在哪里？认识问题的关键就在于心下满，微痛，心下满而用攻下法无效，说明这个满是虚满，虚满仅见于太阴病，是由于脾虚对水液的运化障碍所致。白术是主药，古人称其为"脾家正药"。心下不但满，而且微痛，说明不但脾胃不能运化水湿，而且水湿之邪已经侵入了胃肠黏膜及淋巴系统，组织肿胀刺激神经末梢而出现了微痛。此时不但要加强脾胃运化的功能，而且要排除已经形成的水毒。这个时候就要用到茯苓了，茯苓是健脾利水的专药。后文的小便不利则又佐证了这一点。

从根本上来说，桂枝汤之所以能解表，离不开生姜、甘草、大枣从中焦脾胃调集能量及津液。脾胃功能低下减少了津液的生成，胃肠黏膜肿胀则阻碍了津液向其他部位的运行。因此虽然服用桂枝汤，但不能从胃肠调集到能量，所以无效。胃肠津液被阻，不能进入血液循环，故尿液生成受阻，则自然小便不利。

此时，正确的治法应当侧重于振奋脾胃机能，消除胃肠黏膜水肿。生姜、甘草、大枣加上白术、茯苓正是一首健脾利水的方剂。桂枝汤去桂枝，是因为这种病人，中阳亏虚，水液留于脾胃，若用桂枝将阳气再调集于体表，则更加不利于增加脾胃阳气。用芍药，则可增加血液容量，有利于组织液进入血液中，能消除组织间肿胀，即传统上说的"和脾络"的作用，本条中用的芍药与桂枝加芍药汤治疗"下之后，腹胀满者"的道理相近。总之，桂枝有利于血液远心性流动，芍药有利于血液向心性流动。桂枝有利于血液进入组织液系统，芍药有利于组织液回流静脉系统。

本证临床上多见于使用汗法、下法或服寒凉药物之后，损伤中阳的情况。与厚朴生姜半夏甘草人参汤用法类似。区别是本方证仍有表证，有小便不利，病位偏高，在心下胃脘部，心下满之外尚有微痛提示脾络脉不和，故用芍药，以脾虚水停为主。厚朴生姜半夏甘草人参汤无表证，病位偏低在小肠的部位，以虚寒气滞为主，故没有小便不利。二者均有虚满以及虚寒，均可由过用汗法、下法、寒凉药伤阳气所致。

伤寒脉浮，自汗出，小便数，心烦，微恶寒，脚挛急，反与桂枝汤，欲攻其表，此误也。得之便厥，咽中干，烦躁，吐逆者，作甘草干姜汤与之，以复其阳。若厥愈、足温者，更作芍药甘草汤与之，其脚即伸。若胃气不和，谵语者，少与调胃承气汤。若重发汗，复加烧针者，四逆汤主之。（31）

四逆汤方

甘草二两（炙），干姜一两半，附子一枚（生用，去皮，破八片）。

上三味，㕮咀，以水三升，煮取一升二合，去滓，分温再服。强人可大附子一枚，干姜三两。

这是典型的虚人外感，而且是阴阳俱虚。阳虚则脉浮（浮主虚，也主表，这里两重含义都有）。自汗出，小便数都是卫阳不足、不能固摄津液的结果。微恶寒也是阳虚的表现，心烦，脚挛急是阳虚基础上的阴液耗损，从而形成的虚性烦躁。这时候，属于表里俱病而里证紧急，为"急当救里"的情况，当以固阳救阴为主，芍药甘草附子汤为主方。

而反用桂枝汤者，是把脉浮、恶寒、自汗当成了单纯地外感表虚证，或者说太阳中风证。这样误用，则药物的作用倾向于向外发散，津液虚而阳气益虚。厥，咽中干，烦躁，吐逆者，是阳气益伤，阴液更耗，并出现了中焦气机的紊乱。而这种紊乱，一方面来自于桂枝汤的宣发作用，另一方面，是由于中焦阳气大伤后的失守状态。此时用甘草干姜汤而不用前方的原因，是由于以吐逆为急，阴阳俱伤，急以甘草干姜汤者，重在定中焦之气而缓和其急也（咽干，吐逆，均为急）。吐逆定，中焦之乱初步恢复，则营卫仍可周流，这时候就会出现厥愈足温这种情况，若病情倾向于阴液不足，才可用芍药甘草汤滋阴缓急。

随着阳气恢复，阴液的亏损更为明显，而机体对外感的抵抗性能也被激发出来，这时候会出现内热，即胃气不和、谵语。此时若不急下而速救其阴，则津液大伤，有可能转为少阴的亡阴急下证，故当及时使用调胃承气汤，急下存阴。

至于最后的若重发汗，复加烧针者，四逆汤主之，是指又用发汗、温针的办法造成厥逆脉微者，用四逆汤。

这段条文的关键点是，本证本来就不是太阳证，而是少阴证，而且远比用麻黄附子细辛汤、麻黄附子甘草汤的少阴证为重，属于里虚表不固的危证，这是认识此证的关键。

这一条提示一点，虚寒为主的阴证，即使存在腑实证，但往往表现不明显。在回阳救逆的过程中，随着阳气恢复，实热证就会逐渐表现出来，此时就需要适时地去使用调胃承气汤，因体虚，故用相对缓和的攻下剂，而不用大承气汤。类似的情况也见于《金匮要略》痰饮病篇："咳逆倚息，不得卧，小青龙汤主之。青龙汤下已，多唾口燥，寸脉沉，尺脉微，手足厥逆，气从小腹上冲胸咽，手足痹，其面翕热如醉状，因复下流阴股，小便难，时复冒者，与茯苓桂枝五味甘草汤，治其气冲。冲气即低，而反更咳，胸满者，用桂苓五味甘草汤去桂，加干姜、细辛，以治其咳满。咳满即止，而更复渴，冲气复发者，以细辛、干姜为热药也。服之当遂渴，而渴反止老，为支饮也。支饮者，法当冒，冒者必呕，呕者复内半夏，以去其水。水去呕止，其人形肿者，加杏仁主之。其证应内麻黄，以其人逐痹，故不内之。若逆而内之者，必厥。所以然者，以其人血虚，麻黄发其阳故也。若面热如醉，此为胃热上冲熏其面，加大黄以利之。"这里最后的面热如醉加大黄，即类似于前面的用调胃承气汤的情况。

问曰：证象阳旦，按法治之而增剧，厥逆，咽中干，两胫拘急而谵语。师曰：言夜半手足当温，两脚当伸，后如师言。何以知此？答曰：寸口脉浮而大，浮为风，大为虚，风则生微热，虚则两胫挛，病形象桂枝，因加附子参其间，增桂令汗出，附子温经，亡阳故也。厥逆咽中干，烦躁，阳明内结，谵语，烦乱，更饮甘草干姜汤。夜半阳气还，两足当热，胫尚微拘急，重与芍药甘草汤，尔乃胫伸，以承气汤微溏，则止其谵语，故知病可愈。（32）

这一条是对前一条的解释。

对于阳旦汤，古代有三种说法，有认为阳旦汤是桂枝汤别名者（林亿《金匮要略方论》），有认为是桂枝汤加黄芩者（王焘《外台秘要》），有认为是桂枝汤加附子者（陈修园《金匮浅注》）。近代《辅行诀》问世后，更是出现了小阳旦汤、大阳旦汤、小阴旦汤、大阴旦汤等名目，其中小阳旦汤与桂枝汤主治、药味、剂量均相同。

证象阳旦，指的就是前条中的"伤寒脉浮，自汗出，小便数，心烦，微恶寒，脚挛急。"脉浮，自汗出，微恶寒就是证象阳旦的部分。后面说"反与桂枝汤，欲攻其表"透露了如下情况：①这里的阳旦汤就是桂枝汤，也就是《辅行诀》中的小阳旦汤；②用桂枝汤是错误的，所以说此误也；③透露了本证用桂枝汤是错误的，攻表也是错误的。

"按法治之而增剧，厥逆，咽中干，两胫拘急而谵语。"是因为前面说证像桂枝汤证，用桂枝汤治疗，结果病情加重了。出现了厥逆，咽中干，两胫拘急而谵语，因原来有胃中燥热，仅仅是心烦，用桂枝汤后，津液向上向外，胃中津液更少而形成燥屎，从而出现了咽中干，两胫拘急而谵语，下肢津液亏少，故下肢厥逆，拘挛。

"师曰：言夜半手足当温，两脚当伸。后如师言。"一方面，夜半阳气内入，津液还归胃中，胃气得流行四肢，故手足当温，两脚当伸。当然此种情况的出现也与正确的治疗分不开的。

"何以知此？答曰：寸口脉浮而大，浮为风，大为虚，风则生微热，虚则两胫挛，病形象桂枝，因加附子参其间，增桂令汗出，附子温经，亡阳故也。"何以知此是问为什么能准确地预测夜半会手足温、两脚伸？张仲景的回答是根据脉证结合分析所得出来的结果。寸口脉浮而大，桂枝汤证脉是浮缓。浮大，体现了内部津液亏虚是由于虚阳外越。故浮为风，是说病因依旧是外感；但大为虚，内部津液不足，阳气不能内敛，表里无法形成循环；风则生微热就是强调浮脉主表，故翕翕发热；虚则两胫挛是强调内部津液亏虚，下肢得不到津液濡润，肌筋膜痉挛的表现。因为有类似桂枝汤的表现如脉浮、恶寒、自汗，故使用了桂枝汤，但又觉得病人有可能是表阴证，就用了桂枝加附子汤（附子温经，亡阳故也），并增加桂枝的剂量希望能汗出而愈。

"厥逆，咽中干，烦躁（吐逆），阳明内结，谵语烦乱，更饮甘草干姜汤。"这里要注意，甘草干姜汤并不治疗阳明内结，治疗阳明内结的是后面的承气汤微溏。甘草干姜汤解决的是厥逆、烦躁吐逆，主要是用甘草缓急、增加血容量、缓解刺激症状，加干姜可以促进脾胃功能，增加津液吸收。这只能为后面的承气汤微溏治疗阳明内结创造条件，因为太虚寒时攻实有风险。

"夜半阳气还，两足当热，胫尚微拘急。"如前解释，是夜间阳气内入，津液随之入于胃中而流行四肢所致。胫尚微拘急表明脚挛急已经好了许多，但尚未全好。此时重与芍药甘草汤松弛肌筋膜及平滑肌，改善下焦血液循环，下肢的微拘急就好了，才出现尔乃胫伸。

"以承气汤微溏，则止其谵语，故知病可愈。"是指在用甘草干姜汤、芍药甘草汤恢复阳气、津液的基础上，胃气充足，实热证显露，才可用承气汤攻之，以治疗谵语。

本条次序杂乱，有可能不是张仲景原文，或者虽是原文，但顺序已有错乱，好多注家往往不直接注释前条而忽略此条，有一定道理。

（二）辨太阳病脉证并治中

太阳病，项背强几几，无汗，恶风，葛根汤主之。（32）

太阳病本身可以有头项强痛的症状，项背强几几一方面是指项强的范围扩张到了背部，另一方面，是项强的程度表现为强几几。对于强几几的解释，历代说法颇多，一般依据陈无己的说法"几，引颈貌。几者，短羽之鸟也，短羽之鸟不能飞腾，欲动之时则唯先伸其颈，项背强者，欲动之时亦如之。""几"音"jǐ"。此外，"几"也有主张读"shū"者。

但也有人根据河南方言，认为应该读成"qiáng jǐ jǐ"，意思类似"强里吧唧"，只是强调"强"的程度，无实意。

中国人的咬文嚼字完了，我们看看日本人的研究。汤本求真《皇汉医学》认为项背强几几的具体表现乃自腰部沿脊柱两侧向后头结节处上走之肌肉群强直性痉挛之意，故病者若自云肩凝或腰背挛痛，可照余说问诊。尚有疑义时，则于右肌肉群，以指头沿其横径强力按压，而触知有凝结挛急，同时病者诉疼痛，则断为项背强几几，百不一失矣。然不拘此证之存否，有不自觉此证者，有虽自觉而触诊上难以确知者亦不少。此则非期问、触诊之周密，与参照外证及脉证而决之不可。可供操作上的具体参考。

总之，头项强一旦连接到背部，则转侧时必然头部和身体呈整体转动，这也是项背强的判断标准之一。

无汗，恶风加上项背强，貌似太阳病麻黄汤证，但没有强调麻黄汤证的恶寒而说恶风，则说明表部组织间液并不像麻黄汤证那样充盈并形成高张力，相反有桂枝汤津液不足之证，不足以濡润肌筋膜使其舒张，这才形成了项背强。无汗一方面确实有表实的因素，但同时也与组织液减少、汗源不足有关。在用药上，葛根汤为桂枝汤加麻黄、葛根而成。桂枝汤增加体表津液和血液循环，葛根能携带津液进入足太阳经脉以濡润，从而解决项背强的问题。麻黄通阳，一方面有利于津液穿透进入干枯挛缩的筋膜组织，另一方面可以开表，解决无汗的问题。

本方有人概以代替麻黄汤，认为加上葛根更有利于疏解膀胱经经气。但病机和脉证上还是有差别。一方面，麻黄汤为表实证，体表组织间液和循环血量是增加的，但汗腺是关闭的，所以脉是浮紧的，治疗上不存在增加体表津液的问题。而另一方面，葛根汤存在体表津液的不足，脉虽也可紧，但存在津液上的不足，故用葛根引胃中津液入太阳经。因此，内伤杂病中的项背强，如肩周炎、颈椎病、背部肌肉劳损等，多见葛根汤证，但内伤杂病中的葛根汤证，又多有阳气的不足，需考虑是否要加入附子、防风、白术之类。内伤杂病中的麻黄汤证，若出现阳气不足时，脉沉细而紧，将麻黄汤改为麻黄附子细辛汤方可。

太阳与阳明合病者，必自下利，葛根汤主之。(33)

两经或三经同时受邪，起病即同时出现各经主证的，称为合病。合病多见于三阳经，阴经与阳经亦可见合病。并病则指伤寒一经证候未解，而另一经证候已见。

太阳与阳明合病，是指太阳和阳明同时受病。太阳病根据提纲证脉浮，头项强痛而恶寒，提示表部功能失常。阳明病提纲阳明之为病，胃家实是也，胃家是指里部，包括整个机体细胞层面及消化吸收系统的功能状态。实则阳明，虚则太阴，整个细胞层面功能亢进者为阳明气分证，肠胃有实热积滞者为阳明腑实证。头项强痛而恶寒的同时伴有阳明气分证或阳明腑实证者，即为太阳与阳明合病。

太阳与阳明合病者，必自下利这句话应该调整一下顺序，应为太阳与阳明合病，必自下利者，因为太阳与阳明合病，并不是一定会下利，如后条的太阳与阳明合病，不下利，但呕者，即说明太阳与阳明合病，下利只是一种情况，而不是唯一。临床上更多见的是表里俱实的情况，既有表证未解，又有阳明气分证或阳明腑实证。时方防风通圣散、双解散即是针对既有太阳表证又有阳明腑实证的情况，而经方越婢汤、大青龙汤则是针对既有太阳表证又有阳明气分证的情况。这些事实都表明，太阳与阳明合病，自下利只是其中的情况之一，而不是必然会发生的情况。

为什么太阳阳明合病会发生自下利？太阳病发生时，机体会将组织液和循环血量集中于体表，而组织液和循环血量的来源则是脾胃中焦的运化。脾胃功能，即胃阳，是维持这种向外向上的体液分布的源动力。若太阳、阳明同时病，无法提供这种向外向上布散体液的源动力时，就会出现表部津液不足而里部（胃肠）津液下行的状态，此时就会有表不解且伴有下利的情况。面对这种情况，单纯用桂枝汤解表就有可能无法逆转这种体液分布的趋势，这时就要用到葛根汤了。葛根最主要的作用就是能把津液从消化道向上向外运转到太阳经的部位，尤其是足太阳膀胱经分布的项背部。表部津液充足后，再用麻黄通过汗腺将津液透发出体外，就可扭转这种体液分布的偏态，在实现解表的同时，不止利而利自止。叶天士说葛根竭胃汁，并不是因为葛根很温燥，会把胃中的津液烧干，而是说葛根有很强的从胃中转输津液到表部的作用。葛根是甘寒的，既不温也不燥，临床上用于治疗消渴（2 型糖尿病）还有很好的生津止渴的作用。在不需要把胃中津液转输出体表时应用葛根，才有竭胃汁的副作用，如已经有阳明腑实证的时候，胃中津液告急，而表部又不缺津液，此时再用葛根升津液，当然就会竭胃汁了。

葛根汤治疗太阳阳明合病的自利，特征是表部解，里热未实，属于后世医家所说的逆流挽舟法。若表证渐解，虽下利而里热已盛，则需要用葛根芩连汤，方为稳妥。事实上，对于最常见的湿热利，葛根芩连汤使用的机会往往更多，疗效也非常可靠。

太阳与阳明合病，不下利，但呕者，葛根加半夏汤主之。（34）

本条太阳与阳明合病的机理与前条相同，不下利，而是呕，这也说明前条的必自下利不能机械理解。但无论是下利还是呕，总是津液从肠胃转输到体表的功能有了障碍，因此还是要用葛根汤。但本条津液不是下行，而是虽有向上向外转输的趋势，但通路不畅，就只能从食管上涌而出，即为呕。此证单用葛根汤打通从肠胃到体表的水液通路也可能有效，但加上半夏后，其降逆止呕的作用会把胃中向上涌动的水液降下去，再通过葛根汤转输到体表，就更切合病机，疗效也就更加理想。

太阳病，桂枝证，医反下之，利遂不止，脉促者，表未解也。喘而汗出者，葛根黄连黄芩汤主之。（35）

太阳病，桂枝证，医反下之的条文很多，产生的后果也各不相同。如太阳病下之后，脉促胸满者，桂枝去芍药汤主之这一条，是在桂枝汤证的基础上产生了一些变化，但胃中津液向上向外的根本趋势还在，所以只是在桂枝汤的基础上做些加减而已。而本条出现了利遂不止，明显是津液的运行趋势已经向下了。但脉促，说明表证还有，还在吸引津液向体表转输，不过是下利比较严重，有心无力了，这就是脉促者，表未解也这句话的含义。既然还有把津液转输出体表治疗表证的机会，那么还是应该抓住这一机会。喘而汗出说明有内热熏蒸，加上气机上逆，故有此证。方用葛根芩连汤，葛根转输津液出体表，黄芩、黄连清肠胃之热，甘草缓急，能缓和喘促与胃肠过快的蠕动引起的腹痛，同时其水钠潴留作用可补充因下利和汗出引起的脱水。此外，其缓急的作用还能缓和黄芩、黄连等寒凉药对肠胃的刺激，这些都属于其甘缓的作用。

在这里，我们要说明一下，津液和阳气的关系及其基本特点"趋病性"与"祛病性"。

津液和阳气的关系：正常情况下，人体的阳气和津液是不可分的。津液在不同的部位就会有不同的名字，在胃中叫水谷，在组织间叫津液，在血中叫营气，提炼出精华藏于五脏叫精，在骨髓、脑中叫髓，从眼中出叫泪，从鼻中出叫涕，从口中出叫唾液，从汗腺分泌叫汗等。但无论哪一种形态，均是以水为主，同时还有其他生命活性物质，发挥不同的作用。津液在体内流动，细胞内液可与组织间液交换，组织间液又通过毛细血管与血液进行交换，血液中的津液又可通过汗、尿、肺的蒸发排出体外，完成与外界的交换。体内的津液含有大量活性物质，发挥对机体营养物质的转输、代谢产物的排出、调控机体的功能状态等作用，是具有流动性的体液，能沟通全身，调控各脏器的功能，与相应的脏器功能共同构成阳气的概念，行使着阳气的功能。

对于阳气的理解，我们要注意以下几点：①不要把阳气单纯理解为器官的功能。阳气确实包含了机体各组织器官的功能，但单纯把阳气理解为器官的功能，会让我们忽视阳气的流动性和调控性。因为阳气在体内是可以转输和流动的，否则就无法理解气的运行。同时，阳气的调控功能，可以实现不同器官、组织、细胞间的远端调控，而把阳气理解为器官的功能就会对理解阳气的流动性和调控性产生偏差。②不要把阳气理解为无形的物质。阳气无形是大多数传统医家的理解，但阳气的调控作用经常是通过流动于组织间的体液实现的。若认为阳气无形，则是把这些体液和脏腑排除于外，颇不切实际。若是把阳气理解为无形但能随意念操控的气态物质，则或许对某些"高级气功师"可能实现，作为一个广泛使用的中医概念，则不太现实。

综上，阳气概念应当是广泛运行于机体各组织、细胞间的包含各种生命活性物质的体液，及其对相应靶器官的调控功能，津液与阳气为一体两面，密不可分。

阳气的趋病性与祛病性：阳气以体液为载体，在病理状态下，具有趋病性。阳气的趋病性是指活性体液有自动向病灶聚集的特性，而阳气趋病的目的是发挥其修复病变部位的作用，即祛病性。太阳病时阳气趋于体表，正是由于其趋病性；少阳病时阳气聚集于胸胁，是由于其趋病性；阳明病的胃家实，也是由于阳气的趋病性。理解了阳气的趋病性，就能很容易地理解多种疾病的发病机理。而各种治疗理念的确立，无不是借助阳气的趋病性，发挥阳气的祛病性。如桂枝汤调集体液于表部，麻黄汤开腠理发汗，均是利用和发挥阳气的祛病性而产生治疗作用的，这是经方治疗疾病的普遍原则，放之四海而皆准。

水毒：痰、饮、水、湿、瘀血均为津液所化，为津液的病理状态，主要成分也是水。但其中生命活性物质发生了变化，含有机体代谢废物及毒性物质，失去了阳气的趋病性及祛病性，反而具备了致病性，成为阳气趋病性及祛病性的作用靶点，可概称为水毒。

太阳病，头痛发热，身疼，腰痛，骨节疼痛，恶风，无汗而喘者，麻黄汤主之。（36）

本条描述的是典型的太阳表实证，即传统上所说的"麻黄八证"。发热恶风，与发热恶寒接近，事实上，典型的麻黄汤证一般有非常明显的恶寒，恶寒的同时，很难说不恶风。头痛，身疼，腰痛，骨节疼痛，总的而言就是全身疼痛，是由于阳气趋于体表，肌筋膜张力增高，加上炎症因子刺激，以及肌纤维紧张甚至寒战所致。麻黄汤证是表实证，故无汗，使用麻黄汤也主要是通过发汗取效，汗出则热退。喘是因为阳气从体表而出的通路阻塞，而阳气的趋病性又导致其向上运行的力量很强，故只能上冲导致肺气不降而喘。

麻黄汤，用麻黄打开汗腺，使阳气从皮毛而泄，同时发挥其祛病性。阳气上逆于肺，用杏仁降肺气之逆，则阳气还从体表化汗而出，同时喘平。桂枝可宣阳气于血脉，由麻黄顺接其力以发汗。甘草缓急，一助汗源，一缓喘促，一缓肌肉之急痛。总之，凡急迫之症状，甘草均能缓之。

太阳与阳明合病，喘而胸满者，不可下，宜麻黄汤。（37）

这一条太阳与阳明合病，但没有提到下利，说明太阳与阳明合病，下利不是必然现象。本条是采用了另外一种特殊的行文模式，即用太阳与阳明合病代表了具体的临床表现，喘而胸满则是二经合病的典型表现之外，另外出现的有特殊意义的症状。后文提到的"不可下"，则说明了本条的太阳与阳明合病，合的是阳明腑证，而非经证，因阳明经证即阳明气分证，当用清法而不是下法。同时"不可下"也间接证实了本条对太阳与阳明病的具体主证采取了省略的手法。

有太阳表证伴阳明腑实证时，治疗的一般原则是先表后里。但若腑实证危重紧急，则是需要先攻其里的特殊情况。《内经》云："先病而后中满者，治其标；先中满而后烦心者，治其本。"先发者为本，后发者为标，先病引起中满者，应当治其后发的中满标证；先中满而后烦心者，应当治疗其中满的本证。言下之意就是只要中满，均需先治。《内经》又提到："小大不利，治其标；小大利，治其本。"意思是说，大小便不利，无论原发病是什么，均需先解决大小便的问题。等大小便通了，再解决原发病。看来，根据《内经》的理论，存在中满和腑气不通时应当先治；而《伤寒论》中面对表里同病，腑气不通时，大多数情况下是主张先表后里的，如表解乃可攻里。二者存在矛盾吗？表面上矛盾，实质上不矛盾。《伤寒论》上说的表里同病，里实证尚未紧急到立刻危及生命的程度，所以主张先表后里。《内经》说的中满和小大不利，则是指当时就可能危及生命的情况。《伤寒论》中的阳明三急下证和少阴三急下证，就属于这种不及时治疗就会危及生命的情况。此时，也是主张必须先通腑气的。

本条太阳与阳明合病，喘而胸满，并不是指那种里气阻塞、逼迫心肺的喘而胸满，若如此，则必须先救里。这里指的是虽然不大便，但里证不甚。喘而胸满这种阳气上逆的状态不是由胃家实气机上逆导致的，而是由于阳气的趋病性，上出救表导致的，与桂枝汤下之后，其气上冲的原理相同。此时，当用麻黄汤解表，表部阳气透达，则上逆之气平息。阳气周流，津液得下，则腑气随之而通。若不通，再稍用下法通腑气。

所以我们要明白，太阳与阳明腑实证合病，存在里证为主和表证为主两种情况。里证为主引起的喘而胸满，是因为腑气不通阳气不降而上逆所致，当以救里为急。表证为主引起的喘而胸满，是因为虽有里证而不甚，气机上逆是因为阳气的趋病性要外出救表所致，此时当先解表，表解气自降。

这两种情况我们临床中都能遇到。

需要先解表的情况，如慢阻肺的病人，复感外邪，胸满而喘，同时存在数日未大便的情况，就应当先解表，用小青龙汤或小青龙加石膏汤之类。表解，腑气不通再通便。或者哮证病人，因外感而诱发，发则哮而兼喘，胸满，加之数日不大便者，也当先解表，如射干麻黄汤之类。表解再攻里，清除宿食，有利于提高疗效。

需要先攻里的情况，如尿毒症病人感受外邪，或外感引起的急性肾衰竭，有表证的同时大小便不通，由于尿毒症毒素迅速升高而引起心衰，肺部感染，出现喘而胸满，此时，当以通里泄浊为急。应先通里，解除紧急情况，再根据情况随证治之。

太阳病，十日已去，脉浮细而嗜卧者，外已解也。设胸满胁痛者，与小柴胡汤；脉但浮者，与麻黄汤。（38）

太阳病，十日已去，是"过经"的阶段，也就是自然病程基本结束，要进入恢复期了。太阳病初起时阳气大量趋于体表，组织液、血容量增加，脉是浮紧的。随着自然病程的结束，趋于体表的阳气充分发挥了其祛病性，表部病症缓解，聚集于体表的体液就会渐渐被吸收。这时候，脉就会变成浮细，紧变细，是表部体液分布减少，筋膜张力下降的表现。嗜卧，则是自然病程结束后，人体自然的修复状态，所以说外已解。

"设胸满胁痛者，与小柴胡汤。"这一条说的是太阳传少阳，出现了小柴胡汤证，胸胁是少阳病的主要病位。太阳病时，阳气和体液聚集于体表抗邪，故出现的是头项强痛的表证。正邪交争过程中，若脾胃阳气不足，向上向外布散阳气的力量不足，阳气抗病的阵线就会回缩。胸胁部含有人体最大的网膜系统，包括胸廓内的胸腔和腹部的大小网膜，即传统上所说的板油。网膜系统是人体内典型、独立、最大的半表半里系统，也是人体阳气抗病的第二条战线，正邪交争从表部回缩，就可进入这第二条战线中。

阳气回缩到网膜系统后，组织液在此部位聚集，筋膜网张力增高，就会出现胸胁苦满的典型表现。紧张的筋膜网传导到脉管系统，就会出现弦脉。弦以候其形，紧以候其力，少阳病阳气较太阳为弱，即筋膜系统张力稍小于太阳，故脉的力度小于太阳病的紧脉，但仍有筋膜紧张，故为弦脉。

胸胁苦满是小柴胡汤使用的主证，也是柴胡使用的主证。若运用腹诊法诊断胸胁苦满时，患者需要仰卧，不必屈膝，以手指按压患者肋间隙及肋弓下，或以手掌压迫两胁，患者若出现抗拒、皱眉、呼痛等表现，则可认为存在胸胁苦满。胸满且出现了胁痛，则标志了对肌筋膜刺激的进一步加重，但性质上是一样的。其他疾病如胆囊炎、胆结石、肋间神经痛、胸膜炎等，出现胸满胁痛的腹证及弦脉时，也可使用柴胡类方剂。

方中主药柴胡，据吉益南涯氏《气血水药证》，柴胡主治之证，不外乎水外袭之候及血气逆之候。水外袭即阳气、津液收缩战线，从表往半表半里网膜部位内缩的趋势；血气逆即脾胃阳气、津液在趋病性的作用下，向外向上，在半表半里网膜部位发挥趋病抗邪作用的趋势。病位病势若此，即为柴胡之主证，表现以胸胁苦满为主。

方中黄芩，据吉益东洞《药征》说到："治心下痞也，旁治胸胁满、呕吐、下利也。"旁治之证，必须以心下痞的主证存在为前提。但《药征》的特点是强调主证但不言其治疗的机理。在其子吉益南涯氏的《气血水药证》中提到："气独郁滞者也，黄连者不得畅于上也，故烦，剧则为吐，旁及痞；黄芩者气不得畅于下者也，故为痞，剧则为下利……心中者上也，黄连主之；心下者下也，黄芩主之……泻心汤之类，干姜黄连黄芩人参汤诸方，芩连混用，故其分难别。黄连阿胶汤、黄连汤，方中无黄芩，而有烦吐之证，是黄连之主也；黄芩汤、六物黄芩汤、柴胡汤之类，方中无黄连，而有痞、下利之症，是黄芩之主也。"吉益东洞认为黄芩主治心下痞，因为无机理分析，只能算是一种宝贵的经验。但吉益南涯氏的分析，可以帮助我们有效地梳理黄芩在经方中的用途。

首先，作者说黄芩、黄连主治均为气独郁滞，但对气独郁滞的理解，不能按我们传统中药学的理论来进行。传统中医基础理论对气的定义是"为不断运行着的活力很强的精微物质"。气郁、气滞就是气机运行的阻滞导致经络或脏腑功能障碍，出现局部憋胀疼痛为主的表现。肝气郁滞多表现为肝经循行部位的憋胀疼痛，而脾气的郁滞则多表现为胃肠功能障碍及腹部的胀满不舒，也就是说肝气郁滞主要表现在经络，脾气郁滞主要表现在脏腑。但传统中药学中，治疗气郁、气滞的药物多为辛香类药物，大多数含有挥发油，如青皮、陈皮、木香、乌药等，起效的原理多以调整自主神经紧张度为主，通过调节交感与副交感神经兴奋的平衡，达到缓解脏腑经络功能障碍，治疗局部胀满疼痛的目的。黄芩味苦性寒，无辛香之味，主要成分是黄芩苷，而非挥发油，几乎中国历代任何一本中药学书籍中，都未将其列入理气药，而是无一例外地列入清热燥湿药，那么，吉益南涯氏认为黄芩主治气独郁滞该如何理解？

这还是要从对阳气的定义说起。我们在前文中给阳气下了一个独特的定义：阳气是广泛运行于机体各组织、细胞间的包含各种生命活性物质的体液及其对相应靶器官的调控功能，津液与阳气为一体两面，密不可分。这一定义，明确了阳气的物质形态是广泛运行于机体各组织、细胞间的包含各种生命活性物质的体液，这种包含各种生命活性物质的体液必须在机体纤维系统中流畅的运行。阳气的趋病性使它总是会在正邪交争的部位聚集，阳气若聚集于半表半里的网膜局部，其液态特性则决定了局部张力增高，轻则会导致痞满，重则影响胃肠津液的吸收而导致下利。所以，吉益南涯才说，黄芩主气独郁滞，针对的病位是心下，轻则痞满，重则下利。而黄连针对的病位是心上。而少阳病阳气聚集的部位是两胁板油，故多用黄芩，病性浓集于心中，其活性物质浓度增高刺激心脏以致功能亢进，胸中胀满，故烦，剧则心上之阳气浓集蔓延下及胃口，则为吐、为痞。故心下痞者、吐者、衄者常黄芩、黄连并用，如泻心汤之类。

但痞证种类颇多，本处论述者，主要指阳气浓集胸腹的热痞，其他痞证，后文涉及相应方证时详述之。

经方中的人参，目前常用党参，因《神农本草经》中载："人参，出上党。"但事实上，党参为桔梗科植物党参的干燥根，主要成分是多糖、党参炔苷，其中党参炔苷为其专属性成分，据报道，不同产地党参其多糖含量在 $90.2 \sim 362.6$ mg/g，党参炔苷在 $0.187 \sim 1.174$ mg/g。人参则为五加科人参属植物人参的根，其主要成分是人参皂苷，根据国家标准，要求人参总皂苷含量大于 2.5%。可见，二者成分存在本质上的不同，党参的作用主要是补益作用及对消化系统的修复作用（抗溃疡）。人参中的人参皂苷则有明显地兴奋中枢神经、心血管系统作用，增强对有害物质的抵抗能力，促进性腺、刺激造血及抗肿瘤等作用，是名副其实的补益强壮药物。

其实，古书中的人参出上党，并不是指现代所用的桔梗科的党参，而是人参的一种，史称上党人参。关于上党人参的文献记载，最早见于春秋晚期的《范子计然》，书载"人参出上党，状类人者善"。很显然，只有五加科的人参，才有可能"状类人者"，党参是绝不可能状类人的。在唐代以前，人参按产地不同分为三种：上党人参、辽参和高丽参。辽参即东北产人参，高丽参为人参产于朝鲜者。历代本草一致认为上党所产人参品质最佳。日本人吉益东洞《药征》记曰："在古代，上党产之人参为上品，朝鲜次于上党。"相传在宋代有检验上党人参真伪之法："但使二人同走，一与人参含之，一不与，度走三五里许，其不含者必大喘，含者气息自如，其人参乃真也。"（这一方法在郝万山讲《伤寒论》时曾引述）上党人参当时在人们心目中的地位由此可见。至清，据《潞安府志》载："人参出壶关紫团山，旧有参园，今已垦而田矣，而索犹未已，遍剔岩薮，根株鲜获。"一派凄凉衰败的景象。至此，中药的王者，有两千多年文字记载的上党人参终于绝迹了。今用以代替经方人参之党参，以其故乡在上党盆地而得名。上党人参灭绝后，人们用党参代用，因而党参药用历史不长。党参之名首载于吴仪洛所著的《本草丛新》。该书刊行于乾隆二十二年（1757年）。乾隆三十五年（1770年）编修《潞安府志》，在物产卷部分列到党参时，特别注明"古有人参……今所出惟党参"，并说"党参甘平，补中益气，止渴生津"。可见，今之上党党参，非古之上党人参。但虽然如此，由于长期以来，经方家使用党参代替人参积累了大量经验，党参虽非人参，但确实也有一定的补益作用，故临床中到底用人参还是党参，还是要根据实际虚损的程度和个人的用药经验而定。

据吉益东洞《药征》记载："人参出上党者，古为上品，朝鲜次之。今也，上党不出，而朝鲜亦少也。其有自朝鲜来者，味甘，非其真性。故试诸仲景所谓心下痞硬，而无效也，不可用矣……由是观之，本邦古昔所用者，其味苦也亦明矣。今试取朝鲜之苗，而树艺诸本邦者，其味亦苦也。然则其苦也者，是人参之正味。而桐君雷公之所同试也，乃今余取产于本邦诸国者用之，大有效于心下痞硬。其产于本邦诸国者，五叶三，其于形状也，亦与所产于朝鲜同矣。"其大意是人参古出上党、朝鲜，现在上党人参绝种，朝鲜进口到日本的也只甘不苦，用治心下痞硬无效。而从朝鲜移植到日本的，植物形态与朝鲜同，但有苦味，用治心下痞硬有效。据此分析，朝鲜产人参之所以只甘不苦，应该是炮制过程导致的，现在人参炮制中多在白糖水中浸泡，则甘味增而苦味消。看来，经方中若用朝鲜（东北）人参，应当用直接晒干而未加辅料炮制者，饮片中的生晒参较为符合这一要求，而未浸糖水的生晒参较少，希望将来能加大生产。

人参，中医对其功效的传统认识是大补元气，如《药性歌括四百味》中载："人参味甘，大补元气，止渴生津，调营养卫。"《神农本草经》中则载其能"补五脏，安精神，定魂魄，止惊悸，除邪气，名目，开心益智，久服轻身延年"，可见人参也是作为大补的药物使用的。但根据《药征》记载，人参主治心下痞坚、痞硬、支结也。旁治不食呕吐、喜唾、心痛、腹痛、烦悸。其特点是心下痞，按之硬（痞坚）但不痛，黄连、黄芩也治心下痞，但按之软，也可按之痛（小结胸）。胡希恕在《胡希恕伤寒论讲座》中讲到第 63 条时说："这里的人参也不是万能的药，它就是健胃，健胃也有证候，是什么证候呢？就是心下痞硬。《外台》说得明白，这是人参的一个主要的证候，它治胃虚，胃虚到什么程度？我们讲泻心汤的时候就有了，胃虚的邪气，客热邪气，都往胃这块来，客气动膈，膈就指心下这块，这样胃就硬了，无论是水饮或者是邪热之气，都跑到胃了，这就合乎《内经》上说的'邪之所凑，其气必虚'，哪块虚，邪就往哪块去，用下法或者发汗，虚其胃，那么邪气就往胃这块跑，于是胃、脾感觉上下不通，而且拿手按着也硬，所以心下痞硬不可下，下之则死，在阳明篇就有了。那么我们用人参要注意这一点，人参不是万能的，当然人参与附子都能够促进机能的恢复，拿现在话说就是代谢机能沉衰了，但是用处各有不同，真正现虚寒的这种证候，非用干姜、附子不可。人参这味药苦、甘，偏微寒，所以在阴证里可以用，在阳证里也可以用。真正虚寒，寒得厉害，真正纯阴证，人参不能用，如复脉汤、通脉四逆汤、四逆汤都不用人参。用它的时候，有一个特殊的证候，就是心下痞硬，患者说心下痞，按着这块挺硬，食欲不振，有一种胃虚的感觉，这时候就要用人参。要是没有这个证候，用着是有害无益，用什么药都这样。"从胡希恕的经验看，也是赞成人参使用的主证为心下痞硬，有这个主证才能用，但胡老也同时承认人参补虚，认为是胃虚导致的心下痞硬才可以用，而不是泛泛地用人参补虚。

吉益南涯《观证辨》心下痞与心下痞硬、心下硬、心下坚分列两条，对心下痞的病机，解释为痞者，气不行也，对应的方剂是泻心汤，病机是水血无变，气独滞于心下，不通畅于上下者也，故虽痞，按之濡，黄连、黄芩主之，主要变化是阳气的浓集导致的张力增高。小半夏加茯苓汤，是留饮导致的阳气浓集，故心下痞。对心下痞硬、心下硬、心下坚的病机，解释为水气下降，而血凝之证也，即病理性水液（水饮、水毒）聚于心下，压迫肠胃血管，导致血液运行淤滞，造成脾胃功能虚弱，水虚互搏，从而心下痞硬。此说与胡希恕的观点互相印证，则可掌握人参的使用指征。

在小柴胡汤证中，正邪交争的阵线之所以收缩到胁下板油部位，根本原因是中焦阳气的动力不足，即《伤寒论》原文中所称血弱气尽，胃中阳气与血液运行皆因虚而滞，从而造成阳气向外布散的动力不足。桂枝汤、葛根汤、大青龙汤中增加阳气向外布散动力的配伍都是生姜、甘草、大枣，但这三种药的组合主要以布散阳气（组织间液）为主，腹诊无心下痞硬，仅可见腹肌轻度紧张（桂枝汤腹证）。而小柴胡汤出现了胁下痞硬或心下痞硬，提示血分的循环也有了问题，故需要用专治心下痞硬兼补虚的人参。

但需注意，少阳和厥阴也是病位相同，病性不同的一对疾病，二者症状表现可能很相近，但虚实阴阳截然不用，治疗方向也有很大差异，需要注意。

脉但浮者，是略写，应当具备麻黄汤的根本病机，有表部阳气浓集的基本特征才可用。单纯的一个浮脉，无论如何不足以确定用麻黄汤。

太阳中风，脉浮紧，发热恶寒，身疼痛，不汗出而烦躁者，大青龙汤主之。若脉微弱，汗出恶风者，不可服之，服之则厥逆，筋惕肉瞤，此为逆也。大青龙汤主之。（39）

"太阳中风，脉浮紧，发热恶寒，身疼痛，不汗出而烦躁者，大青龙汤主之。"本条属于表里同病，阳气浓集于体表，汗腺关闭，有典型的麻黄汤证的表现。但麻黄汤证强调喘，而本条大青龙汤证强调不汗出而烦躁，不汗出和烦躁中间用而表明二者是因果关系，即不汗出是烦躁的原因。之所以出现本证，是因为患者胃阳强盛，向外、向上布散阳气、津液的力量强大，大量阳气伏于表部，表闭甚不能透表而出，反而压迫阳气内充于血管，血热扰心故烦躁。

大青龙汤从药物组成上看，是麻黄汤（麻黄、桂枝、杏仁、甘草）和越婢汤（麻黄、石膏、生姜、甘草、大枣）的合方。但在药物剂量上，则有很大的改变。大青龙汤麻黄六两，而麻黄汤麻黄为三两，越婢汤麻黄为六两；大青龙汤桂枝二两，与麻黄汤中桂枝用量相同；大青龙汤杏仁四十个，而麻黄汤为七十个；大青龙汤中石膏如鸡子大，越婢汤中石膏半斤；大青龙汤生姜三两，与越婢汤生姜用量相同；大青龙汤甘草二两，与越婢汤甘草用量相同；大青龙汤大枣十二枚，越婢汤大枣十五枚。

通过比较，大青龙汤麻黄用量大于麻黄汤，与越婢汤相同。可见，不同于麻黄汤单纯解表，大青龙汤和越婢汤一样，要与石膏配伍发越水气（阳气），解决不汗出导致的烦躁。因本证在表的阳气（水液）过重，已经逆向侵入血分引起烦躁了。减麻黄汤中的杏仁 70 个为 40 个，说明本证阳气（津液）之郁主要在体表，而不是上逆于肺为喘，故少用杏仁。石膏鸡子大与半斤单位不同不可比，姑且认为剂量相同，都是配麻黄发越水气用。生姜、甘草在大青龙汤中与越婢汤用量相同，说明二者都是增强胃气助麻黄、石膏发越水气。大枣在大青龙汤中为十二枚，小于越婢汤十五枚，说明越婢汤水液的凝结比大青龙汤严重，因越婢汤是治疗风水之用。

需要强调的是这里分析大青龙汤的剂量比例，只是辅助分析方意，并不是意味着要求使用时必须原方原量。知道了原理，临床中方可更好地结合病情决定恰当的剂量，决不可胶柱鼓瑟。

"若脉微弱，汗出恶风者，不可服之，服之则厥逆，筋惕肉瞤，此为逆也。"若单纯的脉微弱，汗出恶风的疾病，有常识的医生都不会用大青龙汤，这是类似桂枝汤证的表阴证，应当用桂枝加附子汤或直接用四逆辈先救其里。若还有前证的发热恶寒、身疼痛、烦躁、脉微弱、汗出恶风者，使用大青龙汤解表治疗身疼痛，石膏清热治疗烦躁。但脉微弱，汗出恶风，属于阴证，绝非表部阳气浓集而玄府不开，故不可用大青龙汤。若误服大青龙汤，大汗之后，表阳极虚，循环衰竭，故四肢逆冷（厥逆），肌筋膜失养，属于误治，故为逆。

　　其实更可能的是另一种情况。一开始是大青龙汤证，服大青龙汤后，一剂而愈，结果看见抓回来的药还有一副，怕浪费就吃了。结果出现脉微弱，汗出恶风。然后张仲景正好路过，赶紧告诉患者说："千万不敢再吃了，以前有个人和你同样的情况，也是再吃了一剂大青龙汤，结果直接休克，四肢湿冷，抽风了，去世了。"这种情况似乎更符合逻辑。故大青龙汤特意注明："一服汗者，停后服。汗多亡阳，遂虚，恶风烦躁，不得眠也。"

　　郝万山教授在伤寒论讲座中记录了一个过服大青龙汤亡阳致死的案例，附于后以证实所言不虚。

　　"我们学校有一位老前辈，在好些年前就跟我说，你是讲《伤寒论》的，在讲《伤寒论》中的大青龙汤证的时候，一定要提醒大家只要出了一次汗，就不要再给他用大青龙汤。他说他年轻的时候在南方行医，他的一个远房亲戚，发烧、身痛、胸闷、烦躁，请他去看病，他觉得这是一个典型的大青龙汤证，就开了一剂大青龙汤，而且特别告诉这位远房亲戚，吃完后出了汗就不要再吃了。这是上午看的病，下午出诊回来以后，路过那个亲戚的家门口，看到那个亲戚坐着藤椅，在房子外面乘凉，便问病情恢复的如何？那个亲戚说你的药真好，出了一大身汗，现在胸也不怎么闷了，心也不那么烦了，好像也不怎么发烧了，你放心吧。他说，那你就不要再吃第二次了，患者说已经把药渣倒掉了。这是正午的事，到了半夜的时候，这个医生听到了急促的敲门声，把他吵醒了。开门一看，是那个病人的妻子，那个病人的妻子非常的惊慌，说你快去看看吧。他说怎么回事啊？病人的妻子说她丈夫到了晚上又有点发烧、心烦，特别可惜把那个药倒掉了，非得让我拿着这个药方到镇上去抓药，我到那个药店抓药，那个药店的人说，你瞧，这不是上午的方子，已经抓了吗，大夫只说一剂，没有他的签字，那我不能给你抓药。那时候，药店是对病人负责，没有医生的签字，就不能再抓药，不像现在，想办法让你多抓。后来她没有办法，托一个亲戚走后门，到另外一个药店抓了一剂药，回去煮上吃，没有想到吃完后大汗淋漓不止，到现在手脚也凉了，眼睛也不睁了，话也不能说了。我们这位年轻的大夫，心里知道大事不好。那个时候大概是 30 年代，输液的技术传入中国没多久，他自己还不会，他自己的一个朋友是学西医的，会输液，半夜赶紧把他叫起来，两人一起带着输液瓶子，到病人家里。到那里一看，脉也摸不到了，然后输液，血管也全瘪了，亡阴脱水，血压下降，流体就没输进去。他们两个也不会静脉血管切开，那个时候也不知道静脉血管切开这个技术，病人就这样死掉了。所以我们这位老前辈就以这个例子告诉我，真正的大青龙汤证，吃了一次，出了汗了，即使病情有所反复，也不要再用大青龙汤。"

伤寒，脉浮缓，身不疼，但重，乍有轻时，无少阴证者，大青龙汤发之。（40）

本条是太阳病兼水毒（水饮）的病证，当属于风水之类。本病表部有水毒，但阳气不虚，有外出抗邪宣散水毒的趋势。水郁阳气于表，阳气不得宣散化热而为本证。此证当无汗，病位在表，故称伤寒。脉浮是因为阳气外趋到表部攻逐水毒，脉缓是因为阳气被水毒所郁，不得透表而壅遏化热。身不疼，但重是因阳气为水邪所困，而非寒邪所困故也，寒主收引，筋膜张力增高故疼痛，湿性重浊，故身不疼，但重。乍有轻时，是说身重时有轻时，因水毒为阴邪、性重浊，阳气为正气，郁极而发，则可暂时压抑水毒，故时有减轻。本条虽阳郁有热，但阳气为水饮之邪所裹，体温可能不会升高，脉缓也似乎表明病情和缓，故很容易与阳虚的少阴证相混。因素患水饮之人，多有阳虚，故必须严格排除少阴阳虚证，才可以用大青龙汤。如前所述，大青龙汤中麻黄与石膏配伍，发越水气是其特长，阳气透则水饮随汗而散，汗出则阳郁之热亦缓。

关于缓脉主热，如《脉理求真》云："如使缓大有力，则为有余，其症必见燥热；缓软无力，则为不足，其症必见虚寒。岂可一见是缓，便指属虚，而不合症为之分别乎。（景岳曰：缓脉有阴有阳，其义有三：凡从容和缓，浮沉得中者，此自平人正脉。若缓而滑大者多实热，如内经所言者是也。缓而迟细者多虚寒，即诸家所言者是也。林之翰曰：缓脉须知主热。如脉长大而软，来去宽纵不前，即张太素所谓如丝在经，不卷其轴之谓，是曰纵缓，主于热也）"桂枝汤脉之缓，是松软而略弱。本证之缓，是缓纵之意，阳气重而津液多，故脉缓大且滑，按之有力。

综合前一条，大青龙汤有两种主要用法，一是表郁合里热俱盛，高热烦躁的表里俱实证，用大青龙汤解表清热，汗出而散；另一种情况是用于阳气不虚的患者发越水气，适合于阳水、风水类的患者。前一种情况，用大青龙汤起效快，但汗出病解后，不可继续服用，否则会导致脱水而休克。后一种情况，由于阳郁里热远不较前者之盛，在表之水气反而较重，只要无少阴证，可持续服用。若担心伤阳，可服用附子理中汤，扶正散邪，又可先安未受邪之地。

伤寒表不解，心下有水气，干呕发热而咳，或渴，或利，或噎，或小便不利，少腹满，或喘者，小青龙汤主之。（41）

伤寒表不解，心下有水气是对本条小青龙汤证的高度概括，平常有痰饮的咳喘病人，如慢性支气管炎、肺气肿、肺心病患者，因外感加重时多见此证。伤寒表不解指太阳病表实证未解。心下有水气即心下（指胃脘部）有水饮之邪，水液在体内以津液的形式存在，是阳气的载体，具有趋病和祛病的作用。病理状态下，阳气转为阴邪，反而阻碍阳气，刺激机体，即为水饮、水毒。水气在心下，胃中阳气欲驱之外出，故干呕，阳气驱水饮上逆于肺而转为痰饮，则咳。表证未解，郁遏阳气，则发热。相对于后面的或然证，此三证较为常见，规定了小青龙汤证的病机为表未解，水饮在心下，胃阳存在欲攻之上出之机。或渴，或利，或噎，或小便不利，少腹满，或喘者为或然证，指并非必然同时出现的证候。或渴是指水饮阻于心下，胃中津液不能上达所致。或利是心下水饮下走于肠。或噎是水饮阻于食管贲门。或小便不利，少腹满是水饮流行，走于全身组织间，阻滞阳气通行，血容量反而减少，肾中尿液生成减少，故小便不利，水留少腹则满。或喘者胃中水气上逆于肺，肺气不降，故喘。

小青龙汤方

麻黄三两（去节），芍药三两，五味子半升，干姜三两，甘草三两，桂枝三两，半夏半升，细辛三两。

小青龙汤中的麻黄、桂枝从血液循环及胸中向外透发阳气以解表，汗出而表解，以甘草助之，则能从中焦获得能量，且能缓急治疗咳、呕、喘。芍药缓急增加静脉血容量，减少组织间水液潴留。干姜振奋脾阳，增加胃肠黏膜吸收功能以化心下之水饮，但已经成型的水饮，需要温散时，就要用到半夏和细辛。半夏降胃气之逆，同时可化肺中之痰、胃中之水，细辛温散寒凝之水毒，无论是有水饮，还是肢体拘挛、风湿痹痛，只要有水毒凝聚，需要温散的就可以用细辛，总之水寒互结，阳气进不去、散不掉时就要用到细辛。五味子收敛上逆之气，其他药物该解表的解表，该化饮的化饮。表解饮化之后，还需要降肺气，同时也需要把肺胃已经化开的水饮通过向下敛降的方式下输膀胱，通调水道。同时水降则气降，五味子也是治疗痰饮咳嗽起到辅助温散作用的要药。

需要说明的是，在仲景学术中，治疗痰饮咳喘，五味子、细辛、半夏、干姜是一组重要的组合。小青龙汤、苓甘五味姜辛夏汤、射干麻黄汤、厚朴麻黄汤均含有这一组合。

伤寒，心下有水气，咳而微喘，发热不渴。服汤已渴者，此寒去欲解也。小青龙汤主之。（42）

"伤寒，心下有水气，咳而微喘，发热不渴。"本句之释义同前条。水饮内停之证，可渴可不渴，不渴为常，系水饮内停所致。渴者为变，为水饮凝结、阻塞津液上行所致。但本来不渴，服小青龙汤后渴的情况，是因为水饮在温散药的作用下开始消散，同时温散药恢复阳气所致。

太阳病，外证未解，脉浮弱者，当以汗解，宜桂枝汤。（43）

太阳病伤寒脉当浮紧，无汗，是表部阳气浓集，血管、肌筋膜张力增高所致，用麻黄汤；太阳病中风脉当浮缓，是表部血管、肌筋膜张力增高不明显，虽有正气外出抗邪而脉象只表现为浮，脉管不紧较为松缓。外证未解，脉浮弱者，当以汗解，宜桂枝汤是说如果脉浮弱，且其他诸证均符合桂枝汤，那当然是用桂枝汤。纵然症状是无汗身疼，貌似是麻黄汤，但脉浮弱说明表部阳气津液是不足的，血管和肌筋膜张力增高是不明显的。此时，仍然适合用桂枝汤从脾胃调集阳气至表的方法来治疗，而不适合直接外泄表部阳气津液，脉浮弱说明表部阳气津液张力并不高，若直接用麻黄汤发汗，第一津液、汗源不足，第二纵然能发汗，也会伤及正气，效果并不好。

从这一条，我们应当得到启发，辨别表证是麻黄汤证还是桂枝汤证，不能机械的根据有汗无汗，恶风还是恶寒，身疼得厉害还是不厉害，而是必须以表部津液是有余还是不足为唯一标准。

太阳病，下之微喘者，表未解故也。桂枝加厚朴杏仁汤主之。（44）

本条太阳病，本不当下，使用了下法后，表部阳气必然会出现向内、向下的转移，此时失去了表部阳气浓集，也就失去了用麻黄汤的机会。这就是为什么句首言太阳病，但未指明是伤寒还是中风，后面就直接用桂枝汤加减的原因。一般而言，纵然一开始是太阳伤寒，已经汗吐下后，表证仍没有解的，大都适合用桂枝汤而不是麻黄汤。但一定要结合前一条，脉浮弱者即表示表部阳气津液是减少的。若虽经汗、吐、下，表部阳气依然浓集，脉仍浮紧，则还是要用麻黄汤。就是说一定要以阳气津液的分布状况为依据，而不能仅依靠症状和病史。

下之微喘者，微喘一方面说明下后阳气没有完全内陷，还有上行外出之机，也说明表邪未解，从而吸引了阳气上行，是阳气趋病性的体现。另一方面说明，在下法的作用下，表部的阳气有一定的内陷，导致了胸中阳气张力的增高。若阳气完全内陷则形成结胸、痞等病证，本证未完全内陷，仅仅是阳气在胸中浓集影响了气机而造成微喘，故用厚朴、杏仁降气宽胸，令阳气复出于表部而抗邪。

太阳病，外证未解，不可下也，下之为逆。欲解外者，宜桂枝汤。（45）

这是对上面几条的总结，太阳病若是表证未解，则不可用下法，若用下法，阳气就会内陷，就会出现各种变证。故说下之为逆。欲解外者，宜桂枝汤是说，误下之后，外证未解时，欲解外宜桂枝汤。并不是说所有太阳病都宜用桂枝汤。

太阳病，先发汗，不解，而复下之，脉浮者不愈；浮为在外，而反下之，故令不愈。今脉浮，故知在外，当须解外则愈，宜桂枝汤。（46）

太阳病，汗法是正治，不解可能是汗不如法。发汗不解，医者以为是有里实证，所以又采用了下法。如果下之前脉是浮的，那么用下法病就不会好。因为脉浮表示病位在表，应该扶助阳气逐邪外出，即解外则愈。若下之，则会让阳气内陷，成为坏病。

通过这一条，我们应当认识到，由于阳气具有趋病性，所以阳气趋向的部位往往也是真正的病位，而脉象是判断阳气趋向的重要指标之一。在治疗时，医者需根据阳气的趋向，顺势而为之。若将阳气向病位相反的方向调离，则容易形成误治，结果也是南辕北辙了。

太阳病，脉浮紧，无汗，发热，身疼痛，八九日不解，表证仍在，此当发其汗。服药已微除，其人发烦，目瞑，剧者必衄，衄乃解。所以然者，阳气重故也，麻黄汤主之。（47）

"太阳病，脉浮紧，无汗，发热，身疼痛，八九日不解，表证仍在，此当发其汗。"本条的一系列脉证，均是典型的太阳伤寒证，即麻黄汤证。典型的麻黄汤证持续到八九日，一般情况下已经到了自愈的时候了。若脉浮细而嗜卧，则说明表证已经轻微，表部阳气浓集也已减少，是要好了。但本条不同，脉仍浮紧，证仍明确，故仍当发其汗。服药后表实证略有所减轻，但病人发烦，目瞑，剧者必衄，衄乃解，此是因为既然病情能持续八九日不解，说明表部的阳气郁结是比较重的，阳气郁结重的情况下，服麻黄汤后邪气若不能经汗尽解，阳气受到向外的鼓动，则会出现鼻衄的情况。鼻衄后血得泄，则阳气压力减轻，表证有可能进一步痊愈。所以然者，阳气重故也，说的就是为何伤寒表实证八九日当解而不解，以及服麻黄汤后鼻衄的原因。

太阳病，脉浮紧，发热，身无汗，自衄者愈。（48）

太阳病，脉浮紧，发热，身无汗，是典型的伤寒表实证。伤寒表实证，腠理闭塞、无汗、阳气不得泄，初期恶寒为主，阳气久郁则化热，变为以发热为主。这就是本条强调发热而不强调恶寒的原因。脉浮紧，强调了表部阳气重、张力高。发热强调阳气郁而化热。身无汗，强调表寒虽化热而阳气闭郁的程度并没有随之减轻。此时，可用麻黄汤发汗，发汗过程中也可以致衄，也可能未经发汗而衄，但无论哪一种，自衄可松解表部阳气的张力，达到热泄汗自出的效果而自愈。

二阳并病，太阳初得病时，发其汗，汗先出不彻，因转属阳明，续自微汗出，不恶寒。若太阳病证不罢者，不可下，下之为逆，如此可小发汗。设面色缘缘正赤者，阳气怫郁在表，当解之熏之。若发汗不彻，不足言，阳气怫郁不得越，当汗不汗，其人躁烦，不知痛处，乍在腹中，乍在四肢，按之不可得，其人短气但坐，以汗出不彻故也，更发汗则愈。何以知汗出不彻？以脉涩故知也。（49）

"二阳并病，太阳初得病时，发其汗，汗先出不彻，因转属阳明，续自微汗出，不恶寒。"并病是指一经病证未罢，他经病证又起，二阳并病，此处并病是指太阳病证未罢而阳明病又起。当太阳病初期时，用发汗法，但汗出不透，导致转到了阳明。所谓汗出不彻，不能根据汗量的多少或发汗的次数判定，而必须看发汗后表部阳气的郁结缓解了没有。若阳气郁结虽缓解，但过汗造成表虚，汗漏不止也属发汗不当。汗出不彻，表郁之阳没有彻底缓解，随着病情迁延，表部浅层的郁闭渐除，而表部深层的阳郁却开始化热，病人就会出现不恶寒而微汗出。这是太阳向阳明传变的过度阶段。

"若太阳病证不罢者，不可下，下之为逆，如此可小发汗。"若在过度阶段中，太阳病没有完全转化为阳明病，即仍含有太阳病的因素时，就不能下，下法会令表层深部的阳气内陷而形成结胸。此时就应该采用小发汗的方法，如桂枝二越婢一汤、桂枝二麻黄一汤等，针对表层深部的阳气进行解表。

"设面色缘缘正赤者，阳气怫郁在表，当解之熏之。"面色缘缘正赤，说明阳郁化热，但阳郁在表部的最浅层，任何治法只要能出汗就能解除阳气之郁。解表药物有时甚至不需要内服，只要熏蒸汗出就能见效。这也是强调了阳气郁闭在表层极浅的部位。

"若发汗不彻，不足言，阳气怫郁不得越，当汗不汗，其人躁烦，不知痛处，乍在腹中，乍在四肢，按之不可得，其人短气但坐，以汗出不彻故也，更发汗则愈。"这段话是说明表部阳气郁结更重，而且郁结于整个体表的浅部和深部。发汗不彻，不足言，是指之前的发汗根本没有达到解表的目的，那么通过汗法减轻表部筋膜系统张力的目的就达不到。相反，在表未解的情况下，使用发汗法反而会调集更多阳气在体表，这才导致了表部阳气的郁结更加严重。郁于表的阳气受到汗法新调集来的阳气冲击，而又发不出汗，则其人就会因阳气到处冲击而烦躁。不知痛处，乍在腹中，乍在四肢，按之不可得，其人短气但坐，也是因为新调来的阳气冲击原来郁结于表的阳气所致。其人短气但坐是胸腹部位也被郁结的阳气充填，肺胃之气不得降所致。此种情况如何治疗？需痛痛快快地出一次汗，令阳气从汗孔透出则愈。

"何以知汗出不彻？以脉涩故知也。"汗出不彻是表证未解，按理说，阳气郁闭如此之盛，应当是浮滑脉才对，为何是脉涩呢？其实，阳气虽是正气，有趋病性和祛病性，但一旦郁闭，就可能发生转变。阳气与津液一体两面，阳气郁闭不行，则可能转变为水毒瘀血，水毒瘀血阻滞，阳气行而不畅，故脉涩。

本证可用大青龙汤。

脉浮数者，法当汗出而愈。若下之，身重心悸者，不可发汗，当自汗出乃解。所以然者，尺中脉微，此里虚，须表里实，津液自和，便自汗出愈。（50）

脉浮数者，从西医学观点来看，随着体温升高，心率会同步增加，在脉搏上就会表现为脉数。本条中强调浮数，有两个因素，一方面是强调病人有体温升高，即太阳病提纲证中或已发热，或未发热中的已发热。另一方面，脉数是心脏功能衰弱的表现，即脉数是心衰的表现，脉浮数则代表外感引起心脏功能障碍（如病毒性心肌炎），或素有心脏疾病因外感加重，如风心病。这种情况，治疗的时候，应当在扶正的同时解表，如桂枝汤、麻黄桂枝各半汤等。

"若下之，身重心悸者，不可发汗，当自汗出乃解。"脉浮数本来就是表有热或兼里虚。此时，若以为脉数是有里热，采用了攻下的方法，那么就会使里气更虚，表阳内陷。里气更虚则心悸，表阳内陷则表部基质－纤维系统失去温煦，津液化为水湿，筋膜失养而身重。此时，再发汗则表里更虚，故不可发汗。需待胃中阳气恢复，外充于循环系统，则可自汗出而解。否则脉中血容量不足，纵然发汗，也因汗源不足而不得汗或虽汗而病不解。

"所以然者，尺中脉微，此里虚，须表里实，津液自和，便自汗出愈。"这就是解释不能发汗的原因。身重心悸，提示津液（已化为水湿，脉中血容量则不足）盛于表而阳气虚于里。尺中脉候里部，寸口脉候表部，尺中脉微是里虚，主要是指中焦阳气不足，当用小建中汤，助胃气、生津液。胃气足则充心脉而心悸愈，卫气外达则周围循环血量得到补充，表里实，就可以自汗出愈，所谓津液自和，是指表里部虚耗的津液得到补充之意。

桂枝汤和小建中汤是一体两面。太阳病中风证，表证为主，以桂枝、芍药主治，生姜、大枣、甘草仅为借胃气以解表，里虚不甚者，用桂枝汤。

若虽有表证，但里虚甚尚不能自救，此时用小建中汤，在桂枝汤的基础上，芍药二倍于桂枝，外宣之力减而变为以振奋心脏、增强消化系统本身的循环功能为主，倍芍药缓解内脏平滑肌痉挛的同时增加内脏血流量，生姜、甘草、大枣促进饮食物中营养物质的吸收，饴糖补充营养。从总体上看，该方剂以培补胃气为主，且量入为出地逐步发挥解表作用。所以不能把桂枝汤和小建中汤对立起来，认为一个是解表，一个是补里。二者是一个动态的过程，桂枝汤解表为主，小建中汤补里为主，通过补里以解表。

在临床应用中，有些里病，如肾炎、慢性脾胃功能失常、肺病、心脏病等，初发时多有外感，由于里虚而表邪内陷于里，表现为内脏疾病，日久表证反而不明显。此时，若单独治里不效，则不妨用小建中汤，补而兼托，以托助补，里邪出表则里阳更易恢复。

从西医学角度说，沉疴顽疾，其细胞功能沉衰的同时，为其供血的微循环必然也有障碍（久病入络），此时若不改善微循环，单纯兴奋细胞功能就很难见效。经方扶阳法三层表里观认为，循环系统属于表部，改善沉衰细胞周围的微循环，即是补而兼托的微观基础所在。

脉浮紧者，法当身疼痛，宜以汗解之。假令尺中迟者，不可发汗。何以知然？以荣气不足，血少故也。（51）

"脉浮紧者，法当身疼痛，宜以汗解之。"脉浮紧、身疼痛，一般来说，是太阳伤寒表实证，此时当用麻黄汤发汗解表。

"假令尺中迟者，不可发汗。何以知然？以荣气不足，血少故也。"首先要明确一个问题，大多数情况下，人的脉搏搏动与心脏跳动是同步的，因此寸关尺三部的脉率也应当是一致的。我们发现古书脉证记载中出现三部中某部脉迟或数时，均代表其他部脉也有相同的节律。但有时古人单独描述某部脉"迟"或"数"时，是用这些术语表达一种"似迟"与"似数"的错觉，如"滑、涩、浮、散"等的复合脉。大凡古书中出现单部脉迟或数，均不离上述两种情况。

本条尺中迟，与上条尺中脉微是对举。尺中迟则三部脉皆迟，尺中微则寸关脉未必亦微。二者均代表了里虚，但不同的表达有其深意。迟为营血因虚而滞，轻则为桂枝证，重则需加人参，人参补虚而行血中之滞，如桂枝新加汤。微为卫气不足，阳气不能鼓荡脉管，轻则小建中汤，重则小建中汤加附子。简单说，迟强调的是血循环的障碍，微强调的是血管内外津液的不足而引起的血管痉挛。

脉浮者，病在表，可发汗，宜麻黄汤。（52）

本条若是按一般太阳病理解，则虽然简单但实用价值不大。因为太阳病就应该脉浮，病位就在表，就可发汗。至于后面说宜麻黄汤，就从以方测证解释，说这里就是伤寒表实证，才用了麻黄汤。这样解释倒是顺理成章，毫不费力，但张仲景写这一条的意义和价值就没有了，因为在其他条文中完全可以得到这个结论，这一条显得毫无新意，甚至多余。

我们认为，本条未强调是太阳病，说明可能是指的内伤杂病。内伤杂病一般脉证稳定而持久，若浮脉持久存在，即使其他症状不明显指向新发外感，也可以认为存在表证而用汗法解表，可选麻黄汤。宜麻黄汤，是指还有用其他方的可能，如本来有汗的，可以用桂枝汤；阳气不足的，可以加入附子而为麻黄附子细辛汤等；伴有头项强痛的，也可选用葛根汤或葛根加附子汤等。

那么为何说宜麻黄汤，而不说宜桂枝汤？因为麻黄汤证的表现是表闭，所以容易长期以表证形式存在而表现为杂病。而桂枝汤证中患者的腠理是打开的，表里均是虚的，这种情况一般变化性大，要么转变为表里俱虚的小建中汤、黄芪建中汤证，要么表虚漏汗日久转变为桂枝加附子汤证，要么表虚复感于邪，转变为桂枝二麻黄一汤证。由于在杂病中桂枝汤证变化多，不像麻黄汤证能相对稳定的存在，故说宜麻黄汤。

脉浮而数者，可发汗，宜麻黄汤。（53）

脉浮而数，浮为表，数为热，有表证时，汗出则热散，故可用麻黄汤发汗。若有表证，见脉数为有热而清之，中阳受损，表必难解。

病常自汗出者，此为荣气和。荣气和者，外不谐，以卫气不共荣气

和谐故尔。以荣行脉中，卫行脉外，复发其汗，荣卫和则愈，宜桂枝汤。（54）

"病常自汗出者，此为荣气和。荣气和者，外不谐，以卫气不共荣气和谐故尔。"病，当理解为苦。即"苦于常自汗出者，此为营气和。"营气，即血中之津液，即西医学所说的血浆之类。营气和，也就是指问题的主要矛盾不在营气这一边。那么接下来说，营气和者，外不谐就明确指出了问题的关键在营气之外的部分。后文又说营行脉中，卫行脉外可知，外不谐之外，是指卫气，卫行脉外，可见，卫气属于组织间液之类，且汗孔的开闭，也是卫气的功能范围。以卫气不共荣气和谐故尔是说问题不是出在营，而是出在卫，是卫气不与营气和谐才造成病常自汗出。简单说，就是血液和组织液间的物质交换有了问题，表现为组织液不能及时补充血容量，反而通过出汗进一步造成津液丢失。

用桂枝汤复发其汗，芍药有助于组织液回流补充血循环，就解决了卫气不共营气和谐的问题。而桂枝携生姜、大枣、甘草之力，进一步补充了血容量并增加了血管的活性。血容量充足则汗源充足，阳气随微微汗出透达全身，就可恢复卫气固摄的功能，从而解决病常自汗出的问题。

病人脏无他病，时发热、自汗出而不愈者，此卫气不和也，先其时发汗则愈，宜桂枝汤。（55）

本条与上条相比，除自汗出外，还有时发热。本条也是组织液和血液之间的物质交流出了问题，故说此卫气不和也。卫气不共营气和谐，则组织液不能及时补充血容量而只能表现为自汗排出体外。同时，也由于血容量得不到补充，阳气解表的能力受到影响，这就导致了虽时发热、自汗出而表证不愈。由于这种发热、自汗出是间歇性的，于发病之前服桂枝汤，则阳气得到鼓舞，血容量得到补充，则可一汗而透邪则愈。

伤寒，脉浮紧，不发汗，因致衄者，麻黄汤主之。（56）

本条是说伤寒麻黄汤证，未及时发汗解表，日久阳郁日盛，热不得泄，最后引起鼻衄。鼻衄虽然能泄部分郁热，但表证仍未解者，则可继续用麻黄汤解表。

结合前面的条文，我们可以发现，表闭日久，容易郁而化热。郁热盛时，有可能衄乃解，也有可能发汗不解，再加衄则解，也有可能衄后不解，再发汗则解。总而言之，汗、衄只是手段，不是目的，郁热得解才是目的。以此类推，必然也有一汗后再汗者，一衄后再衄者。通过这一条我们也要明白，麻黄汤汗后，使用桂枝汤也不是定例，表郁甚的，可能需要连续使用麻黄汤。

放血疗法类似于衄，也可以用于解表。其与内服药物的协同关系，可通过本条的精神去理解。

伤寒，不大便六七日，头痛有热者，与承气汤，其小便清者，知不在里，仍在表也，当须发汗；若头痛者，必衄，宜桂枝汤。（57）

伤寒，不大便六七日，是太阳与阳明合病。《伤寒论》第37条有太阳与阳明合病，喘而胸满者，不可下，宜麻黄汤，说的是太阳与阳明合病，不可下的情况。本条说的是太阳与阳明合病，表证已解，可下的情况。但头痛和发热，是太阳病和阳明病都会出现的情况，本身没有鉴别意义，故后文其小便清者，知不在里，仍在表也，当须发汗，即可鉴别表证是否已经入里。若表邪入里化热，就会进一步消耗胃中津液，则小便赤，若表邪未入里，则阳气的趋病性仍是向表，虽不大便但未受到内热熏蒸，则小便清。若表未解，则需先解表，就成了前面说的不可下，宜麻黄汤的情况了。

用了麻黄汤还头痛，就是前文说的阳气重。因阳气重，麻黄汤虽然向外解了一部分，但仍有阳气上冲头部，故衄，此时宜桂枝汤。用桂枝汤的原因是已经用过麻黄汤解表，衄也解除了一部分表邪，但阳气上逆的趋势还是没有得到控制，头部脉络也不和，就可以用桂枝汤治头痛，通过桂枝汤改善头部血管的功能，调和营卫，头痛发热也就一汗而解了。

日本人尾台榕堂根据吉益东洞《类聚方》增广而成的《类聚方广义》，言桂枝汤治"上冲、头痛、发热、汗出、恶风、腹拘挛者""太阳病，头痛发热，汗出、恶风者"。两条均以头痛为主证，可见桂枝汤擅长治疗头痛。

至于治上冲，则是桂枝汤的专长，更是桂枝的专长。如第16条"太阳病，下之后，其气上冲者，可与桂枝汤，方用前法。若不上冲者，不可与之。"以及第125条"烧针令其汗，针处被寒，核起而赤者，必发奔豚，气从少腹上冲心者，灸其核上各一壮，与桂枝加桂汤，更加桂枝二两也。"均强调了桂枝汤善于治疗气上冲，而加桂以治疗气从少腹上冲心更强调了桂枝汤中治疗上冲的主要是桂枝。

桂枝治疗气上冲的原理，国内前辈也曾注意到。张锡纯《医学衷中参西录》桂枝解："桂枝味辛微甘，性温。力善宣通，能升大气（即胸之宗气），降逆气（如肝气上冲之类），散邪气（如外感风寒之类）。仲景苓桂术甘汤用之治短气，是取其能升也；桂枝加桂汤用之治奔豚，是取其能降也；麻黄、桂枝、大小青龙诸汤用之治外感，是取其能散也。而《神农本草经》论牡桂（即桂枝），开端先言其主咳逆上气，似又以能降逆气为桂枝之特长，诸家本草鲜有言其能降逆气者，是用桂枝而弃其所长也。"

桂枝治疗气上冲的机理，我们认为还是与其促进动脉循环远心性运动有关，可增加动脉泵血活性，则脉搏波沿腹主动脉向下传递增强，从而带动腹部筋膜系统产生向下的运动，最终形成治疗气上冲的作用。

伤寒发汗，已解。半日许复烦，脉浮数者，可更发汗，宜桂枝汤。（58）

伤寒发汗已解，则表部的筋膜血管张力增高已经缓解。但内在的致病因素有时候并不会因为一汗而完全消除。由于表部的津液已经减少，再有表证，脉就会变为浮数，言下之意是脉不紧了。此时，再发汗就应该用桂枝汤，再次调动阳气，发挥阳气的祛病性，解除表证。

需要注意的是，古人云"桂枝下咽，阳盛则毙"，阳盛指的就是病灶部位阳气的充盈，即津液充足、张力增高的状态。这种状态见于伤寒表实的麻黄汤证，也可见于全身循环系统张力增高的阳明气分实证，即白虎汤证。这两种情况都不适合用桂枝汤。

如果麻黄汤发汗后，脉还是紧的，可再用麻黄汤，若紧不甚，则应该小其制，用桂枝麻黄各半汤之类。

凡病，若发汗，若吐，若下，若亡血、亡津液，阴阳自和者，必自愈。（59）

凡病，这里指的是一切外感病，采取了发汗、吐下等方法，造成亡血、亡津液。实际上，汗血同源，亡血和亡津液往往互为影响。不过由于体质的不同，亡血者以营血虚滞为主，见脉迟，如桂枝新加汤证。而亡津液者以组织间液损失为主，以卫阳之气不足为主，见脉微，以桂枝加附子汤为代表。

若不经上述方法治疗，病人经过恰当的调养，如保暖、休息、喝粥等，胃中津液滋生，循环血量和组织间液经过自行调整能得到平衡者，病情就自愈了。

大下之后，复发汗，小便不利者，亡津液故也。勿治之，得小便利，必自愈。（60）

大下后，胃中津液下趋，不能上达外散于体表。复发汗，解表药得不到胃中阳气的鼓舞，则徒伤表部津液而不能愈病。无论是汗法还是下法，除了损伤津液外，本身也能改变津液分布的趋势。汗法可令津液趋表，下法则令津液内趋胃肠而下。下之后复发汗，津液损失之外，也令血中之津液从内外两方面丧失，血容量一少，则肾小球灌注不足，从而造成小便不利。故说小便不利者，亡津液故也。

此时，人体本身津液有重新分布的能力，随着正气的恢复，津液会逐步补充到血循环而尿量逐步恢复。尿量的增加意味着血容量得到补充，所以必自愈。

叶天士说："救阴不在血而在津与汗，通阳不在温而在利小便。"意思就是说，对于外感病而言，病程短，短期内造成真正精血亏虚的情况很少，更多的是津液丢失（脱水）造成的血容量减少。血容量减少后，病人就表现为皮肤干枯少津，虽用发汗药而不得汗，热亦不退。因此治疗上，救阴就不是补血，而是用各种方法纠正病人的脱水，令津液恢复，则可得汗而解。伤寒家就可用芍药甘草汤之类，柔筋缓急，扩张静脉系统从而让血容量增加。阳气不通，也就是津液运化障碍，此时，重点不是温阳，而是用通阳的办法让病人小便自利，则气化得行，病可自愈。

在这里，尿量恢复是血容量恢复的标志，故说要得小便利，而不是利小便。

下之后，复发汗，必振寒，脉微细。所以然者，以内外俱虚故也。（61）

本条是汗下之后，津液损失、血容量不足，导致末梢血管痉挛，而出现了"必振寒，脉微细"的表现。这是一个休克早期的表现。治疗上，单用芍药甘草汤扩张静脉已经不够了，而要用芍药甘草附子汤，同时增加心脏功能，缓解动脉系统痉挛才行。

内外俱虚，是指血容量和组织液，也就是营卫的双重不足。也可以理解为是表部和里部津液、阳气的双重丢失。

下之后，复发汗，昼日烦躁不得眠，夜而安静，不呕，不渴，无表证，脉沉微，身无大热者，干姜附子汤主之。（62）

下之后，复发汗，下后津液由胃下驱于肠，复发汗，使表部津液更衰。昼日得自然界阳气勃发之助（人的大部分激素分泌高峰在早晨），阳气欲出表恢复表部之虚，但由于汗下之后，表里俱虚，所以只能徒增其烦，而不能透表而出。到了夜间，阳气入里，无攻冲之力，故夜而安静。不呕，是说此烦不是因为邪传少阳。不渴，是说此烦不是邪传阳明，因少阳、阳明均可烦。无表证，是说邪不在太阳。这三种排除性的文法，都是举例以说明病机。这三个例子尽管是三阳病的典型表现，但实际应用时，还要综合判断，不能把举例说明当作是金科铁律。

脉沉微，揭示了真正的病机，这个病就是由于阳气大虚造成的。身无大热，也是为了排除表证。因为如果脉沉微，身有大热的话，就是少阴病的白通汤证，是阴寒甚而有表热，用四逆汤去甘草加葱白而成。身无大热，就是纯粹的里虚寒证，干姜附子汤回阳即可。

发汗后，身疼痛，脉沉迟者，桂枝加芍药生姜各一两人参三两新加汤主之。（63）

发汗后，身疼痛，脉沉迟，是因为不当汗而汗，或当汗而发汗方法不当，汗泄太过，伤及营血，导致血液中津液减少，运行迟滞。从而导致血液对身体的荣养温煦作用减退，导致缺血性疼痛，即不荣则痛。

治疗时，在桂枝汤助胃气通表部循环的基础上，重要的治疗措施就是补充血容量，同时通血分虚滞。芍药缓急，舒张平滑肌，可扩张毛细血管，增加血容量。人参如前所述，重点在通血分之滞。血分受损，则卫分也会连带受损，生姜可增加胃气对表部的温通宣发作用，在调血分的同时将调补之功宣发到气分，有助于将气血虚导致的水液停聚之趋势一汗而散。

本方证的重点是表部血分虚寒，兼及于气分。也进一步说明了脉迟为伤营，脉微为伤卫的普遍规律。

发汗后，不可更行桂枝汤。汗出而喘，无大热者，可与麻黄杏仁甘草石膏汤。（64）

"不可更行桂枝汤"应置于"无大热者"之后，若仅仅"发汗后"，则可行与不可行桂枝汤的情况均有。

汗出提示体内存在病灶（局部所含津液中活性物质病态增强）刺激，机体正气欲竭力排出，但因病灶比较局限且在表部之里，故虽出汗而力不能及。喘则揭示了病灶的部位在肺部，由于病灶刺激，肺气不得降，故喘。

胸中含有心肺，为太阳之部位，一身气血之宣发，均从胸中出发。故以脾胃为里，则胸中偏表；以体表为表，则胸中偏里。可谓里中之表，表中之里。但这个说法与少阳的半表半里含义不同，不可混淆。

胸中属表中之里，表气内陷，多先陷于此，里气外达，多从此发力。本证阳气聚于肺中，故汗出而仍喘。无大热者，无论《内经》还是《伤寒论》，大热均指表热。本证病灶在肺中，刺激机体汗出，故表并无大热。

本方麻杏石甘汤，采用麻黄与石膏的配伍，如前所述，能发越水气，即发越肺部（局部所含津液中活性物质病态增强），令过于浓集的津液浓度减低，病态升高的活性物质恢复正常，同时以汗出的形式将多余的张力从毛孔透出。

这一配伍，不但不会导致有汗的病人出汗增多，反而因局部炎性刺激的好转，汗出能够减少。在此基础上，杏仁降气平喘，甘草缓急平喘，共助麻黄、石膏组合标本兼治。

发汗过多，其人叉手自冒心，心下悸，欲得按者，桂枝甘草汤主之。（65）

发汗过多，病人血容量迅速减少，反射性地导致心跳加快，脉搏增强，从而出现其人叉手自冒心，心下悸，欲得按者。叉手，指两手相叠，言下之意是心脏悸动难耐，单手捂着犹觉不足，须双手一起方才得力。

本方桂枝用量大于桂枝汤，主要作用在于从心脏发力，增加对动脉血管温通外散的力量，增加心脏泵血能力，从而减轻因心脏泵血能力不足而导致的反射性心率增快，即心脏搏动感增强。加甘草，一方面补充血容量（类皮质激素样作用保钠排钾，促进水钠潴留），另一方面减轻腹部器官及神经末梢对腹主动脉搏动的敏感性，从而减轻心下悸动感，以及可能随之而来气上冲感（避免引起奔豚）。

本方是桂枝类方剂的最基本组成内核。在桂枝汤内，本方用于从心脏发力，增加动脉血管温通外散的力量以解表。在桂枝加桂汤内，本方用于增加腹主动脉血液向下的搏动波，用以压制气从少腹上冲心的感觉。在苓桂剂内的应用，也是用于压制气从少腹上冲心的感觉。

发汗后，其人脐下悸者，欲作奔豚，茯苓桂枝甘草大枣汤主之。（66）

发汗后，其人脐下悸者，是汗出太过或不当汗而汗，血容量迅速减少，组织间液从毛细血管大量进入静脉系统以补充血容量。在正常情况下，因人体直立的姿势及组织液自身的重力作用，脐以下汇聚了最多的组织液。故组织液从毛细血管通过静脉补充血容量时，也是从脐下而来者最多。这种从下往上的静脉血容量增加，形成了良好的搏动感传导结构，当与血容量相对不足的主动脉系统相互作用时，就产生了一种特殊的少腹悸动感，由少腹向心脏上冲。若不及时治疗，或伴有心脏功能不可胜任负荷增加的情况，就会导致心衰，形成一种惊狂、卧起不安的状态。

治疗本证时，用桂枝甘草汤增加动脉系统从心脏向外温通、宣散的力量。此力量首先从腹主动脉向下传导，客观上增强了心脏泵血能力，压制了气从少腹上冲心的力量。茯苓在《药征》中是这样叙述的："主治悸及肉瞤、筋惕也。旁治小便不利、头眩烦躁。"《气血水药征》在列举了仲景使用茯苓的众多方剂后，总结茯苓的特点曰："其曰聂聂动，曰瞤动、曰振振摇，曰烦躁、曰眩、曰悸、是水动摇之候也。动摇水甚则左身重，做心下满也。"从如上二处对茯苓的研究看，茯苓所治之证，一方面要体内有水饮停聚，另一方面还要求这种水饮本身引起摇不定的感觉，如心悸或肌肉跳动感等。但二者均未阐明水饮停聚产生这种动摇不定感的具体原因。实际上，要产生这种动摇不定感，需要三个因素：一是组织间有水饮停聚；二是动脉血容量存在不足；三是感觉神经末梢过于敏感。在上述三种条件都具备的情况下，动脉血容量不足导致动脉搏动感增强，组织间液增多则密度增高，对动脉搏动的传导性增加，加上神经末梢敏感性增强，则病人会产生主观上的动摇不定、悸动、跳动、瞤动等感觉，这种感觉是与心脏搏动同步的。与心脏搏动不同步的跳动感，往往见于水肿的肢体或肌肉部分，是组织间液在高张力状态下，沿肌筋膜间隙流动时产生的感觉。

茯苓，在中国传统本草学中，均主张其有利水渗湿的作用，但具体如何理解渗湿，从哪里渗入到哪里，无法知道。现代研究者顾名思义，认为其有利尿作用。但实验研究证实，茯苓的利尿作用很弱。煎剂对健康人并无利尿作用，犬静脉注射煎剂 0.048g/kg，亦不使尿量增加，对大白鼠亦无效或很弱，兔口服煎剂（接近临床人的用量）亦不增加尿量。可见用西医学的利尿剂理论去理解茯苓利水渗湿的作用，从根本上就是错误的。茯苓渗湿，其湿是存在于组织间液中，即组织间水分增多名为湿。渗湿，是指将组织间多余的水分渗入血液循环系统而言。而水肿、组织间液增多的病人，血容量大多是不足的。将组织间液渗入血循环，一方面可以补充不足的血容量，另一方面可以减少组织间液的张力。因为茯苓仅仅是促进了体液从血管外向血管内的转移，所以，其利尿作用并不明显。但当茯苓与其他有利尿作用的药物组成五苓散时，则会产生明显地利尿作用。其原理就是茯苓增加了血容量，从而增强了其他利尿药物的作用。

本方中，茯苓的渗湿作用体现在可以减少多余的组织间液，大枣的缓急作用则主要体现在缓解挛引强急，减少局部神经系统的敏感性，从而缓解脐下悸动感。

发汗后，腹胀满者。厚朴生姜半夏甘草人参汤主之。（67）

发汗后，腹胀满者，是因为发汗过多，消化系统血液循环血供减少，消化道黏膜缺血，导致胃肠蠕动减慢而出现腹胀满的感觉。同时，腹胀满的出现，也与发汗导致胃气上逆有关。本方以厚朴行气消满，生姜降逆化水，半夏下降水饮，甘草保护胃肠黏膜，增加体液，人参补营血而行血分之虚滞。

《药征》曰："厚朴主治胸腹胀满也。旁治腹痛。"本证以腹胀满为主，故以厚朴为君。厚朴的主要成分是厚朴酚及厚朴碱等，小剂量时增加肠管张力，大剂量时抑制肠管张力，有治疗消化性溃疡及横纹肌松弛的作用。

半夏主治痰饮呕吐，西医学研究证实其有止咳、镇吐、减少黏膜分泌的作用。

厚朴生姜半夏甘草人参汤在临床上使用甚广且疗效可靠。只要是腹胀满属虚者都可使用，特别是因使用发汗或寒凉药物所致者，一般都有很好的效果。需要注意的是胀满的部位应当是大腹部，若局限于胃脘部的胀满和下腹部的胀满，均非本方主治。只要把握这一基本原则，临床中均可使用无误。

本方的基本病机为中焦阳气消耗所致的虚寒性气逆、水停、血滞。其以厚朴消胀而降气分之逆，人参补虚而行血分之滞，半夏降逆而散水饮之积，生姜温散而消黏膜之寒，甘草缓急而补中焦之阳（津液），能全方位针对性地治疗用药不当损伤中阳的腹部胀满。

本方与理中汤相比，二方主治病机接近但有主次体用的不同。理中汤所治为体，兼及用，是以温补太阴虚寒为主，兼顾腹满。厚朴生姜半夏甘草人参汤所治者以降逆行气、化饮消胀为主，兼治脾虚。故理中汤多用作太阴病的基本方，可长期使用；本方多用于用药不当所导致的临时性的腹胀满，或用于治疗腹胀的兼证，短期使用的更多。但有时也将二者合方，以求标本兼治。

伤寒，若吐、若下后，心下逆满，气上冲胸，起则头眩，脉沉紧，发汗则动经，身为振振摇者，茯苓桂枝白术甘草汤主之。（68）

伤寒吐下之后，胃中津液大伤，胃黏膜下血循环容量不足时，胃以下组织器官的细胞外液就会过来补充。而中焦虚寒运化能力减退时，向胃涌来的组织液就会转化为水饮的形式夹逆气上行，从而出现心下逆满，气上冲胸的感觉。吐下导致全身性血容量不足，由卧位起立时，就会出现体位性低血压，所以说起则头眩。本身血容量不足，若再发汗，则血容量更加不足，动脉搏动感就会显著增强，经停聚之水饮传导放大，就会出现身为振振摇的现象。脉沉紧，主要显示在关脉，提示中焦有水饮上逆。

治疗上，一方面，存在水饮上逆，主观感觉气上冲，需要用桂枝增加心脏循腹主动脉向下的温散宣通作用，以其向下的作用压制水饮在上腹部上涌导致的气上冲胸感。用茯苓渗湿，将胃周围多余的组织间液渗入血液，补充血容量的同时，减少水饮的存量和增量。白术燥湿，可直接增强结缔组织、淋巴系统对病理性组织间液（水饮）的吸收、吞噬能力，从而发挥燥湿化饮的效果。白术作为脾经专药，对消化系统的水饮有特别地清除能力。甘草则用于补充不足的血容量，减轻内脏植物神经对水饮上逆刺激的敏感性。

白术和苍术古代均称术，传统上认为二术均有健脾燥湿的作用，但健脾苍术不如白术，燥湿白术不如苍术。此外，苍术兼有解表、明目的效果，焚烧则有消毒辟秽作用，白术则未有此方面的记载。苍术性升，燥湿为主，味芳香，能开胃，与脾喜燥之性颇为符合，故认为苍术多入脾经。白术性降，虽曰燥湿，却内含油润之性，大量能通便，与胃恶燥之性颇合。故也有白术入胃，苍术入脾的说法。治疗 2 型糖尿病用苍术而不用白术就是取其运脾散精之功；治疗心下坚，大如盘，边如旋盘，水饮所作，用白术而不用苍术，就是取其化饮而降逆之功。

苓桂术甘汤以降胃中之逆而化饮，所用应当是白术。

此外，胡希恕认为，白术对胃黏膜温燥性刺激比苍术强，所以，如果胃中虚寒水饮内停者，白术为好。

发汗，病不解，反恶寒者，虚故也，芍药甘草附子汤主之。（69）

发汗，病不解，是指临床症状没有缓解。至于发病之初是否有表证，目前是否是表证不解，其实意义并不大。因为如果当初不是表证，发汗则属于误汗，病不解也就属于坏病，当然和表证无关。若当初是表证，发汗不解，有可能是津液不足的表证，因汗源不足，强发汗，伤及营卫。或者当初的表证没有明显的津液不足，但发汗太过，不得法，导致营卫俱伤。

目前是不是表证不解，都无关紧要。因为即使是表证不解，治疗上也不是只能用解表法。若营卫不足者，调补营卫也可得汗而解，并不是表证只能用解表法。根据病机，无论任何方法，只要能达到津液自和，就会自汗出而解。哪怕是补肾法、攻下法，运用得当，均能达到这样的目的。

对病人采用了汗法，说明在这个医生眼里，他治的是一个太阳病。太阳病的主证是恶寒，发汗的目的是治疗太阳病，如果有效，应该不恶寒或恶寒减轻，而这个病人恶寒不但没有减轻，反而更加明显了，所以说反恶寒。那么，发汗后反而恶寒的，有没有不是误治得呢？也有可能，那就是战汗，属于服药后正邪交争剧烈，出现寒战，然后汗出而解。此外，凡是发汗后恶寒的，一般都是误治。

类似的条文有桂枝新加汤证，"发汗后，身疼痛，脉沉迟者"；桂枝加附子汤证，"发汗，遂漏不止"；桂枝去芍药加附子汤证，"太阳病，下之后，脉促胸满者，桂枝去芍药汤主之，若微寒者，桂枝去芍药加附子汤主之""脉浮数者，法当汗出而愈。若下之，身重心悸者，不可发汗，当自汗出乃解。所以然者，尺中脉微，此里虚，须表里实，津液自和，便自汗出愈"。

对于表证误治后的虚证，从本质上分，基本是两种情况。一种是误治导致了以营分不足为主，血脉虚滞的病变。这种情况脉搏多表现为沉迟，但微细不明显。其症状以身疼痛为主，恶寒居其次。治疗上，以解决营血虚滞为主，桂枝新加汤为代表，人参通血滞是其特点。另一种情况是误治导致了卫分不足，以组织液损失为主，表现为恶寒、脉微细，治疗必用附子。

芍药缓解筋膜、平滑肌痉挛，既可增津液，起到对组织的濡润作用，又可扩张静脉血管，增加血容量。故芍药甘草汤是一首专门补充血容量和组织液的方剂，能缓解平滑肌，治疗拘挛、疼痛。对于表证的治疗，能解决汗源的问题。加附子为芍药甘草附子汤，是因为有了脉微和恶寒，加附子能扩张外周血管，降低血管阻力，提高心脏功能。其综合作用，能改善外周供血，从而解决脉微、恶寒的问题。

根据西医学对附子的研究，其主要作用在于循环系统。附子可增加心脏收缩力量、幅度、频率。附子能使心脏和外周血管阻力降低，供血增加，有扩张外周血管的作用，用附子后四肢变暖的原因与此作用有关。此外，附子尚有一定的抗癌作用。

发汗，若下之，病仍不解，烦躁者，茯苓四逆汤主之。（70）

起初以为是表证，发汗不解，或者以为是里实证，用下法仍不解。可见要么识证有误，要么证无误而汗下不如法。原病证未解，反添烦躁。原发病的症状未知，但从使用汗、下来看，应该有发热、心下痞。因发热以为是表证，故用汗法，因发热加心下痞硬以为是里实证，故用下法。无论如何，既然说病仍不解，那么目前的表现最大的可能是发热、心下痞硬而烦躁。

心下痞硬而汗下不解，可见此痞硬非里实，而是虚痞。脾虚痰水停滞、烦躁，则是汗下后胃中津液亏虚，下部的组织液上逆于胃，压迫胃、心、胸部血脉，本身虚滞的血行受到血管外水饮的压迫，从而血分不伸而烦躁。

治疗上，可用茯苓四逆汤，即四逆汤加人参、茯苓，也可以说是四逆加人参汤加茯苓。四逆汤振奋中焦之阳，其中附子改善全身血液循环，缓解血管痉挛。干姜振奋中焦阳气，促进病理性分泌物质的吸收。甘草补充血容量，缓解刺激性表现。在四逆汤的基础上，人参能行血分虚寒之滞，治疗中焦之痞。茯苓渗湿，将胃部上逆之组织液渗入血分，既补充血容量又缓解组织液压迫，从而起到治疗烦躁的作用。

总之，本证烦躁的原因，是汗下后消化道津液大量丧失，导致分布于胃黏膜的血管血容量不足，从而引起的营血虚滞。同时，分布于胃以下组织器官的组织液代偿性向上运行，补充胃中丧失之津液。但带来的结果却是对胃、心、胸的血液循环形成进一步压迫，脉中之气郁滞，从而引起烦躁。

治疗上，茯苓渗湿，将上涌来的多余的组织液渗入血液，既能缓解组织液对血液循环的压迫，又能减少水饮的形成。人参补脾胃机能之虚，同时能通血脉之滞，专治心下痞硬。四逆汤振奋阳气，改善脾胃血液循环，促进脾胃的消化吸收，同时缓解神经系统对不良刺激的敏感性，从而缓解急迫，减轻烦躁。

发汗后，恶寒者，虚故也；不恶寒，但热者，实也。当和胃气，与调胃承气汤。（71）

发汗后，恶寒者，是营卫之气从汗中大量丧失，导致血容量不足，末梢微循环功能障碍而恶寒，故说虚故也。不恶寒，但热者，是表证虽已解，然发汗前胃中有实热，发汗后胃中津液亏虚，实热化燥，故用调胃承气汤清胃泄热存阴。

《伤寒论》中，以承气命名的方剂有大承气汤、小承气汤、调胃承气汤及桃核承气汤。除桃核承气汤专门用于治疗蓄血证外，大承气汤、小承气汤、调胃承气汤统称三承气汤，均用于阳明里实证。但三者使用方法各不相同，简述其使用指征如下。

调胃承气汤以泄胃中燥热为主，针对的病位是胃脘。其针对的是外感热病，热邪入胃，胃中代谢亢进，胃中津液不断被吸收，胃中内容物不断化燥，温度升高，但尚未完全结成燥屎的状态。所以调胃承气汤证，有热、痞、满、燥的表现，腹证为腹微满，心下至脐上之间按之硬，微痛。但本方以泄热为主，上腹部未必能触到有形的燥屎。本方大黄攻下泄热；芒硝含硫酸钠，能通过胃肠黏膜将水分吸收到胃肠内，再通过大黄的通便作用，将其排出体外，同时将胃热排出；甘草缓急，一方面可以缓解泄下的峻烈，使其清胃热的作用更加持久，另一方面可以缓解胃热刺激引起的急迫性症状，如潮热、汗出、谵语等。

小承气汤以消满为主，作用的部位在大腹。方中厚朴、枳实通用，可调整肠道运动功能，通畅肠道气机，并通过大黄的泄下作用将肠道内容物排出体外。本方以消胀、消痞为主，可清除肠内容物。方中不含甘草，所以不针对急迫性症状。不含芒硝，故清热力量不如调胃承气汤。

大承气汤以治疗痞、满、燥、实为主，其病位在大小肠，从心下到少腹的任何部位触及有形的燥屎均有可能是大承气汤证。方中既有大黄通便，又有厚朴、枳实消胀导滞，又有芒硝软坚散结，通过渗透作用增加肠道水分，可软化燥屎以助于其他药物排出。本方腹证：心下硬满，或心下高起似块，自觉腹胀满，深探之应底而实痛，心下胀痛。

需要说明的是，三承气汤虽然各有特殊的使用指证，但在体弱的特殊情况下，有时候也用调胃承气汤、小承气汤代替大承气汤。

燥屎辨：好多人顾名思义，以为燥屎就是大便干燥，就是便秘。事实上，燥屎，并不都是便秘，好多情况下便秘属于脾约的范畴。燥屎和便秘的区别，一是病位，便秘的病位在大肠，是大便干燥，病情较轻。燥屎的病位有很多情况下在小肠，是肠内容物在阳明病高代谢的状态下逐步干燥、毒素增多形成的。燥屎致病的机理，主要不是其燥，而是毒素被消化道不断重吸收。大便在消化道停留，其中的水分与毒素会不断的被机体吸收，就会出现燥屎和一系列中毒的现象。同时，胃肠固有神经系统由于其神经递质和大脑中的神经递质极为接近，故肠内容物滞留产生的毒素作用于肠道固有神经就会导致其功能紊乱。紊乱的递质影响大脑，从而出现谵语的现象，故谵语是有燥屎的标志之一。此时，机体本身由于长期高热而处于一定的脱水状态，故全身大汗已经减轻，但由于燥屎毒素的不断影响，手足却出现阵发性出汗，即手足濈然汗出。这时的主要治疗原则为运用大承气汤通便泄热。

本方证，不恶寒，但热，是胃中有燥热，故当以清热为主，用调胃承气汤。

太阳病，发汗后，大汗出，胃中干，烦躁不得眠，欲得饮水者，少少与饮之，令胃气和则愈。若脉浮，小便不利，微热消渴者，五苓散主之。（72）

太阳病，发汗后大汗出，津液从汗出丧失，从而造成胃中津液不足，因而称之为胃中干。但本证不同于前面所提到的发汗后造成胃阳亏虚、水饮上逆的症候，出现的烦躁不得眠，也仅仅是因为胃中津亏而燥。欲饮水，更说明胃中阳气尚存，说明无明显虚寒。少少与水，令发汗丢失的津液恢复，而且应该是少量频饮温水。若大量饮水，则又可能形成水饮。

"若脉浮，小便不利，微热消渴者，五苓散主之。"脉浮，是病在表，微热也是病在表。小便不利有三种原因，即肾前、肾性及肾后。肾前原因的小便不利，都是因为血容量不足。肾性的小便不利，是肾小球本身滤过发生异常，见于急慢性肾功能衰竭。肾后性小便不利，见于尿路感染。本条为肾前小便不利，水热互结是本病的主要病机。外感之邪弥漫于毛细血管周围的组织间液，邪正相争而有发热，但水为阴邪，郁遏阳气，故虽热而为微热。水热互结于脉外，导致组织液功能异常，组织液不能自由流动进入血管内补充血容量，血容量减少，血液渗透压增高，刺激下丘脑渴觉中枢受体，患者感到口渴要求喝水，即消渴。

五苓散由桂枝、白术、茯苓、泽泻、猪苓组成。桂枝解除表邪、透热于湿外，即通过宣发阳气于体表组织，消除组织液炎症反应，使其功能恢复正常，为其渗入血循环创造条件。在此基础上，茯苓通过渗湿作用将组织液渗入血循环。猪苓、泽泻除具备渗湿作用外，还能消除组织间水肿，减轻对血循环的压迫，且有一定程度的利尿作用。白术燥湿，能增加组织间对水液的吸收能力，同时其燥湿作用能增加胃肠对水液的吸收，治疗已经形成的水饮。

本方中，桂枝透热于湿外，泽泻渗热于湿下，茯苓渗湿于脉中，白术燥湿于脉间。诸药合用，消除组织水肿，恢复血容量，增加尿量并消除口渴。

五苓散利尿的主要作用是将组织间的水分回归到血液中，从而增加血容量发挥利尿作用，并非直接以利尿为主。故实验研究中，五苓散对动物模型的利尿作用的研究结果多互相矛盾。

发汗已，脉浮数，烦渴者，五苓散主之。(73)

本条有两种含义：一是指反复饮水不解渴，频频饮水之意，烦，指又多又乱；二是指渴伴烦躁。二者在本条中均有一定意义。本条的病机与上条接近，因水热互结于表部组织液，单纯解表只能去表热而无法去水饮，故无法治愈。五苓散渗湿于热下，透热于湿外，故主之。

伤寒汗出而渴者，五苓散主之。不渴者，茯苓甘草汤主之。(74)

伤寒汗出而渴，五苓散主之，前提是必须有水热互结于表部血管周围，有表证而用发汗法不解的表现，具体鉴别要结合前两条。单纯汗出而渴，不是五苓散的使用指征，如阳明病白虎加人参汤证，就是汗出而渴但不使用五苓散的情况。

"不渴者，茯苓甘草汤主之。"茯苓甘草汤即苓桂姜甘汤，由茯苓、桂枝、生姜、甘草组成。伤寒不渴，也不是使用本方的完整指征，如麻黄汤就属于伤寒不渴但不用本方的情况。结合前半条五苓散证分析，五苓散证是表证，具体症状为汗出、渴，病机是水热互结于表部组织液，故汗出不解。渴是因为血容量不足，组织液无法自由补充血容量所致。不渴，说明问题的关键不在血容量和血浆渗透压方面，没有影响到血容量说明问题不在表部之组织液。那么另一个可能阻滞的地方就是胃肠黏膜。胃肠黏膜水饮停聚，阻滞阳气从胃外散于体表，不能发挥解表的作用，故发汗不解。病机明确了，那么治疗上，用桂枝解表必须以其他药物配合。其中茯苓渗胃肠黏膜之水饮于血中；生姜温化，刺激胃肠黏膜兴奋吸收多余的水液；甘草缓和水饮之刺激。

总而言之，五苓散的病机在于表部之组织液水热互结且血容量不足。茯苓甘草汤的病机是胃中水饮内停，压迫腹主动脉，阻滞阳气达表。可伴有心悸、厥逆（厥而心下悸）。茯苓甘草汤腹证是心下濡（软而无抵抗），扑扑而跳（腹主动脉搏动增强），心急迫（水饮凌心），有水气者。

中风发热，六七日不解而烦，有表里证，渴欲饮水，水入则吐者，名曰水逆，五苓散主之。（75）

中风发热，指太阳中风证，如发热、汗出、恶风、脉浮缓等。六七日不解而烦，有表里证，指六七日病当自解而未有缓解迹象，或用常规治疗太阳中风证的方药而无效，同时出现烦躁的症候。有表里证，表证如前述，发热恶寒等；里证则指心下痞硬欲吐等。若到此为止，尚不能确定是水逆，太阳和阳明里实证合病也是这样的表现。

渴欲饮水，水入则吐者，这是判断水逆的关键。渴欲饮水，说明血循环中水分不足，刺激了渴感中枢。而水入即吐，说明胃壁上有水饮停聚而不化（病理性黏液状分泌物），胃气欲驱之外出而不得，饮水后胃中水饮负担进一步加重，胃阳更受压迫而勃发，故欲吐。这叫水逆，所谓水逆者，因水饮而导致的胃气上逆也。

未持脉时，病人叉手自冒心，师因教试令咳，而不咳者，此必两耳聋无闻也。所以然者，以重发汗，虚故如此。（76）

病人叉手自冒心，见于桂枝甘草汤条文，因自觉心悸，心中空虚喜按所致。师因教试令咳，而不咳者，此必两耳聋无闻也，师令病人咳而不咳，说明病人听不见，故说此必两耳无所闻也。

外感病突发耳聋，伴心悸喜按，说明津液大虚，故说重发汗虚故也。

发汗后，饮水多，必喘；以水灌之，亦喘。（77）

发汗后，胃中阳气空虚，若饮水多，则胃阳虚不能化水，形成水饮停于胃中。阳气上逆欲驱水外出，因而致喘。

发汗后，毛孔开放，以水灌体表，毛孔受寒而骤然收缩，阳气不得外出，上逆于肺而喘。

发汗后，水药不得入口，为逆，若更发汗，必吐下不止。（78）

发汗后，水药不得入口，一方面是因为发汗大量损失了胃中阳气，中焦不得运化，故水药不得入口；另一方面，阳气外散为汗时带动了气机的上逆，也是导致水药不得入口的原因，这说明发汗的方法肯定不恰当，故为逆。若再次发汗，胃中阳气更虚，气逆更甚，则吐下不止。

发汗吐下后，虚烦不得眠，若剧者，必反复颠倒，心中懊憹，栀子豉汤主之。（79）

"发汗吐下后，虚烦不得眠，若剧者，必反复颠倒，心中懊憹。"病人经过了发汗、吐、下多种方法的轮番治疗（注意表达方法的不同，不是发汗、若吐若下，若是这样表达，则说明可能发汗、吐、下未必都有），无论原来是表证还是里证，都该消除得差不多了。但病人反而出现了虚烦不得眠，甚至反复颠倒，心中懊憹，说明病人的病灶在表之不出、下之不及的位置。我们前面提过，胸中心肺的位置相对于体表来说，是表之里；相对于胃来说，又是里之表。邪气内陷，必经胸中，胃阳外出，也必经胸中。本条的病位正是在胸中，故虽经汗、吐、下，但病人仍虚烦不得眠。其实，胸中若有实邪，则用吐法也是可能去掉的，如瓜蒂散证。"病如桂枝证，头不痛，项不强，寸脉微浮，胸中痞硬，气上冲咽喉，不得息者，此为胸有寒也，当吐之，宜瓜蒂散。""病人手足厥冷，脉乍紧者，邪结在胸中，心下满而烦。饥不能食者，病在胸中，当须吐之，宜瓜蒂散。"这两条邪虽在胸中，但可以通过瓜蒂散吐法祛除。胸中之病，能不能用吐去除，关键是病属"虚"还是属"实"。我们必须明白，在仲景医学体系中，"虚"与"实"有时与《内经》体系有完全不同的含义。《内经》认为邪气盛则实，精气夺则虚，虚实指代正气充足与否。而仲景医学体系中，"虚""实"含义不同，虚指致病因素或病理改变是无形的，而实指致病因素与体内有形的物质相结合，如水饮、肠胃内容物、瘀血等相互结合。本条中，栀子豉汤所治之证被称为虚烦，即指引起烦的致病因素不是有形的痰饮、水湿、宿食等，而仅仅是一团无形的热邪凝结于胸中。也正因为如此，栀子豉汤证不能用瓜蒂散吐法去除，因栀子豉汤证属于无形之邪。

无形之邪在胸中，还有一种情况是麻黄杏仁甘草石膏汤证。二者的区别是麻黄杏仁甘草石膏汤证病位在肺，故汗出而喘；栀子豉汤证病位在心胸，邪热逼迫心脏，故主要表现为烦躁，甚则反复颠倒，心中懊恼。

栀子色赤入血，形状极似心包，性味苦寒，故善清心包之湿热（相当于纵隔食管部位的炎症）。古书云栀子善清三焦屈曲之火，是说栀子能清心包之热，并通过三焦（全身微循环）最后从小便排除。本证热中夹湿，叶天士《温热论》说："夹风则加入薄荷、牛蒡之属，夹湿加芦根、滑石之流。或透风于热外，或渗湿于热下，不与热相搏，势必孤也。"这是治疗水热互结的大法。这里用淡豆豉透风于热外，栀子清热同时渗湿于热下。前面的五苓散证也一样，桂枝透风于热外，茯苓、泽泻、猪苓渗湿于热下。总的来说，只要是风湿热互结的情况，总离不开这一个大原则。

《药征》称栀子"主治心烦也，旁治发黄"。心烦需由热扰心包方可，非泛泛用治心烦也。

若少气者。栀子甘草豉汤主之。若呕者，栀子生姜豉汤主之。（80）

栀子甘草豉汤

栀子十四个（擘），甘草二两（炙），香豉四合（绵裹）。

上三味，以水四升，先煮栀子、甘草取二升半，内豉，煮取一升半，去滓，分二服，温进一服。得吐者，止后服。

栀子生姜豉汤

栀子十四个（擘），生姜五两（切），香豉四合（绵裹）。

本条所称少气，非气虚不足之谓也，是热扰纵隔，心中懊恼难耐时，感觉喘气困难的状态。用甘草的目的在于缓解急迫，因甘草一方面能减缓神经末梢对刺激的敏感性，另一方面其类糖皮质激素的作用有抗炎平喘作用。

呕者是胸中之湿热引动了胃气的趋病性，从而导致胃气上逆抗邪所致。生姜与栀子合用，一方面辛开苦降可以去除实热；另一方面，生姜能在外散胸中之邪的同时降胃气之逆。

发汗，若下之，而烦热，胸中窒者，栀子豉汤主之。（81）

本条也是采用发汗或下法后，表里证已解，胸中热不除，所以感到烦热、胸中滞涩，用栀子豉汤清热、散邪、利湿以除胸中之实热。

伤寒五六日，大下之后，身热不去，心中结痛者，未欲解也，栀子豉汤主之。（82）

伤寒五六日，大下之后，如果里实热，则会一泻而热退。但若表邪未解而用大下法，表邪就会陷于里。病人身热不去，提示虽入里，但仍在表中之里，因《伤寒论》提到身大热时，往往指表热。心中结痛，则揭示了病位是胸中，所以用栀子豉汤。

前面几条是本来病就在胸膈，本条的胸膈之病与下法引起表邪内陷有关。

伤寒下后，心烦腹满，卧起不安者，栀子厚朴汤主之。（83）

栀子厚朴汤

栀子十四个（擘），厚朴四两（炙，去皮），枳实四枚（水浸，炙令黄）。

本方证是伤寒下后表邪入里，陷入病位较低，除心膈外胃肠气机也受到影响，但没有形成实邪。故用栀子豉汤去豆豉（因病位低，用解表法从胸中外透已失其机，即胃气受损，上冲乏力），加厚朴消腹部胀满。

伤寒，医以丸药大下之，身热不去，微烦者，栀子干姜汤主之。（84）

栀子干姜汤

栀子十四个（擘），干姜二两。

上二味，以水三升半，煮取一升半，去滓，分二服，温进一服，得吐者，止后服。

《伤寒论》中，但凡谈到以丸药大下之，则说明使用的丸药含有巴豆，泻下很剧烈。同时，巴豆性热，能刺激肠道发炎，形成药源性里热证。

本条医以丸药大下后，表证入里，里无实积（即使有也被丸药大下消除掉了），身热不去，提示胸中有无形之热，微烦提示热扰胸膈。所以微烦而不是反复颠倒、心中懊憹，是因为大下后，胃气趋下无力上扰所致。

本方栀子清热，之所以加干姜是因为巴豆类丸药大下后容易下利不止，虽然巴豆助内热，但所助者为药源性邪热，此热栀子可清，但不代表胃阳不会受损。栀子清除内热后，若胃阳不复，就会演变成虚寒性下利，用干姜可保护胃阳。同时干姜与栀子配伍，也是辛开苦降的组合，能有力地祛除湿热。

凡用栀子汤，病人旧微溏者，不可与服之。（85）

栀子清热，病人旧微溏者，是脾虚寒的太阴病。脾虚寒的太阴病，治疗当温补为主，不宜清热，故不可服用栀子汤。但若确实病情需要，可仿照栀子干姜汤法，温清并用。

《伤寒论》中，大凡禁忌，均是指一般情况。特殊情况下不禁，即药物通过配伍可以弃性取用，即通过配伍平和其寒热之性，而利用其独特的治疗作用。

太阳病发汗，汗出不解，其人仍发热，心下悸，头眩，身瞤动，振振欲擗地者，真武汤主之。（86）

真武汤方

茯苓、芍药、生姜各三两（切），白术二两、附子一枚（炮，去皮，破八片）。

上五味，以水八升，煮取三升，去滓，温服七合，日三服。

"太阳病发汗，汗出不解，其人仍发热。"首先，太阳病采用发汗的治法肯定没有问题，也不能说医生一定是麻黄汤证用了桂枝汤，桂枝汤证用了麻黄汤之类的误治，而是可能有别的原因。

"其人仍发热，心下悸，头眩，身瞤动，振振欲擗地者。"其人仍发热可见表热未解，心下悸是心下有水饮，头眩是水饮上冲，身瞤动是指身体肌肉抽缩跳动，是身体肌筋膜间组织液增多，压迫牵拉肌筋膜，导致其反射性的抽动，振振欲擗地是指身体颤颤巍巍，时刻要倒地的样子，也是水饮上冲所致。

由此可知，本证之所以发汗不解，是因为有水饮内停。发汗后，汗虽出而饮不去，则热不随汗解反而引起阳气上逆且刺激水饮上逆，从而引起上述诸证。

真武汤中，茯苓专治水饮而有动者，即水饮为气所动者。故以茯苓为主，渗湿入血脉，则组织间水饮可消，饮去血脉不受压迫，则悸动可消。白术燥湿，可增加胃肠及全身对水液的吸收能力，故曰燥湿。茯苓重点是将水液渗入血循环从而经肾排出，白术则是增强组织对水液的吸收能力，最终被组织细胞所利用。芍药缓解平滑肌痉挛，扩张静脉，也能增加组织液回流。生姜助阳气，其辛辣性挥发油刺激胃肠黏膜既能增强水液的吸收，也可温胃气，将水饮化为汗液从毛孔透出，同时解除表邪，解决其人仍发热的问题。最后附子兴奋心脏和动脉系统，振奋循环系统，加快血液循环将水液代谢出体外。

此外，附子对全身沉衰的组织细胞均有振奋作用，只要是机能低下的三阴病均可使用。

咽喉干燥者，不可发汗。（87）

后面这几条是发汗禁例，发汗禁例也就是指禁止发汗的情况。这里的发汗禁例主要是指麻黄汤发汗。桂枝汤有补中的效果，是扶正祛邪的方剂，不一定不能用于发汗禁例。

发汗法本用于胃中津液不亏，体表津液浓集的情况，咽喉干燥为体内津液不足，故不可发汗。

咽喉干燥者，多属少阴热化证，应当用甘草汤、桔梗汤、猪肤汤之类，也可用时方升降散。

淋家，不可发汗，汗出必便血。（88）

淋指尿路感染，淋家，指长期反复尿路感染的病人，一般以慢性肾盂肾炎最为多见。慢性肾盂肾炎日久多致肾阴亏虚，应当使用养阴增液利湿的猪苓汤为主。若用汗法，津液上趋体表，肾中津液亏则热甚，炎症加重，就会发生尿潜血甚至肉眼血尿。

疮家，虽身疼痛，不可发汗，发汗则痉。（89）

疮家并不是指一个小疖子、小疮，而是指慢性疮疡反复不愈，日久贫血，甚至引起败血症等全身炎症性反应而身疼痛。此时津液不足、血分亏虚，不可发汗。发汗后津液更少，因肌筋膜失养而痉挛。

衄家，不可发汗，汗出，必额上陷脉急紧，直视不能眴，不得眠。（90）

衄家日久也会贫血。发汗后血分亏虚、津液不足、肌筋膜拘挛，就会导致太阳穴动脉急紧，提示脑神经支配的肌肉拘挛，并出现双目直视，这些都是要惊风的表现。不得眠也是血不养心，心中烦躁，故不得眠。

亡血家，不可发汗，发汗则寒栗而振。（91）

亡血家循环血量不足，若发汗则末梢循环缺血加重，为保持重要脏器供血，小血管会处于痉挛状态，故恶寒重乃至寒战。

汗家重发汗，必恍惚心乱，小便已阴疼，与禹余粮丸。（92）

汗家组织处于脱水状态，若继续发汗则血容量不足，为保证机体供血，会反射性地加快心率，故觉心乱。同时，血容量不足导致大脑缺血缺氧，从而使意识恍惚。排尿完毕后，膀胱三角区会反射性收缩，以排出残余的尿液，同时男性膀胱、前列腺收缩，将少量前列腺液排入尿道，对尿道有消毒作用。膀胱三角区缺乏黏膜下组织，是尿道感染及其他疾病的高发部位，血容量不足时局部供血不足，小便后局部收缩，故有酸疼不适感，伴发感染则更为严重。

禹余粮丸原方未知，从主药分析，应当以固涩下焦为主。

病人有寒，复发汗，胃中冷，必吐蛔。（93）

病人素体胃中虚寒，胃中有寒本应温中补虚，此时反而发汗，胃中阳气大量从体表丢失，使胃中虚寒更甚，运化功能障碍，就会呕吐。至于吐蛔虫，是因为病人本身就有蛔虫在消化道中，呕吐时顺便随胃内容物吐出来了，若本身没有蛔虫，也不会吐蛔。

本发汗而复下之，此为逆也；若先发汗，治不为逆。本先下之，而反汗之为逆；若先下之，治不为逆。（94）

本条是说，若正邪交争的重点在体表就应当发汗，若反而采用下的方法，就是误治，为逆。反之，为不逆。如阳明腑实证，小肠中津液因热病被大量吸收，胃肠内容物失去水分形成燥屎，燥屎阻塞于肠中，代谢毒素不但不能排出反而为人体所吸收，刺激中枢神经形成谵语，同时刺激机体致手足濈然汗出时，就必须先用下法急下存阴。否则，发展下去就会形成肠麻痹，即"不转矢气"时，就治疗乏术了。

伤寒，医下之，续得下利清谷不止，身疼痛者，急当救里。后身疼痛，清便自调者，急当救表。救里，宜四逆汤；救表，宜桂枝汤。（95）

"伤寒，医下之，续得下利清谷不止，身疼痛者，急当救里。"伤寒病用了下法，结果出现下利清谷不止。下利清谷不止就是泻下不止，其中含有不消化的食物，是脾胃虚寒的表现，提示是采用了大承气汤类的寒下法，而不是用了泻下丸药的温下法。若以丸药大下之，古代的泻下丸药多是含巴豆的大热药，就不会出现单纯的里虚寒证。病人出现了下利清谷，但仍然有表证的身疼痛，此时应当先救里，只有下利清谷先解决了，才能解决身疼痛。因下利清谷时，中焦阳气不足，无力输送阳气到体表抗邪，加之下利时阳气下趋，不具有外散出表的趋势，也不利于解表。此时，应当用温法先振奋脾胃功能，促进其血液循环和代谢机能。应在解决下利清谷后，随着阳气的充足，其恢复出表抗邪的趋势后再解表。救里用四逆汤，取其振奋中焦机能止泻的作用；救表用桂枝汤，取其解表兼有辅助胃气的作用。

从这一条我们应当得到启发。里虚时，直接用解表法并不一定合适，必须中焦阳气充足后，才可放心用解表法。而此时用解表法，应当用含有生姜、甘草、大枣、桂枝的桂枝系解表法。当然，也可以根据病情，在使用桂枝系解表法时，适当加用麻黄、党参，或加重芍药、生姜剂量则为新加汤。当然，若病情需要也可加附子、当归、吴茱萸、细辛等，如当归四逆汤、当归四逆加吴茱萸生姜汤等。

病发热头痛，脉反沉，若不差，身体疼痛，当救其里，四逆汤方。（96）

病发热头痛，提示有表证。脉反沉，提示阳气不能出表抗邪。解表法的基本原理是调动表部阳气抗邪，而在这种情况下，即使用解表法，也可能因表部阳气不足而无法获效，相反会使表部阳气更虚而身体疼痛。此时，应当治里，补充了里部阳气的不足，里阳足则可以出表抗邪，救里当然还是用四逆汤。

从本条我们应当得到启发。表证不解，里虚寒下利清谷时，要先救里。即使没有下利清谷，没有明显的里虚寒证，若脉象提示阳气没有出表抗邪，也需要先救里，令里阳能出表，方为正治。

太阳病，先下而不愈，因复发汗，以此表里俱虚，其人因致冒，冒家汗出自愈。所以然者，汗出表和故也，里未和，然后复下之。（97）

太阳病应当用解表法，先用下法，致阳气趋里而表证未解，故不愈。里虚未救里，复用汗法，为逆，徒伤正气而不能愈病。此时，病人因下法而里阳虚，复因汗法而表阳虚，身体呈现脱水的状态，就会导致血容量不足，甚至低血容量休克，影响大脑供氧，从而出现"冒"的症状，即眩晕、恍恍惚惚的感觉。

对于这种脱水导致"眩晕"的病人，脱水恢复后病人症状就会缓解。那么脱水恢复的表现就是体表有汗，皮肤不再干燥。脱水恢复后，病人若还有里实证的表现，则按阳明腑实证治疗，可选小承气汤、调胃承气汤、大黄甘草汤等，但一般不选用大承气汤。

需要注意的是，冒家汗出自愈绝不是指用发汗的方法治冒，而是把汗出当作成功纠正脱水的指征。

从这一条我们也可以发现，阳虚、津亏、气虚、血虚、痰饮的病人，仍然可以兼有里实证。但这种情况下，往往要先纠正虚，虚纠正了，病仍不愈时再纠正实，但往往需要酌减攻下的力度。

太阳病未解，脉阴阳俱停，必先振栗汗出而解。但阳脉微者，先汗出而解；但阴脉微者，下之而解。若欲下之，宜调胃承气汤。（98）

太阳病未解，脉阴阳俱停，就类似前条的表里俱虚，严重脱水，甚至低血容量休克的状态。由于寸口脉诊的是桡动脉，在脉搏很微弱时不如颈动脉敏感，故病人可出现桡动脉触不到脉搏或触到但极其微弱的状态，即脉阴阳俱停。此时，病人还有心跳，若触诊颈动脉，则可能还有搏动。阴阳指寸部和尺部，代表体表和内脏的阳气，即脉阴阳俱停。当外周血循环恢复时，阳气出表，就可能出现战汗的现象，即先振栗汗出而解。这里也是把汗出作为脱水纠正的标志，而不是指用发汗法。脱水纠正后，里部阳气不通，则提示有实邪阻滞，可用调胃承气汤。

注意，本条与上一条有一定的连贯性。

太阳病，发热汗出者，此为荣弱卫强，故使汗出，欲救邪风者，宜桂枝汤。（99）

这一条指的是桂枝汤证。发热汗出，还需要有其他表证的症状方可判为桂枝汤证，否则也可能是白虎汤证。营弱卫强也就是其他条文讲的卫气不共荣气谐和，机理之前已经分析过。营气，即血中之津液，即西医学所说的血浆之类。卫行脉外，可见卫气属于组织间液之类，而汗孔的开闭，也是卫气的功能范围。荣弱卫强，简单说，就是血液和组织液间的物质交换有了问题，表现为组织液不能及时补充血容量，反而通过出汗进一步造成津液丢失。

邪风，指引起太阳病桂枝证的病理改变。本证的病理改变在于体表血循环和组织液的功能异常，故用桂枝汤恢复营卫的功能。

伤寒五六日，中风，往来寒热，胸胁苦满，默默不欲饮食，心烦喜呕，

或胸中烦而不呕，或渴，或腹中痛，或胁下痞硬，或心下悸，小便不利，或不渴，身有微热，或咳者，小柴胡汤主之。（100）

小柴胡汤

柴胡半斤，黄芩三两，人参三两，半夏半升（洗），甘草三两（炙），生姜三两（切），大枣十二枚（擘）。

上七味，以水一斗二升，煮取六升，去滓，再煎，取三升，温服一升，日三服。若胸中烦而不呕者，去半夏、人参，加栝蒌实一枚；若渴者，去半夏，加人参，合前成四两半，栝蒌根四两。若腹中痛者，去黄芩，加芍药三两。若胁下痞硬，去大枣，加牡蛎四两。若心下悸，小便不利者，去黄芩，加茯苓四两。若不渴，外有微热者，去人参，加桂枝三两，温覆微汗愈。若咳者，去人参、大枣、生姜，加五味子半升，干姜二两。

本条是有关小柴胡汤证最有代表性的条文。"伤寒五六日，中风"，实际上是指伤寒或中风五六日。五六日尚不到太阳病自愈的正常病程，也不属于伤寒一日就传阳明的急进性病程。无论是病邪的烈性程度，还是机体正气的抗邪能力，都在不强不弱之间，病情也呈迁延性改变，这就是小柴胡汤，也就是少阳病的基本内涵。

感受伤寒或中风，到五六日的时候，如果阳气存在不足，就会向内收缩阵线到半表半里的部位，正邪交争的活跃部位也就到了半表半里。从微观角度讲，半表半里在人体主要为细胞间基质－纤维系统；从宏观结构讲，主要指胸膜和腹膜系统，尤其指胁下的腹膜系统，即大小网膜。大小网膜俗称板油，属于腹膜结构，以脂肪组织为主，内含大量吞噬细胞，具有重要的防御机能。腹膜为双层结构，两层腹膜间常有血管、神经和淋巴管走行。这些形成物依其本身结构特点和特定脏器联系而分别命名为韧带、网膜和系膜。

"往来寒热，胸胁苦满，默默不欲饮食，心烦喜呕。"此为著名的柴胡四证，是小柴胡汤的主要应用指征。柴胡四证中，以胸胁苦满尤为重要。因胸胁苦满是胸腹膜系统组织张力增高的主要反应，故无论外感热病还是内伤杂病，出现胸胁苦满者，都需要首先考虑使用柴胡或柴胡汤。

由于半表半里的微观病位为机体广泛分布的细胞间基质－纤维系统，故尽管胸胁苦满是柴胡汤证的最强使用指征，但即使无此主证，若有其他足够证据判断属于半表半里证时，也可使用柴胡或小柴胡汤。此时多须以脉为主（以左关脉为主的弦脉或弦滑脉），再结合其他表现如往来寒热、默默不欲饮食、心烦喜呕等。

邪伏于半表半里，正气足则病位向外推进而为表证，正气不足则病位向内后退而为里证。正邪交争，互有进退，病位不出半表半里，则会出现间歇性的恶寒发热，即为往来寒热。所以不能把往来寒热机械性地理解为恶寒发热交替发作，这种情况除了疟疾外极为少见，而应理解为恶寒发热间歇性发作。这是由于正气不足，不能持续抗邪所致。

"默默不欲饮食，心烦喜呕。"是因为病邪在网膜部位，能影响内脏功能但又非内脏直接发生病变。此症状是包裹内脏的网膜在内脏受到刺激后产生的间接反应，其中也包含牵涉痛的因素。因此产生的内脏不适感往往表现有定位不明确、影响范围广泛、似痛非痛、似胀非胀、烦闷不舒的特征。

"或胸中烦而不呕，或渴，或腹中痛，或胁下痞硬，或心下悸，小便不利，或不渴，身有微热，或咳者。"这属于小柴胡汤证的或然证，类似于现代所说的次证之意，含可有可无的意思。

胸中烦而不呕是胸膜间反应较腹膜间反应为重，即对胃脘部的刺激轻而对心肺的刺激重。渴是半表半里之热较重，灼烤血液循环系统，导致血浆晶体渗透压增高所致。腹中痛是网膜系统病变，以下腹部为主，刺激内脏感觉神经所致。胁下痞硬是胸胁苦满的进一步加重，是在网膜组织发炎肿胀的基础上，网膜张力增加并且变硬，提示有液态病理产物的局部堆积。心下悸是心下部位组织间有病理性水液形成，导致腹主动脉搏动的传导增强所致。小便不利是组织间液进入血液循环障碍，导致循环血量不足，形成的尿少，或刺激尿路，形成尿路炎症所致的尿路刺激征。不渴，身有微热，是水液循环没有障碍，但有表证的情况。咳则是胸膜病变刺激呼吸系统所致。

小柴胡汤证病理变化的核心是网膜系统发炎、肿胀、张力增高，从而引起以胸胁苦满为主的一系列表现。小柴胡汤中，柴胡能疏通半表半里，即打开半表半里通向表里两部的通道，使充斥于半表半里的组织间液向表部和里部分流并进入正常的代谢渠道，从而消除肿胀，缓解筋膜组织张力，这也是柴胡善治胸胁苦满的原因。半表半里因炎症刺激而代谢加快，柴胡缓解张力后，用黄芩清热，降低局部炎症反应，减少新生的炎症物质。半夏降逆化痰，善降肺胃之痰饮，可以把因柴胡宣透入阳明的病理性水液消除。由于发生柴胡证的根源是阳气不足，阵线向内收缩所致，故用生姜、大枣、甘草、人参扶助中焦阳气，可增强柴胡的宣透能力，有助于病邪还从表部而解。

小柴胡汤的或然证，方中每一证均有一种加减法。胡希恕认为一概应用小柴胡汤原方解决，加减法没有意义，盖为后人所加。也有人认为有意义。下面将加减法简单分析如下，至于是否采纳，就见仁见智了。

"若胸中烦而不呕者。"是胸膜间反应较腹膜间反应为重，对心肺的刺激重而对胃脘部的刺激轻。且胸中为太阳之部位，偏表，说明正气比小柴胡汤本证足，故去善降胃中痰饮的半夏，加善清胸中痰热的栝蒌实一枚。因正气比小柴胡汤本证足，故去人参，因人参主治在心下痞。

"若渴者，去半夏，加人参合前成四两半，栝蒌根四两。"渴，是半表半里之热较重，灼烤血液循环系统，导致血浆晶体渗透压增高所致。故减去清除水分的半夏，加大能生津液的人参用量，并用天花粉清组织间热而止渴。

"若腹中痛者，去黄芩，加芍药三两。"腹中痛是网膜系统病变，以下腹部为主，刺激内脏感觉神经所致。黄芩治疗热痞，重点在心下，而腹中部位偏下，故去黄芩加芍药缓解腹部平滑肌痉挛，改善组织血液循环而止痛。

"若胁下痞硬者，去大枣，加牡蛎四两。"胁下痞硬是胸胁苦满的进一步加重，在网膜组织发炎肿胀的基础上，有液态病理产物的渗出并堆积于局部，导致局部组织张力增加并且变硬。牡蛎软坚散结，善于消除淋巴系统肿胀及硬结。此外，凡局部形成结块者均可用之。由于牡蛎本身就善于降低感觉神经末梢过度敏感所带来的不适，故去有消除水液停留刺激感的大枣。

"若心下悸，小便不利者，去黄芩，加茯苓四两。"心下悸是心下部位组织间有病理性水液形成，导致腹主动脉搏动的传导增强所致。去黄芩是因为心下形成之水液属阴，需要加强代谢方可助其吸收。黄芩清热，用之降低代谢，所以去黄芩。茯苓渗湿，可将组织间水液渗入血循环并加速肾脏排出，故心下悸，小便不利者，去黄芩，加茯苓。

"若不渴、外有微热者，去人参，加桂枝三两，温覆微汗愈。"不渴，身有微热，是水液循环没有障碍，半表半里兼有表证的情况。兼表，说明正气较柴胡汤本证足，不渴说明津液不亏，故去补正气、生津液的人参，加桂枝解表。

"若咳者，去人参、大枣、生姜，加五味子半升，干姜二两。"咳是胸膜病变刺激呼吸系统，小支气管或肺泡有渗出刺激所致。病位高，正气较足，故去扶助中焦的人参、大枣、生姜，加五味子敛降肺部气机，解决肺气上逆致咳的问题，并有化痰作用。干姜主水毒积滞，能加强肺的代谢机能，有助于肺部渗出物的吸收从而减少刺激致咳。

血弱气尽，腠理开，邪气因入，与正气相搏，结于胁下，正邪分争，往来寒热，休作有时，默默不欲饮食，脏腑相连，其痛必下，邪高痛下，故使呕也，小柴胡汤主之。（101）

本条是对上条的注释性文字。血弱气尽，腠理开，邪气因入，与正气相搏，结于胁下，即是指本来是太阳伤寒或中风，因正气不足，正邪交争阵线收缩，而邪气结于胁下网膜部位。正邪分争，往来寒热，休作有时，默默不欲饮食，往来寒热的原因是正邪相争，而休作有时正说明这里的往来寒热是指间歇性恶寒发热。脏腑相连，其痛必下，邪高痛下，故使呕也，所谓脏指内脏，是指大小网膜包裹的内脏，而腑指大小网膜，即板油，板油属三焦，三焦为孤府。这里是说，网膜和内脏相连。其痛必下，是指网膜有病变，那么痛苦就会反映到网膜包裹的内脏。邪高痛下，是指胁下网膜位置高，其内包裹的胃肠位置低，邪虽在网膜，但不适可反映在胃肠，故称邪高痛下，因而出现呕的表现。因本条是前条的注释，故小柴胡汤主之。

服柴胡汤已，渴者属阳明，以法治之。（102）

小柴胡汤证服小柴胡汤，网膜之邪泻入表里二部。入表者随柴胡、生姜发表之力而解，入里者随半夏化饮之力而解。但里热盛时，半夏化饮反伤津助热，就会转化为口渴的阳明病。此时就需要按阳明法治疗。

之所以说以法治之而不说随证治之，是因为病性已经转入阳明，根本治法就要改变。若是小柴胡汤证还在，而增加口渴者，则可通过去半夏加栝楼根的加减法解决，就属于随证治之。

得病六七日，脉迟浮弱，恶风寒，手足温，医二三下之，不能食，而胁下满痛，面目及身黄，颈项强，小便难者，与柴胡汤，后必下重，本渴，饮水而呕者，柴胡不中与也。食谷者哕。（103）

得病六七日，是太阳病经尽之时。脉迟浮弱，迟是里虚，营血不足；弱是表虚，营卫不足；浮是到经不解，表证仍在。整体上是一个太阴病伴表证，或者叫太阳太阴合病的状态。恶风寒是正气虚而表证未解，手足温是太阴表证，即部分表部肌肉郁有湿热。医见手足温，认为是内有食积，因有食积的小孩手心是热的，所以就反复采取了下法。下法损伤了脾阳，寒湿之邪内生，同时在表之邪内陷入少阳，形成了少阳太阴合病。脾阳虚寒湿内生则不能食，少阳部位充斥湿热则胁下满。面目及身黄，颈项强，小便难者，是湿热在半表半里，熏蒸于外则面目及身黄；湿热停于胸胁，阻滞气机及水液运行，少阳经脉不和则颈项强（注意与太阳项背强不同，参见十枣汤证）；水液运行不畅则小便难。本证是太阴虚寒，且有湿热在半表半里，用小柴胡汤和解少阳。但清网膜湿邪（因本证为湿重于热而非热重于湿）的力量不足，太阴虚寒解决不了，柴胡、黄芩又属于清凉之品，更伤太阴阳气，故服用后少阳之湿邪并陷入太阴，中气并湿热下陷，故下重。

本渴饮水而呕者，这里的渴饮水而呕，是指类似于五苓散证的消渴、小便不利、饮水则吐的情况，是胃脘即组织间水饮充盛，多余的水液进入血液循环存在障碍，故渴，饮水则呕。此时，应当采用五苓散运化水湿，若采用小柴胡汤清泄阳气，则会导致中焦之气伴水湿下陷，出现下重的不良反应。

综合分析本条，疾病初起时就属于急性病毒性肝炎之类，表证仅是肝炎的前驱期，故到经后不解反而出现身黄。此时误下仅仅是导致病情转化的诱因，并不是说不误下就会好。但既然有太阴的虚寒与表部、半表半里的湿热，那么治疗的原则就应该是清少阳、利湿热、温脾阳并行。应当使用茵陈五苓散、茵陈术附汤之类，也不是不可用柴胡，但需采用既能解少阳又能温脾阳的柴胡桂枝干姜汤合清利湿热的茵陈五苓散方为对证。

伤寒四五日，身热恶风，颈项强，胁下满，手足温而渴者，小柴胡汤主之。（104）

伤寒四五日，是在太阳病自然病程七日的中期；身热恶风类似太阳病的发热恶风；颈项强如前条，提示少阳经气不利；胁下满提示少阳病腹膜有病变，类似于胸胁苦满；手足温而渴提示少阳之热有渐向阳明发展的趋势。本条的所有表现在上一条都可见到，但本条可用小柴胡汤，而上条不可用小柴胡汤，原因是前一条有小便不利，渴而饮水则呕的五苓散证，而本条的渴，则是少阳有热。上条的颈项强、胁下满是以水湿为主导致的少阳经气不利，而本条的颈项强、胁下满是以热为主导致的经气不利。

概言之，假如这两条说的都是肝炎的话，前一条倾向于湿重于热的黄疸型肝炎，而本条是热重于湿，也未提有无黄疸的问题。

伤寒，阳脉涩，阴脉弦，法当腹中急痛，先与小建中汤；不差者，与

小柴胡汤主之。（105）

小建中汤方

桂枝三两（去皮），甘草二两（炙），大枣十二枚（擘），芍药六两，生姜三两（切），胶饴一升。

上六味，以水七升，煮取三升，去滓，内饴，更上微火，消解，温服一升，日三服。呕家不可用建中汤，以甜故也。

伤寒，阳脉涩，提示循环系统功能有障碍，是表证；阴脉弦，提示存在内脏平滑肌及腹部筋膜的痉挛，是里证。腹中急痛，提示存在内脏平滑肌即腹部筋膜痉挛的证据。

先与小建中汤，小建中汤为桂枝汤倍芍药加饴糖。桂枝汤仍为解表，即改善血液循环；倍芍药则缓解内脏平滑肌及腹部筋膜紧张的作用增强；饴糖主要成分是麦芽糖，味甘性温，缓急止痛为主，用于腹中急痛。现代药理学研究尚无饴糖治疗腹痛的证据，考虑与糖类能迅速吸收入血，增加肠壁血管渗透压，扩张血管而改善痉挛有关。此外，与蔗糖（红糖、冰糖、白砂糖）比，麦芽糖甜度低，使得大量加入方中成为可能，若是用蔗糖，使用一升之多，可能会甜到无法下咽。

用小建中汤缓解内脏痉挛的同时解表，改善表里血液循环，故可用于治疗阳脉涩、阴脉弦的腹中急痛。

若不差，就是若服用小建中汤不好，就需要用小柴胡汤。服用小建中汤，胃肠平滑肌痉挛缓解后，仍然腹中痛、脉弦时，就说明是腹膜病变刺激胃肠引起的疼痛，即邪高痛下的疼痛，需用小柴胡汤消除腹膜肿胀疼痛，腹中急痛也就好了。

小建中汤适合用于胃肠津液不足，适用于胃肠道、腹壁肌肉濡润不足而痉挛性痛，但不适合于实热证及湿热证，因本方属于温补类药，呕吐患者以湿热和实邪居多，故不可用小建中汤。

伤寒中风，有柴胡证，但见一证便是，不必悉具。（106）

本条是指太阳病伤寒证或中风证，若出现柴胡四证中的一证，就可以用小柴胡汤，而不必全部具备。事实上，一大部分伤寒家也是这样处理的。但在实际应用中，应以胸胁苦满为主，其他情况，有半表半里的充分证据时方可使用，如脉弦。

凡柴胡汤证而下之，若柴胡汤证不罢者，复与柴胡汤，必蒸蒸而振，却发热汗出而解。（107）

本条是指小柴胡汤证，误用了下法。下法会令阳气从下而泄，从而导致正邪交争的部位进一步向内收缩，出现心下痞，甚至下重。但若柴胡汤证仍然在，说明阳气虽然下陷但没有发生质变，此时仍可用柴胡汤。蒸蒸而振，却发热汗出而解，是因为误下后正气内陷，重新从半表半里透出需要蓄积更大的力量故反应比较强烈。

伤寒二三日，心中悸而烦者，小建中汤主之。（108）

伤寒二三日，说明为太阳病早期，早期即出现变证，如果不是正气太虚就是邪气太盛。邪气太盛往往出现的是"颇欲吐，若躁烦，脉数急"的化热表现，而正气虚则往往出现本证。"心中悸而烦，是里阳不足，邪气内攻于胸中心包，导致心悸、心烦的表现，也属于逆传心包类的情况，类似于西医学感冒引起的心肌炎。

因心脏的问题仍然属于循环系统的问题，胸中也属于表部，为表中之里，故治疗上仍须从表而透。在桂枝汤的基础上，倍芍药加饴糖构成的小建中汤，能补中缓急，改善心脏血液循环，缓解悸而烦的急迫之象，并使邪气还从表而解。

太阳病，过经十余日，反二三下之，后四五日，柴胡证仍在者，先与小柴胡。呕不止，心下急，郁郁微烦者，为未解也，与大柴胡汤下之，则愈。（109）

大柴胡汤方

柴胡半斤，黄芩三两，芍药三两，半夏半升（洗），生姜五两（切），枳实四枚（炙），大枣十二枚（擘）。

上七味，以水一斗二升，煮取六升，去滓，再煎（取三升），温服一升，日三服。一方，加大黄二两。若不加，恐不为大柴胡汤。

太阳病，过经十余日，是指太阳病超过七日自愈的期限十余日。此时，纵有表证，也是轻微，或候其自解，或以麻桂各半汤、桂二麻一汤等小发汗法治疗。若已经变为柴胡证，则用小柴胡汤治疗。反用下法，则伤正气，表邪陷里。但既然过经而无变证，说明正气尚足，过经多日，又说明表邪已衰。这种情况下，纵然用下法，也可能导致阳气内陷不甚严重，则可不陷于里而陷于半表半里，或本来就是半表半里，只要是柴胡证，就可以先用小柴胡汤治疗。

呕不止，心下急，郁郁微烦，是半表半里腹膜之邪已经有明显向胃肠渗透的趋势，且刺激胃肠而出现上述症状，此时就需要在清解少阳的同时兼清阳明，用大柴胡汤。

本方还有与小柴胡汤相同的药味，如柴胡、黄芩、半夏、生姜，加大生姜用量是因为本方呕吐比较严重。去人参、甘草，是因为本方阳明实热较重，用甘补之品会增加阳明之热。加芍药、枳实、大黄，芍药能缓解内脏平滑肌及腹壁筋膜痉挛，从而缓和腹膜之邪刺激内脏后产生的反应，同时，舒张平滑肌能扩张静脉，改善微循环，有利于利用枳实、大黄的力量将传入阳明之热从大便导出。枳实导滞，且能降气除痞，用于本方中，能令胃中湿热之毒下行，在大黄的配合下排出体外，从而治疗呕不止，心下痞。

伤寒十三日不解，胸胁满而呕，日晡所发潮热，已而微利。此本柴胡证，下之以不得利，今反利者，知医以丸药下之，此非其治也。潮热者实也。先宜服小柴胡汤以解外，后以柴胡加芒硝汤主之。（110）

柴胡加芒硝汤方

柴胡二两十六铢，黄芩一两，人参一两，甘草一两（炙），生姜一两（切），半夏二十铢（本云五枚，洗），大枣四枚（擘），芒硝二两。

上八味，以水四升，煮取二升，去滓，内芒硝，更煮微沸，分温再服。不解，更作。

　　伤寒十三日不解，是太阳病已经过经数日，胸胁满而呕，是出现了小柴胡汤证，但小柴胡汤证不应该出现"日晡所发潮热"及"微利"的情况，因为前者是阳明腑实证的表现，不应当同时伴有微利。后来作者说明了原委，原来病人有柴胡证，医生用了下法但没有造成下利，于是医生加大了力量，用了含有巴豆类药物的丸药下之。巴豆性热，泻下力又很猛，就造成了发潮热的同时伴有微利。之所以没有解决发潮热，甚至进一步造成了发潮热，是因为巴豆性热，一般用于寒积，而不适合用于热积。本证是热证，所以巴豆虽泻下而热未清，甚至因巴豆刺激而引起胃肠之热更甚，因而潮热、微利并见。

　　治疗本病，首先要用小柴胡汤，把半表半里之邪解掉，以免邪气进一步内陷而加重内热。解除外邪后，再用柴胡加芒硝汤，芒硝咸寒清热，在肠道形成高渗状态可从肠壁吸收水分，并使肠道之热随大便而出。

　　对于本条，大家可能有一个共同的疑问，就是微利为何用芒硝？既然能用芒硝的话大黄行不行？

　　病人因巴豆有热，刺激肠壁发炎产生内热而形成潮热，但并没有形成燥和实，此时单纯清胃热应当用芒硝，原理见调胃承气汤。而且芒硝是容积性泻药，增加肠道水分而不被肠道吸收，对肠道本身也没有刺激作用，其作用是通过增加肠道水分并排出带走热邪，同时芒硝咸寒的本性也能很好地中和巴豆刺激之热。大黄也性寒，但其泻下作用是通过蒽醌类物质促进肠道蠕动，病人本身微利，加大黄刺激，显然不太合适。且本方芒硝用量甚少，主要取其清热而不取其泻下的意图也是十分明显的。

　　伤寒十三日，过经，谵语者，以有热也，当以汤下之。若小便利者，大便当硬，而反下利，脉调和者，知医以丸药下之，非其治也。若自下利者，脉当微厥，今反和者，此为内实也，调胃承气汤主之。(111)

　　"伤寒十三日，过经，谵语者，以有热也，当以汤下之。"这是属于太阳病表证已解，出现了阳明腑证的表现，但到底是热为主还是痞满燥实，需要根据具体情况选用不同的泻下汤剂，故说以汤下之。

若小便利者，大便当硬，说的是脾约的情况。脾约是一种大便干燥而小便量偏多的特殊状态，类似于现代的习惯性便秘。这个与外感热病的阳明腑实证不同，习惯性便秘是大便干燥，但积热并不严重，病位在大肠。而阳明腑实证病位在小肠，存在热积并重，且有毒素重吸收中毒的情况。因脾约故内热并不严重，所以即使用丸药下之出现下利，但脉仍调和，说明病情变化并不严重。由此可见，误下导致的后果严重程度，并不是由下法本身决定，而是由原发病情况决定。

"若自下利者，脉当微厥，今反和者，此为内实也，调胃承气汤主之。"这又是另外一种情况，伤寒过经，出现自下利，是因为阳气不足，转入了阴证。脉微厥，是指沉迟细弱之类虚寒的脉。若自下利的同时脉反而正常，就说明有内实，内实刺激而使脉搏增强，抵消了下利引起的脉的不足。属于实，但因为有自下利，故以清热为主，用调胃承气汤。这里的内实主要指热实，若是燥实，脉就不应和而是实，就该用大、小承气汤了。

太阳病不解，热结膀胱，其人如狂，血自下，下者愈。其外不解者，尚未可攻，当先解其外。外解已，但少腹急结者，乃可攻之，宜桃核承气汤。（112）

桃核承气汤方

桃仁五十个（去皮尖），桂枝二两（去皮），大黄四两，芒硝二两，甘草二两（炙）。

上五味，以水七升，煮取二升半，去滓，内芒硝，更上火微沸。下火，先食温服五合，日三服，当微利。

"太阳病不解，热结膀胱，其人如狂，血自下，下者愈。"这说的是太阳病合并了蓄血证。太阳病合并蓄血证是指病人本来是太阳病，但正邪交争的部位除表部外，还同时发生在体内局部的血液循环系统，尤其以膀胱部位多见。所谓膀胱，并非绝对指尿脬，而是泛指盆腔脏器的血液循环。因血液循环体系中，盆腔位置最低，受重力影响，盆腔静脉回流较差，故最易存在一定程度的瘀血。有外感热病时，血液循环受到影响，表邪最容易侵入此处而形成膀胱蓄血证。

需要说明的是，蓄血证不但并发于太阳病，也能并发于阳明病、少阳病。所以一部分伤寒家将他们分别称为太阳蓄血证，阳明蓄血证，少阳蓄血证或热入血室证。事实上，这三种蓄血证的病位均在下焦，三阳病各自并发的蓄血证并没有部位特异性，相反其蓄血发病的部位主要与该患者平素血液瘀滞的部位有关。所以在称呼上，我们主张称其为太阳病合病蓄血证、阳明病合病蓄血证、少阳病合病蓄血证，而不是直接称为太阳蓄血证、阳明蓄血证、少阳蓄血证。此外，蓄血证也不是三阳病分别对应的腑证，而是与三阳病可以并发的一种情况。

热邪进入以往就有一定瘀滞的下焦血液循环，形成毒血症，血中毒素刺激中枢神经，就会出现如狂或发狂的表现。如狂较发狂为轻，是血液尚没有凝结的状态，发狂是血液已经凝结为瘀血。这里需要澄清血瘀和瘀血的概念，血瘀是血液运行迟缓的状态，瘀血是离经之血或脉内之血凝结成块。本证是热入血分与少腹血瘀互搏所致。

其外未解者，指的是表部之邪尚盛，阳气与表邪搏击于体表，此时攻逐瘀血，会导致表部之热也随之入里，就会加重血分之热，所以说有恶寒发热脉浮等情况时，就要先解表。表证解后，单纯出现瘀热互结于少腹时，就可以用桃核承气汤攻逐血分瘀热。热与瘀血相搏，故局部会有拘急压痛感，就是少腹急结，但由于病位在膀胱黏膜下血循环中，而不是黏膜表面，故膀胱刺激征并不明显，也不影响总尿量。

桃核承气汤以桃仁为主，活血化瘀。现代药理研究发现本品无毒性，具有抗凝血、抗血栓、改善血流、抗炎、止咳、平喘、镇痛和抗过敏等作用，用在本方中主要发挥祛瘀血的作用。桂枝在本方中不是解表，而是通过增加动脉系统远心性泵血，推动瘀血排出，此外桂枝辛甘温，也可中和芒硝、大黄的寒凉之性，防止瘀血受寒而凝结。大黄活血化瘀，泻下攻积，推陈致新，有利于瘀血的排出，而芒硝软坚，可令大便松软而易于排出，其咸寒之性，在桃仁、大黄、桂枝引导下可深入血分，清除血分之热。

本方先食温服，就是指食前服，一般病位在胃脘以下的药物需要食前服，此外空腹服药有利于吸收。微利就可以将血分之热排出。

伤寒八九日，下之，胸满烦惊，小便不利，谵语，一身尽重，不可转侧者，柴胡加龙骨牡蛎汤主之。（113）

柴胡加龙骨牡蛎汤方

柴胡四两，半夏二合（洗），大枣六枚，生姜一两半，人参一两半，铅丹一两，桂枝一两半（去皮），茯苓一两半，大黄二两，龙骨一两半，牡蛎一两半（煅）。

上十一味，以水八升，煮取四升，内大黄切如棋子，更煮一两沸，去滓，温服一升。

伤寒八九日，是已经过经而病仍不愈。下之而出现胸满烦惊，小便不利，谵语，一身尽重，不可转侧者，是表邪内陷少阳、阳明，共同出现的症候群。邪陷少阳，邪入胸腔，影响到心肺功能，故持续胸满烦惊。邪气阻塞半表半里筋膜系统，影响微循环和水液运行，则小便不利。全身筋膜系统受到影响，则一身尽重，难以转侧。邪陷阳明，形成腑实，则谵语。

需要强调的是本条虽然三阳都受到影响，但核心是少阳，太阳和阳明只是因为少阳之邪弥漫，波及所致。

本方以柴胡、半夏、大枣、生姜、人参为小柴胡汤的基本内核，清泄少阳之邪，缓解半表半里胸腹膜及肌筋膜张力，将病邪泄入太阳、阳明以期通过汗下而解。龙骨、牡蛎、铅丹重镇安神，治疗惊恐不安。桂枝解表，茯苓渗湿入血脉中，主治存在的水邪与组织间的动悸。大黄清热通腑，使泄入阳明之邪以下法而解。

本方是一首临床应用广泛的妙方，主要用于神志疾病，运用恰当，对失眠、癫狂、抑郁，甚至中毒性脑病均有一定效果。但目前经方界对本方的使用也比较混乱，表现在使用指征不明确，要么出现所有条文中的症候方敢使用，要么泛泛用治神志病。为更好使用该方，将其使用指征明确如下。

首先，本方是在小柴胡汤的基础上化裁而来的，所以，应当有小柴胡汤的指征，如胸胁苦满，寒热往来等，而且柴胡类方剂，使用的指征应以左关脉为主，出现弦或弦滑。在此基础上，本方有龙骨、牡蛎、铅丹，故应有睡眠障碍、心烦、心悸、易惊等表现。其次，使用龙骨、牡蛎、茯苓，需要有动悸的特点，心悸、手抖、头颤，特别是触诊胸腹发现动悸不安时，适合使用本方。此外，有大小便不利的情况。总而言之，使用指征是：①以神志疾病为主治对象。②属于少阳柴胡证。③胸腹有动。④大小便不利。

伤寒腹满谵语，寸口脉浮紧，此肝乘脾也，名曰纵，刺期门。（114）

本条历代注家很多，但多随文敷衍，套用五行生克学说，虽然能讲通，但临床中却很难实用，或者有的注家则干脆不讲。

在这里我们既不打算随文敷衍，也不打算彻底放弃，根据临床实际，试做一解释。

从刺期门这一治法来看，这是一个少阳病的蓄血证，其疾病部位是大网膜组织中的血管。表邪入里，与大网膜内的瘀血相搏，就是本病的本质。有瘀血所以谵语，病在大网膜，刺激胃肠影响其功能，所以腹满。脉浮紧，是有表证未解。因少阳血脉不畅，所以阳气达表困难，刺期门畅通少阳，则阳气达表，浮紧亦可愈。

至于肝乘脾之说，是以肝指代少阳血分，脾指代大网膜覆盖的胃肠，肝属木，脾属土，木克土，顺行而下，故曰纵。

伤寒发热，啬啬恶寒，大渴欲饮水，其腹必满，自汗出，小便利，其病欲解，此肝乘肺也，名曰横，刺期门。（115）

本条是一个少阳部位的蓄水证，表证不解，传少阳，邪入少阳网膜，与水互结，影响三焦运化水液，则小便不利、渴欲饮水，饮水多则腹满。自汗出则表解，小便利则水去，故病欲解。本条是少阳病水邪互结影响表证不解，故说肝乘肺。

本条刺期门不是泄瘀血，而是行水气。内服药物治疗当以五苓散为主。

肝和肺是相克关系，肺克肝，此证肝反过来侮肺，所以说横。

太阳病二日，反躁，凡熨其背，而大汗出，大热入胃，胃中水竭，躁烦，必发谵语，十余日，振栗、自下利者，此为欲解也。故其汗，从腰以下不得汗，欲小便不得，反呕，欲失溲，足下恶风，大便硬，小便当数而反不数及不多，大便已，头卓然而痛，其人足心必热，谷气下流故也。（116）

太阳病二日，出现烦躁、躁动，提示要发生传经、传变了，也就是说不再是单纯的太阳病了，故说"反"。

"凡熨其背，而大汗出，大热入胃，胃中水竭，躁烦，必发谵语。"这是分析太阳病二日反躁的原因。太阳病表证未解，就采取熨背的方法强行发汗，病人大汗出胃中津液大伤的同时，表热和火熨之热乘机入胃，消耗胃中津液，胃内容物干燥，就会形成燥屎，燥屎与热相搏，就会产生腑实证的表现，如躁烦、谵语。

"十余日，振栗、自下利者，此为欲解也。"过十余日，人体自身修复的机能发挥作用，胃气恢复，胃中津液产生，就会软化燥屎，并以下利的方式将其排出体外，故这是病欲解的表现。

"故其汗，从腰以下不得汗，欲小便不得，反呕，欲失溲，足下恶风。"在未大便时，病人阳气（津液）不得下行，阻滞于上部，所以病人从腰以下不出汗，欲小便不得，胃气不得下则上逆，故反呕。阳气不得下行，下部机能失常，故欲失溲，失溲是指大小便失禁。足下恶风，也是阳气不能下行，卫护失司的表现。

"大便硬，小便当数而反不数及不多，大便已，头卓然而痛，其人足心必热，谷气下流故也。"大便硬、小便应数，这是脾约证（习惯性便秘）的一般表现。此人大便硬，小便反而不多，说明津液开始返回到肠道里，是阳气下行，自欲大便，病欲愈的征兆。到阳气下行，自欲大便（自欲大便区别于大便失禁），大便完后，阳气津液下泄，头部缺血，就会头卓然而痛，同时足心热，说明阳气开始上下周流，而不是阻滞于上部了。

太阳病中风，以火劫发汗，邪风被火热，血气流溢，失其常度，两阳相熏灼，其身发黄。阳盛则欲衄，阴虚则小便难，阴阳俱虚竭，身体则枯燥。但头汗出，剂颈而还，腹满微喘，口干咽烂，或不大便，久则谵语，甚者至哕，手足躁扰，捻衣摸床，小便利者，其人可治。（117）

"太阳病中风，以火劫发汗，邪风被火热，血气流溢，失其常度。"前一条是讲太阳伤寒用火劫发汗的情况，本条是讲太阳中风用火劫发汗后的情况。前一条太阳伤寒证，阳气充实，而此条太阳中风证本身就营卫不足，再加火热熏灼，就是邪风被火热。热灼血脉，血液运行失常，就会产生脉流薄疾，甚至迫血妄行而出血的情况。

"两阳相熏灼，其身发黄。"所谓两阳，即指前面的邪风被火热，是两种火热性的致病因素。邪风是指外感之邪，火热是指火劫之邪。二者共同作用于人体，感染性疾病会迅速加重，当产生血管内溶血时，皮肤就会因为胆红素的增多而发黄。

"阳盛则欲衄，阴虚小便难，阴阳俱虚竭，身体则枯燥。但头汗出，剂颈而还，腹满微喘，口干咽烂，或不大便，久则谵语，甚者至哕，手足躁扰，捻衣摸床"。阳盛则欲衄，是指火热过盛，导致出血性疾病。阴虚小便难，是因为津液虚竭，故无尿，属于肾前性无尿。阴阳俱虚竭，身体则枯燥，是指阳气津液均已虚竭，故身体呈现高度脱水的枯燥状态。但头汗出，剂颈而还，是阳气不能下行而上逆所致。腹满，微喘，口干咽烂，或不大便，久则谵语，是胃中水竭，形成燥屎，阻滞气机所致。甚者至哕，手足躁扰，捻衣摸床，这是胃气大虚，神气失守的失神危象。病情至此，生命垂危。

小便利者，其人可治，是指病人有正常的小便，而非指尿失禁。小便利，代表着体内津液恢复，保证了肾脏的血流量，是肾前性无尿得到纠正的表现，所以说其人可治。

伤寒脉浮，医以火迫劫之，亡阳，必惊狂，卧起不安者，桂枝去芍药加蜀漆牡蛎龙骨救逆汤主之。（118）

桂枝去芍药加蜀漆牡蛎龙骨救逆汤方

桂枝三两（去皮），甘草二两（炙），生姜三两（切），牡蛎五两（熬，味酸咸），龙骨四两（味甘平），大枣十二枚（擘），蜀漆三两（洗去腥，味辛平）。

七味，以水一斗二升，先煮蜀漆，减二升，内诸药，煮取三升，去滓，温服一升。

伤寒脉浮，是有表证，如前面两条的太阳伤寒或中风。以火迫劫之，津液耗竭，称为亡阳。火性炎上，以火劫发汗，必然是身体上部出汗更多，脱水也更明显。此时机体自身的调节机能就会令身体下部的组织液向上运行来补充上部丢失的体液，这一过程同时就会带动全身气机上逆。当气机沿着冲脉上逆时，就会使腹主动脉周围的细胞间基质 – 纤维网络系统产生运动，与腹主动脉搏动传导方向相反。二者相互作用，病人主观上就会感到胸腹气上冲，从而形成惊狂、卧起不安等症状。

治疗上以桂枝汤解表，桂枝增强动脉血循环系统远心性运动，在腹主动脉周围形成向下的运动，从而压制气机上冲，这就是桂枝治疗气上冲的机理。芍药松弛平滑肌，增加静脉回流，会通过下腔静脉系统导致上行性运动增强，加强气机上逆，故去芍药。大汗亡阳后，心阳（胸腔的热力）不足，若体液从下往上大量补充，不能及时被心阳运化，则津液会化为病理性的水饮，病理性水饮被火劫之热煎熬，则形成热痰，热痰扰动心包，就会增加惊狂的表现，故加蜀漆化痰。蜀漆为常山的嫩枝叶，能开阴伏之气，能劫蓄结之痰，在此处用于化痰以定惊狂。龙骨、牡蛎善镇惊安神，主要治疗心腹之动悸，牡蛎善治脐上之动悸，龙骨善治脐下之动悸。《药征》载龙骨"主治脐下动也，旁治烦惊失精"，牡蛎"主治胸腹之动也，旁治惊狂烦躁""牡蛎所治惊狂烦躁，似与龙骨无复差别。为则从事于此也久之，始知牡蛎治胸腹之动矣，学人亦审诸"，可资参考。

凡胸腹之动，均是组织间水饮停聚，增加了主动脉搏动的传导性所致，故龙骨、牡蛎治动，也与其化痰作用有关。

形作伤寒，其脉不弦紧而弱。弱者必渴，被火必谵语。弱者发热，脉浮。（119）

形作伤寒，是指病情貌似太阳伤寒证，即恶寒、发热、身疼之类。但伤寒脉应当浮紧（弦以候其形，紧以候其力，紧中自当包含弦象），这个病人脉不浮紧，弱提示营血不足。营血亏虚，滋润乏力，故渴。营血不足的情况下，若用烫、熨、熏等火疗的方法治疗，就会导致胃中津液干燥，燥屎内结，而发谵语。

"弱者发热，脉浮"与"形做伤寒，其脉不弦紧而弱，弱者必渴"联合分析，应当是素有阴虚血弱复感风寒的温病初起、表邪未解的情况。治疗上应当考虑解表，也要考虑内热，还要考虑营血不足，使用桂枝二越婢一汤较为合适。

太阳病，以火熏之，不得汗，其人必躁。到经不解，必清血，名为火邪。（120）

太阳病，以火熏之，不得汗，不得汗则表不解，表不解以火熏之则热不得外越而反助热。到经不解，说明这种情况最少持续七天以上，火热之邪持续耗伤津液，津亏则更难得汗，无汗则热无法从表而出，则必然内迫于血分，造成血分蕴热、血热妄行的情况。血分蕴热，可从鼻衄而解，即所谓"红汗"。若未衄，则进一步可形成血热互结的蓄血证，则可用桃核承气汤主之。"必清血"中的"清"在古代可指厕所之类，名词动用就是便血的意思，便血则血从下而解，也就达到了使用桃核承气汤的目的。若血热过盛，虽下血而热未尽解，则仍可用桃核承气汤，通因通用，因势利导治之，不可因畏惧下血而踌躇不前，因血热在里，热不清则下血难止。

本条的启示意义很大。我刚学医时，脉理未精，假期回家，有一少年求医，主诉为腹自痛。当时刚学小建中汤，跃跃欲试，未审病人唇红、舌老、便干、脉实即判为腹痛里急，而迫不及待地用上了小建中汤。服药三剂，病人即出现鼻衄，复详诊之，方知为大承气汤证，服之而愈。所谓火邪，一般指使用熏、烫、熨等治疗方法引起的病情加重。但临床实际中，若不当使用温补的内服药物，同样可以引起类似火邪的改变。

曾见一病人，因腰椎外伤后截瘫卧床八年，小便失禁，长期留置导尿管，时有尿路感染发生，其妻久候床榻，不离不弃，亦渐知医，时以抗生素注射以抗感染。年关已近，我回家过年，年后再来，病人已离人世，惊问前因，其妻言患者曾有发热，考虑抗生素副作用大，觅一私人开业之医以中药治之，服后即尿血不止，高热不退而亡。索其所用方剂阅之，有大量桂枝。

最近亦见一人，前列腺术后半月，偶有外感，慕名求一火神派医师诊治，方中生姜、桂枝、附子等药用量均在 40g 以上，药后外感症状顿愈而发尿血。仲景淋家、火邪之诫，可不慎乎？经方扶阳派，从来不主张无限制地滥用大剂量生姜、桂枝、附子等温阳药，所谓扶阳是在深入认识仲景理法实质的基础上准确使用经方，气为阳，津液亦为阳，若将扶阳机械地理解为多用生姜、桂枝、附子，则非我派传承。

在这里我们再深入认识一下桃核承气汤。本方与抵挡汤相比，貌似后方祛瘀的力量更强。历代著作中，多说前者用于血热将结的如狂，而后者用于瘀血已结的发狂。此固然为仲景原话，但仍不可以此浅视之，抵挡汤与桃核承气汤在组成上比较，少桂枝、甘草、芒硝而多水蛭、虻虫。桃核承气汤的桂枝并不用于解表，仲景原文中也说"其外不解者，尚未可攻，当先解其外，外解已，但少腹急结者，乃可攻之，宜桃核承气汤"，可见表不解时尚不具备使用桃核承气汤的条件。桃核承气汤中用桂枝，是利用其"降冲逆"的作用，增加动脉血液从腹部（腹主动脉）下行之力，而助桃仁、大黄向下排出瘀血，桂枝茯苓丸中用桂枝亦是此意。同时桂枝温通血脉的力量，可以防止芒硝、大黄、冰片伏血分之热，相反借其激荡血气之力使血易下。我年轻时曾悟一法治疗闭经，以桂枝、代赭石加入补肾养气血或疏肝活血类药物中，往往三剂药未尽剂月经即至。当时的考虑就是用桂枝激荡血行，将其迫血妄行的副作用在代赭石引血下行的引导下，定向作用于少腹胞宫促进月经来潮。桃核承气汤中大黄、芒硝、甘草组合是有一个调胃承气汤的方子在内。调胃承气汤是治疗阳明燥热的妙方，与大小承气汤相比，大承气汤重在治疗燥屎结于小肠，痞满燥实俱重；小承气汤行气之药多消痞除胀之力强而软坚通结力量弱；调胃承气汤则重在治疗燥热，即使无燥屎无痞胀，只要存在舌红苔黄而干，口干渴甚的，即可使用，渴减即停；大黄甘草汤则胃中有热即可使用以微和胃气。

桃核承气汤证乃热搏于血分，非以胃肠燥实为主，故病人见如狂而非谵语，以桃仁、桂枝活血的同时，以调胃承气汤从阳明清泄其血分之热。也就是说，桃核承气汤的血热程度要比抵挡汤严重得多，而抵挡汤的血瘀程度要比桃核承气汤严重得多。临床上，若脉滑数而无表热，腑气通而无宿食燥屎，亦非白虎汤证之气分热者，多为桃核承气汤证的血分之热。慢病久病，脉沉小滑或弦滑，腑气通而无燥屎者，亦多为桃核承气汤证，久久用之，多可见功。具体使用上，则多与柴胡类方合用，尤其以柴胡桂枝干姜汤使用频率颇高。本人以此治疗久治不愈的痤疮多人，均获良效。IgA肾病以镜下血尿为主，舌红少苔，脉沉弦滑，五心烦热，业界多以阴虚火旺辨证者，用本方颇宜。若瘀血日久的慢性病，需要用桃核承气汤时，也可合用抵挡汤，时下中药房多不备虻虫，则原方加水蛭粉即可，尤其以菲牛蛭粉为佳，但价颇贵。

抵挡汤所治，则为瘀血日久，血已结，热反不甚，脉多沉涩。若瘀血在络，肌肤甲错，则又是大黄䗪虫丸证了。

脉浮，热甚，而反灸之，此为实。实以虚治，因火而动，必咽燥，唾血。（121）

脉浮，提示为表证，浮脉分为浮紧、浮缓、浮滑，浮紧为腠理闭塞，浮缓为营卫不和，浮滑则是有石膏证或白虎汤证。热甚，在《内经》和《伤寒论》的语境中，有时指气分热，但很多情况下是暗指存在表证发热。《内经》中说"体若燔炭，汗出而散"就是指凡体表触之灼热的就属于表不解，应当用汗法。总而言之，脉浮、热甚是有表不解而发热的证候，此时表解自然热退。用灸法，灸是外来作用于皮肤的热源，第一个作用是助热，第二个作用是其势内攻，使热不得从表而散，因此热就会深入血分，伤耗津液，火热动血，从而出现咽燥，吐血。

微数之脉，慎不可灸，因火为邪，则为烦逆，追虚逐实，血散脉中，火气虽微，内攻有力，焦骨伤筋，血难复也。（122）

微数之脉，是津液不足而有热，此为灸法大忌。因灸法既助热又伤津液，只能导致热甚伤津、津伤火盛的恶性循环。火邪易动血，热入血分，心神受扰而不安，故烦逆。追虚逐实，就是前面所说的助热伤津。津伤热盛，则迫血妄行，为血散脉中。艾灸火力虽然不大，但直接刺激经脉穴位，能令热邪迅速传入内部血脉筋骨，导致血脉筋骨中津液受伤，失去濡润而枯燥，血分的津液就难以恢复了。

在内服汤药治疗时，遇到微数之脉，往往是既有血分不足又有交感神经的虚性亢奋，此时虽然有本身阳虚的因素，但也应当在扶阳的同时，使用百合、生地黄、人参、麦冬之类，抑制神经过度亢奋，这一点在治疗焦虑、抑郁、失眠类疾病时，应当特别注意。

脉浮，宜以汗解，用火灸之，邪无从出，因火而盛，病从腰以下必重而痹，名火逆也。（123）

脉浮是表证，应当用汗解。用火灸的话，热势攻逐的方向是向体内的，所以导致寒邪无从发散于外而入内。艾灸之热和表邪未散之热同时熏蒸体内，就会耗伤胃中津液，形成燥屎。燥屎形成，就会导致上下部气机及津液的循环阻断，阳气上逆而不降，下部得不到阳气，腰以下会感到重而麻木，也是属于火逆。

内服汤药解表也是发汗，用火灸的办法也能发汗，为何表证未解时用火攻就会导致火逆？这是因为，内服汤药的时候，是从中焦调取津液，循由内到外的顺序，利用阳气的趋病性和祛病性，最后通过微发汗，而使病变的机体恢复正常。发汗只是起效的标志和副产品，而不是治疗的目的。

火灸的方法就不同，直接从体表加热，外来的热源不具有趋病性和祛病性，相反会强力发汗导致津液更虚而更难使阳气到体表祛病，反而因津液虚生成燥屎或因热而迫血妄行，所以为火逆。

除了火逆外，上热下痹的体质状态在日常生活中非常多见。这种病人多表现为面红、目赤、烦躁、不寐，但同时又有腰部及下肢酸痛、痿软、发凉，究其原因，就是该患者长期处于紧张、焦虑状态，大脑兴奋过度，过多地调集阳气于身体上部，而下部的筋膜则处于痉挛状态。这种情况下，应当用柴胡桂枝干姜汤合当归芍药散来治疗，柴胡桂枝干姜汤一方面能清上热，另一方面干姜又能温中焦之寒，同时牡蛎、天花粉能打通胸胁之脉络，令阳气得下。在此基础上，当归芍药散则能有效舒展腰腹、下部筋膜及血脉的拘挛，令阳气得以灌注于下。曾治疗一退休高干，因刚刚退休，曾经的前呼后拥突然变为门前冷落，自己颇不能适应，而出现烦躁、不寐、耳鸣、面赤等上热的表现，同时又有腹泻、腹胀、纳差、腰酸腿软的问题，予此方治疗，获得良好的效果。

欲自解者，必当先烦，烦乃有汗而解。何以知之？脉浮，故知汗出解。（124）

疾病欲自解的实质，是阳气向病灶聚集，直至穿透病灶，在穿透病灶的过程中，往往会带出一部分代谢产物。从表解者，往往会随汗而解；从阳明解者，往往随大便而解；从血分解者，往往随出血而解。阳气在局部不断增加而欲透未透的时候，阳气的热力和张力增加就会导致烦。烦到一定程度，阳气透出皮肤或黏膜时，就会汗出而解。这里是说表证自解的过程，故脉浮。

曾治一例慢性荨麻疹的病人，全身反复起荨麻疹，随天气变化或劳累即加重，服用氯苯那敏后可暂时缓解，予防风通圣散方加黄芪，患者服药后，表现为皮肤痒甚，全身一片一片地依次出现较前更为密集的皮疹，出完后即不再发，多年荨麻疹遂豁然而愈。

亦曾治疗一高龄带状疱疹后遗痛的女性病人，予活络效灵丹合升陷汤，服药后原来疼痛处奇痒难耐，彻夜不休，至天明后痒止，遂不再痛。

烧针令其汗，针处被寒，核起而赤者，必发奔豚。气从少腹上冲心者，

灸其核上各一壮，与桂枝加桂汤，更加桂二两也。（125）

烧针是指将针扎入穴位后，通过加热针柄把针烧红，从而将热力传入穴位的方法。烧针令其汗，就是指用烧针的方法让病人发汗。烧针发汗，则上部阳气发泄而更虚，其中尤其以针刺之局部处阳气损耗更为严重。针刺局部导致阳气亡失，则易在针刺暴露的过程中感受寒邪。寒邪包裹烧针产生的热力，就会形成围绕针孔红肿的结节，就会导致核起而赤。

烧针发汗，上部阳气丧失，下部体液就会重新分布而向上部补充，津液向上的运行与腹主动脉向下的脉搏波相互作用，就会产生奔豚的反应，具体表现就是气从少腹上冲心。

灸其核上各一壮，是散掉针处所受之寒，解除寒邪对阳气的包裹。桂枝加桂汤是在桂枝汤的基础上再加桂枝（或肉桂）二两，增加阳气在腹主动脉分布区域的远心性运动，即降冲气，从而缓解气上冲。换句话说是补充了胸中的阳气，压制了下焦上冲的阴邪。

奔豚是《伤寒论》《金匮要略》中一种特有的病证表述，是指患者自觉胸腹有气上冲，但又无客观检查可以证实的一种疾病，类似于西医学的神经官能症。治疗奔豚的方剂除桂枝加桂汤外，就是苓桂剂中的苓桂术甘汤、苓桂枣甘汤及苓桂姜甘汤（茯苓甘草汤），以及《金匮要略》中的奔豚汤。可见，桂枝是治疗奔豚的主药，一般人认为桂枝的主要作用是解表、通阳、温通血脉，至多就是调和营卫，但这些都不好直接解释其治疗奔豚的作用。实际上，桂枝治疗奔豚，主要是借用其降逆气的作用。张锡纯认为："桂枝，味辛微甘，性温。力善宣通，能升大气（即胸之宗气），降逆气（如冲气肝气上冲之类），散邪气（如外感风寒之类）。仲景苓桂术甘汤用之治短气，是取其能升也；桂枝加桂汤用之治奔豚，是取其能降也；麻黄、桂枝、大小青龙诸汤用之治外感，是取其能散也。而《神农本草经》论牡桂（即桂枝），开端先言其主咳逆上气，似又以能降逆气为桂枝之特长，诸家本草鲜有言其能降逆气者，是用桂枝而弃其所长也。小青龙汤原桂枝、麻黄并用，至喘者去麻黄加杏仁而不去桂枝，诚以《神农本草经》原谓桂枝主吐吸

（吐吸即喘），去桂枝则不能定喘矣。乃医者皆知麻黄泻肺定喘，而鲜知桂枝降气定喘，是不读《神农本草经》之过也。"但张锡纯仅仅言及桂枝汤能升大气、降逆气、散邪气，却未深入地分析其原理。事实上，无论升、降、散，其背后的机理是一致的，就是桂枝能增强动脉系统搏动，增加血液的远心性（离心性）输出。因主动脉根部向上，增加主动脉输出则能升大气，腹主动脉向下，增加腹主动脉输出则能降逆气，因腹主动脉搏动波的向下传导，必然会通过无所不到的肌筋膜系统影响腹部平滑肌乃至胃肠的运动趋势，从而发挥降逆气的作用。而散邪气，则是得益于主动脉各级分支向外搏动的增强，从而改善了末梢微循环。

临床中，典型的奔豚气虽然也能见到，但不典型的气上冲，则比比皆是。具体表现为心烦、心悸、失眠、面赤、阵发性潮热、心下痞满，这类情况在焦虑症中一般都能遇到。所以在临床实践中，对奔豚气的症状判断是一方面，在脉象上也要特别注意，如果左右脉均出现长且硬，柔和性差，寸、关脉上涌之感强，则是属于冲气上逆的特征性脉象。而在体征上要注意腹诊，用手详细诊查腹部有没有随心跳明显搏动的结块，一般奔豚之人，最容易在腹部出现痞块，在某些地方的方言中，叫积气。

在治疗上，偏虚寒而气上逆为主者，用桂枝加桂汤，桂枝加桂汤证主要是心阳不足所致，加大桂枝用量温通心阳而防止下焦寒气上逆。曾治疗一中年男性，每于夜间醒来，即有寒气从胃中上冲，伴呃呃之声冲口而出。约半小时凉气吐尽，则又可安然入睡。予桂枝加桂汤原方，三剂而效，复以其方加沉香续服善后。

苓桂剂治疗的奔豚，则不止心阳不足的气上冲，往往还有脾阳不足及水饮内停而致的气与水同时上冲，舌可见胖大水滑，口中善吐涎，脉可见长而滑，病人可自觉肠鸣，腹诊可触及震水音等。我曾治疗一人，时觉腹中聚起一块，跳动不已，触之则成块，痞硬而跳动，曾以针灸刺痞硬处少愈，处以苓桂术甘汤加减而愈。后此人曾介绍多例此类病人，均以苓桂剂加减而愈。

苓桂术甘汤与吴茱萸汤合方，治疗痰浊头痛、眩晕有良好的效果。本类患者除有头晕、头痛外，多伴有恶心、吐涎沫等表现。我曾治疗一例中年女性病人，头痛、脉滑、苔腻，心悸乏力，多方治疗无效，处以此二方合方治疗得愈。一年后复发，核磁查出有较大垂体瘤，仍以此方治愈（症状缓解，垂体瘤拟择期手术）。

亦有证类奔豚，而以桂枝加桂汤或苓桂类方剂不效者，用张锡纯降胃镇冲汤（生龙骨、牡蛎、代赭石各八钱，生山药、生芡实各六钱，半夏、生杭芍各四钱，芒硝、苏子各二钱，厚朴、甘草各半钱）可效。曾治一四旬余妇女，诉十余年前因挑重物，力不能任，当时无事，后此证反复出现。发病时感胸中空豁，心脏如钟摆剧烈摇动，同时心悸不安、全身无力、惊恐不宁。曾多方求医，均无显效，后曾自愈一年余，随后又发，诸药无效。因本人下乡义诊，患者慕名而来，先由西医大夫诊治，听诊心律基本正常，心电图亦无明显异常，嘱其每日服用12.5mg美托洛尔片（半片）治疗。亦来我处，经询问病史如前，患者身体壮硕，诊舌脉如常，考虑为过劳伤气，予养心汤加减治疗，共十剂。

十余日后，患者电话来诉服西药及中药后无明显缓解，因而约其前来面诊。再见患者，诸证仍如前，脉弦且长，给予苓桂剂，加用丹参川芎嗪静脉点滴。心内科会诊无器质性病变，建议中医治疗为主。服药一周后仍然无效。苦思之际，忆起张锡纯之健胃镇冲汤使用指征正是双脉弦长，遂予该方五剂。药后疗效大出意料，症状竟完全缓解。复予八味地黄汤加生龙牡十剂善后。

详考苓桂剂与健胃镇冲汤二者之分别，前者多因心脾阳气不足，水饮上逆。而降胃镇冲汤所治，则是肝气上逆，激动冲脉之气亦上逆，致胃气不降而心神不宁，二者还是有一定分别的。特别是当右关脉硬而上逆时，往往提示冲脉有上逆，可加入代赭石镇摄冲气，否则不止治病疗效不佳，甚者往往服药则吐。

至于《金匮要略》中的奔豚汤，主要是针对少阳有邪犯冲气而致的奔豚，是另外一种病机，且奔豚汤中之甘李根白皮，药房多缺货，以桑白皮代之则疗效欠佳，故在这里就不深入探讨了。

火逆，下之，因烧针烦躁者，桂枝甘草龙骨牡蛎汤主之。(126)

火逆，下之，是指外感病误用了烫、熨等温热性外治法后，又采用了下法治疗。因烧针烦躁者，是指形成火逆的具体原因是错误地采用了烧针治疗，并且导致了病人烦躁。

本条文有一点费解的地方，如果把它理解为先火逆，又用下法，又用烧针，单纯从字面逻辑上说，当然没有问题。但导致火逆到底用了什么火疗法？烧针也属于火疗法之一，那么岂不是成了烧针复烧针，没有这么写的必要。再说即使不用烧针，其他原因导致的火逆也同样会引起烦躁。

如果把这一条理解为"火逆、下之、因烧针令烦躁"，即三者任选一种，下之又不好理解，下法一般不是导致烦躁，即使导致烦躁也是结胸之类，也不是桂枝甘草龙骨牡蛎汤治疗的范围。

所以我们可以这样理解，外感病表未解，火逆之后病不解，又采取了下法导致烦躁，或单单烧针引起烦躁，都可以用桂枝甘草龙骨牡蛎汤治疗。我们现在火逆的情况遇到的少了，即使是内伤杂病，遇到相同的症候，也可以用这个方剂。

其实，这个方子的本质，就是桂枝甘草汤加龙骨、牡蛎。

桂枝甘草汤的适应证是发汗过多，其人叉手自冒心，心下悸，欲得按者，是因为发汗过多，心阳（胸中血循环）丢失严重，下部组织液迅速上来补充，从而导致心下悸动、喜按的症状。桂枝甘草汤加龙骨牡蛎方证也是因为火逆、烧针、下法导致心阳大虚，下部组织液向上运行补充血容量，但同时有烧针的原因，导致神经系统受到影响，心阳浮越，故加龙骨、牡蛎重镇安神。

牡蛎治疗胸腹动悸，龙骨主治脐下动悸，动悸均为组织液向上运行时刺激神经所致。二者合用，治疗组织液（阳气）上逆引起的烦躁。

临床实践证明，生牡蛎有较好的治疗神经感觉异常的作用，我治疗各类神经官能症、胸胁窜痛、梅核气、咽部异物感等，往往加用牡蛎能取得较好的效果。

太阳伤寒者，加温针，必惊也。（127）

太阳伤寒表未解，加温针，病人受到惊吓的同时，大汗亡心阳，组织液上逆，刺激神经，故惊。

其实，不单是温针，外感发热表不解时，本来就周身疼痛，肌肤敏感，此时酒精擦浴、冰帽、冰块、凉盐水灌肠等物理退热手段，均易引起惊的反应。

太阳病，当恶寒发热，今自汗出，反不恶寒发热，关上脉细数者，以医吐之过也。一二日吐之者，腹中饥、口不能食；三四日吐之者，不喜糜粥，欲食冷食，朝食暮吐，以医吐之所致也，此为小逆。（128）

"太阳病，当恶寒发热，今自汗出，反不恶寒发热，关上脉细数者，以医吐之过也。"太阳病应当恶寒发热，病人不恶寒发热，自汗出，是表已解。但关上脉细数，是有胃中津液亏虚兼胃黏膜轻度发炎（涌吐药刺激）导致胃气上逆的表现，也是从这一点判断患者经过了吐法治疗。也就是说通过药物催吐，引动胃气上逆的同时激起阳气外泄，从而达到解表的目的。我们平常因饮食不当剧烈呕吐时，也会导致周身汗出，可见吐法可以解表。但用吐法解表，会损伤胃阳，同时也会导致胃气上逆。

"一二日吐之者，腹中饥、口不能食。"一二日吐之，是指得了伤寒病一二日就吐，此时没有经过病邪的消耗，胃气尚强，吐之伤胃气亦轻，所以腹中知饥，只是胃气上逆，所以口不能食，食之欲吐也。

"三四日吐之者，不喜糜粥，欲食冷食，朝食暮吐。"三四日吐之，是因为病程较长，胃气已经消耗比较明显，再用吐法，虽然表邪已解，但胃阳伤耗比较严重。糜粥是养胃的，不喜糜粥，则其他难消化的饮食更不能引起食欲，就比一二日吐之时严重得多，已经没有食欲了。那为什么会欲食冷食呢？这是因为吐法刺激胃黏膜发炎，有虚热，冷食性凉，故见了冷食物想吃。想吃是想吃，能不能消化又是另外一回事，胃虚又不能受纳运化腐熟食物，则食物在胃中停留后，还是会吐出，这就是朝食暮吐，也叫胃反。

不管怎么说，吐法所致的反应之所以被称为小逆，是指虽然吐法能引起胃气上逆，但它符合了向上向外抗御表邪的大趋势，没有造成表邪内陷胸中或与胃中宿食、痰浊互结而形成结胸、燥屎，也没有大下过度引起下利不止。而是表解了，但胃虚而气逆了。是大问题解决了，但出现了胃气虚而上逆的副反应，所以说是小逆。

吐法在古代是常用的治病方法，金元四大家的张从正还专门为此写过《汗下吐三法该尽治病诠》。古人没有洗胃的方法，吐法是去除误食有毒物品时常用的方法。但更多情况下，吐法还用于涌吐痰涎，治疗如癫痫、狂证、哮喘等有伏痰为患的疾病。我青年时曾听乡下人讲，有一当地名医，原本是一农民，务农为生，并不业医，偶然之间得医书一本，阅后即行医治病，专治癫痫。所用治疗方法为让患者服其自制的药面，服后从早到晚，狂吐十余次，休息几日后继续治疗，以愈为度。未用吐剂之时，嘱患者磨服铁锈水，据说曾以此治好过不少癫痫病人。

现在也偶有人用吐法治疗癫、狂、痫证及哮喘，但因为反应较大，过程凶险，比较少见。

有些外感较重的病人，服用解表药后也会出现呕吐。然处方中并无涌吐药，吐后也无不适，相反诸证减轻，再服则不吐。这种情况多为药物调动胃气抗邪外出，医患双方均应知情，以免临时慌张。这种呕吐也不能完全理解为由药物导致，《伤寒论》中的栀子豉汤，有人言其为涌吐药，其实不然，不可尽信。

太阳病，吐之，但太阳病当恶寒，今反不恶寒，不欲近衣，此为吐之内烦也。（129）

太阳病用了吐法，表解了，但出现了不欲近衣，也就是烦热的表现。这是吐法激发了胃气上逆并趋表，趋表则不欲近衣，上逆心胸则烦，故称之为内烦。因此烦非外邪化热入里之烦，而是内热上逆之烦。

本条主要是鉴别吐法后出现烦热的反应时表证是否还在，以及是否存在化热的问题。本条出现的情况，其实和太阳病汗之表解后，出现阳明气分证的情况比较接近，可以比照理解。

病人脉数，数为热，当消谷引食，而反吐者，此以发汗，令阳气微，膈气虚，脉乃数也。数为客热，不能消谷，以胃中虚冷，故吐也。（130）

前面的条文提到，太阳病使用吐法后，表解而有胃热时，会出现关上脉细数。本条则相反，是因发汗导致脉数，同时呕吐。伤寒发汗后，病人脉数、呕吐，最先考虑的就是鉴别是否进入阳明病，脉数是否为气分热证，呕吐是否为胃热导致的胃气上逆。

但胃热和胃寒在临床中其实很好鉴别。胃热者，必然是面赤、唇红、舌红、苔黄、脉滑数有力、食欲亢进。而胃寒则相反，面白、唇淡或嫩红、舌淡胖质润、苔白腻多津，或者纵然有部分黄苔也是浮于白苔之上且湿润，脉虽数但细弱无力。出现后者的情况时，就是属于条文中的"阳气微，膈气虚"。此时的脉数，要么是发汗药物的副作用，如麻黄有增快心率的作用，要么是大汗导致血容量不足，心律反射性加快所致。

太阳病，过经十余日，心下温温欲吐，而胸中痛，大便反溏，腹微满，郁郁微烦。先此时，自极吐下者，与调胃承气汤。若不尔者，不可与。但欲呕，胸中痛，微溏者，此非柴胡汤证，以呕故知极吐下也。（131）

"太阳病，过经十余日，心下温温欲吐，而胸中痛，大便反溏，腹微满，郁郁微烦。"太阳病过经十余日，是指太阳病超过了自然病程十余日，言下之意是有自愈的可能，纵然有邪也较轻。"温"通"愠"，是指懊恼不可名状，人恶心欲吐严重时会这样。胸中痛指有表邪入里化热刺激胸膈的因素，也有胃、食管发炎的因素，具体情况要具体分析。大便反溏，腹微满，郁郁微烦均是腹中有热，但未结实的表现。从后文可以看出，大便反溏是用下法导致的。即使不用下法，也有胸、胃中有热而没有结实的情况。

"先此时，自极吐下者，与调胃承气汤。若不尔者，不可与。"这里说明，前面的症状都是之前进行了强烈的吐下所致。欲呕，胸中痛，是吐所致，大便反溏是下所致。烦，是吐导致气上逆或丸药大热所致。无论如何，这个病的特点是胸腹中有热而未结实，遇到这种情况时，就可以用调胃承气汤。也就是说调胃承气汤是专清胃热的，而不是主要用来通燥屎的。即使是大便不干甚至大便溏，有胃热都可以用调胃承气汤，但大、小承气汤就不行。胸中痛也可以是栀子豉汤证，但栀子豉汤证更偏上、偏表，病位在胸中；调胃承气汤证偏下、偏里，病位在食管内部。若不尔者，不可与，是说虽然有前面的表现，但若不是吐、下所致的，也不一定能用调胃承气汤。这里头考虑的就是类似的栀子豉汤证、栀子厚朴汤证、小柴胡汤证。临证时要认真鉴别。

"但欲呕、胸中痛、微溏者，此非柴胡汤证，以呕故知极吐下也。"这句话说的就是这个道理。

太阳病六七日，表证仍在，脉微而沉，反不结胸，其人发狂者，以热在下焦，少腹当硬满，小便自利者，下血乃愈。所以然者，以太阳随经，瘀热在里故也。抵挡汤主之。（132）

抵当汤方

水蛭三十个（熬），虻虫三十个（熬，去翅足），桃仁二十个（去皮尖），大黄三两（酒洗）。

上四味，以水五升，煮取三升，去滓，温服一升，不下再服。

太阳病六七日，表证仍在，是说太阳病快达到自然病程了，但仍然没有痊愈。脉微而沉，一般是里虚寒证，但也可能是里结实证，或正邪阻滞凝结的结胸证。病人反而没有结胸的表现，出现发狂、少腹硬满、小便自利等症状，可以明确是少腹蓄血。少腹蓄血，还在循环系统，循环系统阻滞，所以表也解不了，就用抵挡汤解除瘀血，血液循环一通畅，表也就解了。所以太阳随经，是指太阳病表证本来就是循环系统的病变，所以引起了少腹瘀血与邪互结。

抵挡汤以君药命名，抵挡为水蛭的别名。水蛭、虻虫、桃仁为活血化瘀药，大黄为活血解毒泻下药，共同达到排出瘀血的作用。

从本条我们应当看到，脉微而沉是瘀血的一个表现。我们平常一旦遇到这种脉象，首先想到的是温阳益气补血之法，认为是虚证。但这里明确指出这是一个实证。遇到这种情况，我们一定要注意在脉微而沉的情况下，脉搏本身是否有力、明显，这是实证的证据。如果模棱两可，临床表现又支持有瘀血时，我们也可以在扶正的基础上采取祛瘀血的方法。

第二个问题我们要与桃核承气汤证联系起来看，桃核承气汤证表不解不可攻里，但本条是表不解也攻里，而且是里解表自解。"太阳病不解，热结膀胱，其人如狂，血自下，下者愈。其外不解者，尚未可攻，当先解其外，外解已，但少腹急结者，乃可攻之，宜桃核承气汤。"这二者的区别是从缓急而言，桃核承气汤里证虽剧但不急，故可先解表。抵挡汤证里证剧但表证微，太阳病六七日，故先攻里。从脉象上看，桃核承气汤证脉浮时，阳气在表，攻之则可入里。抵挡汤证脉微而沉，表部阳气不重，故攻之没有入里的危险。

太阳病，身黄，脉沉结，少腹硬，小便不利者，为无血也。小便自利，其人如狂者，血证谛也，抵挡汤主之。（133）

"太阳病身黄，脉沉结，少腹硬，小便不利者，为无血也。"这种黄，伴有小便不利、少腹硬，是膀胱气化不利导致的湿热发黄。

"小便自利，其人如狂者，血证谛也，抵挡汤主之。"同样是身黄、脉沉结、少腹硬，但小便自利，说明病在少腹，不在膀胱气化，那么就说明在少腹血循环。加上如狂，更说明是瘀血所致。所以用抵挡汤。

伤寒有热，少腹满，应小便不利，今反利者，为有血也，当下之，不可余药，宜抵挡丸。（134）

抵当丸方

水蛭二十个，虻虫二十五个，桃仁二十个（去皮尖），大黄三两。

上四味，杵分为四丸，以水一升，煮一丸，取七合服之，日卒时，当下血；若不下者，更服。

少腹满，小便利，说明不是蓄水是蓄血。有热是因血循环阻滞而表不

155

解，应用抵挡丸祛瘀血。抵挡丸与抵挡汤药味相同，抵挡汤也须研末，说明二者均须服用一定量的药渣方可取效。

太阳病，小便利者，以饮水多，必心下悸。小便少者，必苦里急也。（135）

太阳病，小便利，饮水多，心下悸，是病位在中焦，胃脘有水，所以心下悸。小便少，苦里急，是水蓄积在下焦，所以少腹里急，小便不利。

（三）辨太阳病脉证并治下

问曰：病有结胸，有脏结，其状何如？答曰：按之痛，寸脉浮，关脉沉，名曰结胸也。何谓脏结？答曰：如结胸状，饮食如故，时时下利，寸脉浮，关脉小细沉紧，名曰脏结。舌上白胎滑者，难治。（136）

这条说的是结胸和脏结的区别。结胸是表邪入里，结在胸中，属于水热互结；脏结则是纯虚寒体质下的痰瘀互结，往往是器质性病变，有可能指西医学的内脏肿瘤，白滑苔理解为虚寒，虚寒不能攻，故难治。

"按之痛，寸脉浮，关脉沉，名曰结胸也。"结胸是表邪攻下过早，邪气与阳气一并内陷胸中形成的水热互结证。事实上，有些能引起胸膜发炎及胸腔积液的实热性病变，也可不经攻下而直接形成结胸，如结核性胸膜炎、胸膜间皮瘤等。这种情况下，虽然用过攻下，但攻下也不是形成结胸证的绝对因素。按之痛，是因为阳气与病邪主要集中在胸中，刺激局部所致，按之痛也说明是有实邪。寸脉浮，关脉沉这一条很重要。结胸等于是在胸部形成了阳气的阻隔带，那么上焦的阳气下不去，就会出现病理性亢奋，所以寸脉浮，这个时候若出现但头汗出，颈项强，也是可以理解的。关脉沉，一方面是水热内结，所以脉沉，沉表示结在里面，另一方面，上焦阳气下不去，中焦就会阳气不足，也是沉的原因。

"何谓脏结？答曰：如结胸状，饮食如故，时时下利，寸脉浮，关脉小细沉紧，名曰脏结。"脏结是在内脏虚寒的体质因素下，由于运行气血津液功能障碍而导致的阴性病理性物质凝结，此时也会有胸腹部按之痛的表现。

缓慢而发的内伤病，正邪交争反应不强烈，故饮食如故。当然饮食如故也说明脏结的部位不在胃和食管，否则到晚期时进食也会困难。时时下利是虚寒的表现。寸脉浮，也是脏结阻滞气机，阳气不能下行所致。关脉小细沉紧，是痰饮瘀血内结的表现。这种情况，因阳虚而不能攻，只能采取慢慢温化的办法，所以难治。

脏结无阳证，不往来寒热，其人反静，舌上胎滑者，不可攻也。（137）

这一条说明，脏结是虚寒体质上的内伤性痰饮瘀血凝结，所以无阳证，不往来寒热，其人反静。舌上苔滑是因为阳虚，所以不可攻。

病发于阳而反下之，热入，因作结胸；病发于阴而反下之，因作痞也。所以成结胸者，以下之太早故也。（138）

病发于阳，主要是指有太阳表证。太阳表证应当用汗法，若是错误地采用了下法，就有可能导致表部阳气和病邪同时进入胸中而形成水热互结的结胸。病发于阴，是指发病之初是三阴病，有表证，但存在阳气的不足。阳气不足用下法，就会使中焦阳气更虚，表邪入里，遏制脾胃运化功能，水饮内生，从而形成痞。

"所以成结胸者，以下之太早故也。"太阳病表邪未解，用下法会导致表邪入里而成结胸，所以说是下之太早故也。

结胸者，项亦强，如柔痉状，下之则和，宜大陷胸丸。（139）

结胸患者，胸中阻隔，导致阳气上下不通，颈项部经络阻滞，故项强如柔痉状。下之阳气通畅，则颈项可变柔和。因是结胸，所以宜大陷胸丸。

结胸证，其脉浮大者，不可下，下之则死。（140）

结胸证，脉浮大，是阳气浮于表部，还没有完全结实，完全结实时应该沉紧。此时不可下，若用下法，阳气陷于里，则结胸更甚，故曰下之则死。

结胸证悉具，烦躁者亦死。（141）

结胸证悉俱，病人烦躁，是有了阳气浮越，此时不可下，下之则阳气脱，不下则结胸证不解。进退两难，故曰死。

太阳病，脉浮而动数，浮则为风，数则为热，动则为痛，数则为虚。头痛发热，微盗汗出而反恶寒者，表未解也。医反下之，动数变迟，膈内拒痛，胃中空虚，客气动膈，短气躁烦，心中懊憹，阳气内陷，心下因硬，则为结胸。大陷胸汤主之。若不结胸，但头汗出，余处无汗，齐颈而还，小便不利，身必发黄。（142）

大陷胸汤方

大黄六两（去皮），芒硝一升，甘遂一钱。

上三味，以水六升，先煮大黄，取二升，去滓，内芒硝，煮一两沸，内甘遂末，温服一升，得快利，止后服。

"太阳病，脉浮而动数，浮则为风，数则为热，动则为痛，数则为虚。"太阳病，是说患者有太阳表证。脉浮而动数，浮则为风，是指有表证；数则为热，是指体内某些部位有炎症反应；动则为痛，动脉指脉搏滑数有力，应指跳突如豆，但搏动的部位较狭小，节律不够均匀的脉象，是体内有炎症刺激的同时，因疼痛导致脉管拘挛，从而形成局部跳突如豆的情况；数则为虚，是指病人存在胃中阳气亏虚，向外宣发阳气无力，有导致体表阳气向胸中内陷的趋势。数代表热，脉搏一般随体温升高而加快，同时数也可代表虚，心脏泵血功能减弱时会代偿性地使心率加快。数则为虚也是对后文引起结胸原因的提示，即使用下法虚其胃气，导致表邪内陷所致。

"头痛发热，微盗汗出而反恶寒者，表未解也。医反下之，动数变迟，膈内拒痛，胃中空虚，客气动膈，短气躁烦，心中懊憹，阳气内陷，心下因硬，则为结胸。"头痛，发热，微盗汗出，而反恶寒者，表未解也，患者发热恶寒，汗出显然是表未解，表未解而用下法，表邪内陷，与水饮结于胸中，阻滞气机，因而动数变迟。膈内拒痛是阳气内陷，正邪相争于胸中所致，胃中空虚是因下伤阳气所致。客气动膈，是指邪热扰动胸膈，阳气升降障碍，故短期烦躁，心中懊憹。实际上，发生结胸证时，胸腔因疼痛刺激发生限制性呼吸困难，这是短气的西医学原因。阳气内陷是下法所致，因存在胃中空虚的情况，下陷至胃脘，因而心下因硬。从这一点上看，结胸并不局限于胸部，也可弥漫至胃脘。

大陷胸汤，大黄泻下，芒硝清泄胸胃之热，甘遂攻逐胸中水饮。三药配合，可达到湿热俱清的效果。

"若不结胸，但头汗出，余处无汗，齐颈而还，小便不利，身必发黄。"若不结胸，小便不利，是表明阳气内陷后阻滞于少阳三焦，气机阻滞于胸胁，阳气不能降而上逆，故但头汗出，余处无汗，齐颈而还。水气阻滞，湿热互结，则蕴结而发黄。

伤寒六七日，结胸热实，脉沉而紧，心下痛，按之石硬者，大陷胸汤主之。（143）

伤寒六七日，是表证应当自然缓解的阶段，此时出现里证的表现，攻里的机会就比较多。结胸热实，脉沉而紧，心下痛，按之石硬者，均提示从胸部到心下痰热水饮互结严重，局部刺激症状明显，故用大陷胸汤。

伤寒十余日，热结在里，复往来寒热者，与大柴胡汤。但结胸，无大热者，此为水结在胸胁也，但头微汗出者，大陷胸汤主之。（144）

"伤寒十余日，热结在里，复往来寒热者，与大柴胡汤。"本条通过热结在里和往来寒热两条主证，明确说明了大柴胡汤的主治是治疗少阳与阳明腑实证的合病。"但结胸，无大热者，此为水结在胸胁也。但头微汗出者，大陷胸汤主之。"无大热指的是表无大热，前面提大柴胡汤，那么说明半表半里也无大热。结胸的部位就是胸腹，相对于表和半表半里，属于里部。虽然外无大热，但病变局部水饮凝结的地方，则不排除有炎症刺激导致的湿热。所以这种情况称为水结在胸胁。但头微汗出，是因为结胸阻滞气机，阳气不降而上逆所致。

太阳病，重发汗，而复下之，不大便五六日，舌上燥而渴，日晡所小有潮热，从心下至少腹，硬满而痛，不可近者，大陷胸汤主之。（145）

本条是结胸而偏燥热者。太阳病反复发汗再采用下法，导致胃中津液枯竭，而不大便五六日。舌上燥而渴，日晡所小有潮热，提示内有燥屎且津液大亏。从心下至少腹硬满而痛不可近者，提示不单有肠道燥屎的问题，还有腹膜系统的炎症或渗出物的刺激，故用大陷胸汤，攻下逐水。

本条与大承气汤的区别就是"从心下至少腹硬满而痛不可近"，这是腹膜刺激征，可见，大陷胸汤主要是针对胸腹膜病变的。

小结胸病，正在心下，按之则痛，脉浮滑者，小陷胸汤主之。（146）

小陷胸汤方

黄连一两，半夏半升（洗），栝蒌实大者一个。

上三味，以水六升，先煮栝蒌，取三升，去滓，内诸药，煮取二升，去滓，分温三服。

小结胸病，是指痰热蕴结于胃脘部的一类病变。部位正在心下，因有痰热实邪，所以按之则痛，但尚未结实，故脉浮滑。用小陷胸汤，半夏化痰泄水，瓜蒌清化痰热，黄连清热燥湿。

太阳病，二三日，不能卧，但欲起，心下必结，脉微弱者，此本有寒分也。反下之，若利止，必作结胸；未止者，四日复下之，此作协热利也。（147）

太阳病二三日，出现不能卧，但欲起，是属于强迫体位。因胸腹部位有形物质压迫或有疼痛性刺激，故说心下必结。

"脉微弱者，此本有寒分也。反下之，若利止，必作结胸。"是说如果病人的脉象是微弱的，说明素体脾胃虚寒。虚寒证又出现心下结，就属于脏结之类。脏结本来是不可下的，但是此时用了下法。用了下法后下利反而停止了，说明这个本有寒分的人是经常下利的，这就是脏结的时时下利。那么利反而止了，说明是表邪内入化热与本有的水液凝结，阻滞了水液下行，所以利反止，那么就是结胸了。

"未止者，四日复下之，此作协热利也。"利没有止，到第四日又下利了，这说明热没有与水结，水还是下行的，是表邪没有入里，表邪还在。伴有表邪的下利，就叫协热利。

太阳病下之，其脉促，不结胸者，此为欲解也。脉浮者，必结胸也；脉紧者，必咽痛；脉弦者，必两胁拘急；脉细数者，头痛未止；脉沉紧者，

必欲呕；脉沉滑者，协热利；脉浮滑者，必下血。（148）

太阳病下之，其脉促，不结胸者，此为欲解也，这是说太阳病本来应该解表反而用了下法，然机体的抗病能力强，表邪没有入里，所以不结胸。但出现了脉促，提示正气在努力上冲，防止表邪内陷，那么就有自解的机会。

脉浮者，必结胸也，是说若出现了寸脉浮、关脉沉的现象，是表邪内陷凝结于胸，阳气上逆的现象，所以说必结胸。

脉紧者，必咽痛，是表邪没有内陷到胸中而是凝结到了咽喉，在咽部寒热互结，所以必咽痛。

脉弦者，必两胁拘急，是表邪陷入少阳，导致两胁拘急。

脉细数者，头痛未止，相当于太阳病欲解而未解的状态，即"脉浮细而嗜卧者。"

脉沉紧者，必欲呕，脉沉紧，是下法导致脾胃虚寒而水饮凝结于胃，胃气不降，所以必欲呕。

脉沉滑者，协热利，脉沉滑，是表热陷入胃肠，故协热利。

脉浮滑者，必下血，脉浮滑，是下法导致热邪陷入血脉，迫血妄行，血气妄行而浮越，故脉浮，热邪入血，故脉滑。

本条以脉言病，并非强调某种脉一定出现某种病，而是指出太阳病误下后可能出现各种变证，而不是只会导致结胸。

病在阳，应以汗解之，反以冷水潠之，若灌之，其热被劫不得去，弥更益烦，肉上粟起，意欲饮水，反不渴者，服文蛤散。若不差者，与五苓散。寒实结胸，无热证者，与三物小陷胸汤，白散亦可服。（149）

文蛤汤方

文蛤、石膏各五两，麻黄、甘草、生姜各三两，杏仁五十个，大枣十二枚。

"病在阳，应以汗解之，反以冷水潠之，若灌之，其热被劫不得去，弥更益烦，肉上粟起，意欲饮水，反不渴者，服文蛤散。"病在阳是太阳表证，应当发汗，此时反而采用物理降温的方法，用冷水降温，就会导致毛孔闭塞而热量无法散发，从而发热更甚，无汗而形成鸡皮疙瘩。意欲饮水，是热盛所致，反不渴者，是阳气内蕴形成水饮。本条是水热互结表不解，故当用文蛤汤解表清热，发越水气。越婢汤加杏仁，降气平喘，文蛤能够清在表的阳郁之热，又能行皮下之水。文蛤散仅文蛤一味，无发表之力，恐非仲景本意。

若不差者，与五苓散，是因水液阻滞三焦气化，小便不利，此时，单纯发表清热无效，应当用五苓散化气行水。

"寒实结胸，无热证者，与三物小陷胸汤，白散亦可服。"寒实结胸，无热证，用温下法，故用三物白散。但寒实结胸不同于脏结，脏结是阳气亏虚，时时下利，此时用三物白散也不太合适。

太阳与少阳并病，头项强痛，或眩冒，时如结胸，心下痞硬者，当刺大椎一间，肺俞、肝俞，慎不可发汗，发汗则谵语。脉弦，五六日，谵语不止，当刺期门。（150）

太阳与少阳并病，是指太阳病未罢，又出现了少阳病。头痛项强是太阳病未解。眩冒、时如结胸、心下痞硬，是少阳气机阻滞，同时伴有阳气上逆的表现。刺大椎、肺俞、肝俞，疏解太阳、少阳经气。太阳、少阳同时发病，因少阳存在阻滞，太阴又存在不足，所以用发汗法效果不好且伤津液，故不可发汗。发汗后津液虚，胃中形成燥屎，就会谵语。若脉弦，谵语不止，有可能是少阳热入血室，所以刺期门。

妇人中风，发热恶寒，经水适来，得之七八日，热除而脉迟身凉。胸胁下满，如结胸状，谵语者，此为热入血室也，当刺期门，随其实而泻之。（151）

妇人中风，发热恶寒，是太阳表证。经水适来是指太阳表证期间恰好来了月经，到了七八日，热除而脉迟身凉是指表证已解。胸胁下满，如结胸状，谵语者，此为热入血室也，当刺期门，随其实而泻之，指表证解了，但出现胸胁下满，是少阳证的表现，不发热、如结胸状、谵语，说明热邪进入了血分。因太阳病时来月经，血分是空虚的，热邪很容易进入。这种情况下，就需要把血分的热泄出来，所以刺期门。

妇人中风，七八日，续得寒热，发作有时，经水适断者，此为热入血室，其血必结，故使如疟状，发作有时，小柴胡汤主之。（152）

这一条说的是，妇人得了太阳中风证，到七八日本来要好了，但恰好赶上这时候月经没了，同时出现寒热往来的表现。月经断的原因是热入血室，血液凝结所致，不是正常的经期结束。血液凝结，阳气往来不畅，与瘀血搏结，所以往来寒热。用小柴胡汤疏通少阳之凝滞，就可以解决往来寒热的问题。

妇人伤寒发热，经水适来，昼日明了，暮则谵语，如见鬼状者，此为热入血室。无犯胃气及上二焦，必自愈。（153）

妇人伤寒发热，恰好赶上来了月经，邪热随血室空虚进入血分，热灼血分，故谵语。昼日阳气外出，离开血分，所以昼日明了。夜间阳气入于阴分，所以谵语。因为病人还来着月经，且昼日明了说明阳气内陷不严重，还有外出之机，所以邪热有表解和随经血而泻的双重机会，故可以自愈。但前提是不能再去消耗胃气或伤耗太阳、少阳之阳气，否则造成阳虚内陷，就难以自愈了。

伤寒六七日，发热微恶寒，支节烦疼，微呕，心下支结，外证未去者，柴胡加桂枝汤主之。（154）

伤寒六七日，是太阳病接近自愈的时候，此时反而出现支节烦疼即全身关节烦疼。微呕，心下支结，是少阳病的心烦喜呕、胸胁苦满的类似证。外证未去，是指表证还未解。这种情况下，用小柴胡汤与桂枝汤的合方，同时治疗太阳和少阳。

伤寒五六日，已发汗而复下之，胸胁满，微结，小便不利，渴而不呕，但头汗出，往来寒热，心烦者，此为未解也，柴胡桂枝干姜汤主之。（155）

柴胡桂枝干姜汤方

柴胡半斤，桂枝三两（去皮），干姜三两，栝蒌根四两，黄芩三两，牡蛎二两（熬），甘草二两（炙）。

伤寒五六日，正是太阳病可能传少阳柴胡证的阶段。已发汗而复下之，导致表阳、里阳都虚，邪气就凝结在半表半里胸胁的部位，因此出现胸胁满微结。小便不利说明胸胁满阻滞气机的同时还阻滞了水液下行，比小柴胡汤对水液运行的阻滞要严重。渴而不呕，但头汗出，往来寒热，心烦者，渴是津液阻于胁下不能循环；不呕是胃脘无水饮停聚；但头汗出是少阳阻滞，阳气不能循环而上逆；往来寒热是少阳不解；心烦是少阳之热上扰心包。

对于本证的治疗，关键是解除阳气和水液上下的阻隔，平息阳气的上逆。方中柴胡疏解少阳，解除胸胁张力增高引起的胸胁满；生牡蛎破胸胁之微结而畅通津液之通路；天花粉破痰热之结而润燥；黄芩清少阳之热；桂枝降水气之逆，令津液得下而解除但头汗出，小便不利；干姜、甘草补中焦而促进脾胃运化。

柴胡桂枝干姜汤的使用范围很广，凡是由于胁下少阳阻隔，上焦有热，脾胃有寒的情况均可使用。临床中可用于肝胆胰腺疾病、糖尿病、自主神经功能紊乱、自汗、低热等多种疾病。

伤寒五六日，头汗出，微恶寒，手足冷，心下满，口不欲食，大便硬，脉细者，此为阳微结，必有表复有里也。脉沉，亦在里也。汗出为阳微，假令纯阴结，不得复有外证，悉入在里，此为半在里半在外也。脉虽沉紧，不得为少阴病。所以然者，阴不得有汗，今头汗出，故知非少阴也，可与小柴胡汤。设不了了者，得屎而解。（156）

"伤寒五六日，头汗出，微恶寒，手足冷，心下满，口不欲食，大便硬，脉细者，此为阳微结，必有表复有里也。"伤寒五六日，是太阳传入少阳的时间。头汗出提示存在阻隔上下阳气的病理性改变，微恶寒是表未解，手足冷是阳气内郁不能透达于表，心下满，口不欲食，大便硬，提示了病理改变的性质和病位，即存在胃气不降。脉细，是脾胃功能衰弱，运化障碍，从而导致胃气不降，水谷传导缓慢。必有表复有里也，说的正是表未解的同时存在胃肠功能障碍，胃气不降的问题。

"脉沉，亦在里也。汗出为阳微，假令纯阴结，不得复有外证，悉入在里，此为半在里半在外也。"脉沉代表病在里，汗出是阳气上冲，是阳微结的表现。如果是纯粹的阴寒内结，阳气不足就不会上冲，也就不会汗出。故这种情况是阳气结在少阳，故说是半在里半在外。

"脉虽沉紧，不得为少阴病，所以然者，阴不得不汗，今头汗出，故知非少阴也，可与小柴胡汤。设不了了者，得屎而解。"这一条里，前面提到脉细，又说到脉沉，又说到脉沉紧，总之就是沉细紧脉。沉细紧脉一般来说是少阴病，但这个情况是还有但头汗出，提示是阳气郁结，而不是阳气不足，故不得为少阴病，用小柴胡汤也提示了这一点。若小柴胡汤不愈，是少阴已解而阳明未解，所以要用攻下的方法，即调胃承气汤等。

本方可用柴胡桂枝干姜汤。

本条使我们知道，少阳病也可有脉细沉紧，恶寒，手足寒等四逆的情况。但头汗出暴露了本质，是阳气被郁，为少阳病。

伤寒五六日，呕而发热者，柴胡汤证具；而以他药下之，柴胡证仍在者，复与柴胡汤。此虽已下之，不为逆，必蒸蒸而振，却发热汗出而解。若心下满，而硬痛者，此为结胸也，大陷胸汤主之；但满而不痛者，此为痞，柴胡不中与之，宜半夏泻心汤。（157）

半夏泻心汤方

半夏半升（洗），黄芩、干姜、人参各三两，黄连一两，大枣十二枚（擘），甘草三两（炙）。

上七味，以水一斗，煮取六升，去滓，再煮，取三升，温服一升，日三服。

"伤寒五六日，呕而发热者，柴胡汤证具；而以他药下之，柴胡证仍在者，复与柴胡汤。此虽已下之，不为逆，必蒸蒸而振，却发热汗出而解。"这句话是说有小柴胡汤证，没有用小柴胡汤，而是用了其他药物攻下。病人的柴胡证没有变化，就可以再给予小柴胡汤。因为下后柴胡证仍在，所以不为逆，但毕竟下后半表半里的阳气有一定程度的内陷，所以再解时反应比较大，因而蒸蒸而振，却发热汗出而解。

"若心下满，而硬痛者，此为结胸也，大陷胸汤主之。"若误下之后，柴胡证已经发生变化，形成了结胸证，此时就需要用大陷胸汤了。

"但满而不痛者，此为痞，柴胡不中与之，宜半夏泻心汤。"痞是自己感觉心下胀满、痞塞不通，但没有压痛。这一方面是因为下法导致了胃气虚，另一方面是由于表邪入里，最终结果是虚湿热互结。

对于这种虚湿热互结于心下的情况，就要用半夏泻心汤治疗，其基本原理就是辛开苦降。辛开，是指用辛温的药物宣散入里之湿，苦降是指用苦寒的药物降入里之热。在此基础上再用甘补之法振奋脾胃功能，促进运化。因为痞证是病发于阴而下之所致，存在脾胃阳气的不足。作为辛开苦降的典型代表方剂半夏泻心汤，以干姜、半夏辛散，黄芩、黄连苦降，人参、甘草、大枣扶正健脾促进运化，在临床中有非常广泛的用途。

太阳少阳并病，而反下之，成结胸，心下硬，下利不止，水浆不下，其人心烦。（158）

太阳病未罢，少阳病又起，为太阳少阳并病。太少并病，当太少双解，可辨证选用柴胡桂枝汤、柴胡桂枝干姜汤之类。但凡有少阳病，均有太阴的不足，换句话说，太阴不足是形成少阳病的主要内因。太阳少阳并病，太阴不足，反予下法，太阳少阳之邪入里，故成结胸。邪结心下，故心下硬。太阴本虚，下之气陷，故下利不止。湿热结于上，中气陷于下，脾胃不运化，故水浆不入。结胸在中，阳气不得上下，热扰心膈，故烦。

脉浮而紧，而复下之，紧反入里，则作痞，按之自濡，但气痞耳。（159）

脉浮而紧，是太阳伤寒，本应当用麻黄汤发汗，反而采用了下法，致阳气陷于中焦，影响运化，则作心下痞。痞和结胸不通，主要是脾胃本身运化功能的障碍，有形的实邪不明显，故按之自濡，濡即无抵抗感，故称之为气痞。所谓气痞，即气机运化不畅所致之痞。

太阳中风，下利，呕逆，表解者，乃可攻之。其人漐漐汗出，发作有时，头痛，心下痞，硬满，引胁下痛，干呕，短气，汗出，不恶寒者，此表里未和也，十枣汤主之。（160）

十枣汤方

芫花（熬，味辛苦），甘遂（味苦寒），大戟（味苦寒），大枣十枚（擘，甘温）。

三味，等分，各别捣为散。以水一升半，先煮大枣肥者十枚，取八合，去滓，内药末。强人服一钱匕，羸人服半钱，温服之，平旦服。若下少病不除者，明日更服，加半钱，得快下利后，糜粥自养。

"太阳中风，下利，呕逆，表解者，乃可攻之。"本条所讲的下利呕逆，并非太阴病脾阳虚的下利呕逆，否则不可用攻下法，也不一定要先解表，而是要先救其里，宜四逆汤。下利止，胃气复，方可解表。本条的下利呕逆，是实证，是胸胁及心下有水饮停聚（悬饮），从而形成的下利呕逆，这种下利呕逆虽然表面上有下利，但治疗上仍然需要用攻逐水饮法，而不能单用温中健脾法。但这种情况下，如果有表证，则应该先解表，若不先解表，攻下后表部的阳气陷于里，反而会形成结胸或痞之类疾病。

"其人漐漐汗出，发作有时，头痛，心下痞，硬满，引胁下痛，干呕，短气，汗出，不恶寒者，此表里未和也，十枣汤主之"。这一系列的症状，均是悬饮阻于胸胁所致的一系列反应。漐漐汗出，发作有时，是饮邪阻于胸胁，影响呼吸运动，用力呼吸所致。头痛是胸胁水邪阻滞，气机上逆所致。心下痞，硬满，引胁下痛是饮邪导致局部张力增加所致。干呕是阴邪刺激胃上口所致，短气是悬饮阻滞，气机不降所致。汗出不恶寒是表已解，但存在里证的持续刺激，故称为表解里未和。

十枣汤攻逐水饮，是治疗悬饮的主方。芫花、甘遂、大戟是峻下逐水药，大枣在这里有两方面作用，一是缓和药性及解毒作用，缓解其余三药的毒性。二是缓解悬饮产生张力的刺激作用，大枣能缓解水液停聚产生张力对神经末梢的刺激。

太阳病，医发汗，遂发热恶寒，因复下之，心下痞，表里俱虚，阴阳气并竭，无阳则阴独，复加烧针，因胸烦，面色青黄，肤瞤者，难治；今色微黄，手足温者，易愈。（161）

"太阳病，医发汗，遂发热恶寒。"太阳病本就发热恶寒，"遂"字之后的发热恶寒和太阳病本身的发热恶寒病机上有了变化。恶寒是发汗后伤阳，阳气虚对体表失于温煦所致，发热表明表证未解。

"因复下之，心下痞，表里俱虚，阴阳气并竭。"是医见发热不去，以为是里实证，所以又用下法，结果表邪入里，结于心下，故心下痞。发汗则表虚，下之则里虚，故称表里俱虚，汗下导致阳气阴液俱损，故称阴阳气并竭。

"无阳则阴独，复加烧针，因胸烦，面色青黄，肤瞤者，难治。"无阳则阴独，这里的阳泛指阳气、阴液，而这里的阴，则是指病邪。这句话是指汗下伤耗阳气、阴液，体液代偿性重新分布，向心下集中，而胃阳又大伤，不能运化代偿而来的体液，体液化为水湿，故心下痞，此为阴。复加烧针，则阳气进一步外泄，而火邪则循经内扰，因而胸烦。面色青黄是火邪伤及肌肉筋骨所致，肤瞤是津液大亏不能养筋所致。

"今色微黄，手足温者，易愈。"色微黄，是胃气尚存，肝脏真脏脉未现，手足温是阳气尚存，故易愈。

心下痞，按之濡，其脉关上浮者，大黄黄连泻心汤主之。（162）

大黄黄连泻心汤方

大黄二两，黄连一两。

上二味，以麻沸汤二升渍之，须臾绞去滓，分温再服。

心下痞，是指心下痞塞不通的胀满之感，按之濡，是指局部按之无抵抗，说明没有有形的物质积聚，通过这一点可以与大小结胸病鉴别。本条的结胸，纯为火气上逆，故其脉浮而滑，用大黄黄连泻心汤清热泻下除痞。

调胃承气汤也清胃热，但治疗气逆而痞，则以黄连为主。

心下痞而复恶寒，汗出者，附子泻心汤主之。（163）

附子泻心汤方

大黄二两，黄连、黄芩各一两，附子一枚（炮，去皮，破，别煮取汁）

本条之心下痞，仍然是指胃热上逆导致的热痞。而恶寒汗出，是在表的阳气不足，即胃中有热且气逆，而表部的阳气不足。

本以下之，故心下痞，与泻心汤；痞不解，其人渴而口躁烦，小便不利者，五苓散主之。（164）

本条是鉴别热痞与水痞。泻心汤的痞是热痞，不存在小便不利，有关脉浮、心下濡等表现。而水痞有渴欲饮水、水入即吐等表现，故用五苓散。

本条再一次说明，误汗、误下并不是只产生一种结局，具体产生什么变证，还是要根据实际表现综合判断。

伤寒汗出，解之后，胃中不和，心下痞硬，干噫，食臭，胁下有水气，腹中雷鸣下利者，生姜泻心汤主之。（165）

生姜泻心汤方

生姜四两（切），甘草三两（炙），人参三两，干姜一两，黄芩三两，半夏半升（洗），黄连一两，大枣十二枚（擘）。

上八味，以水一斗，煮取六升，去滓，再煎取三升，温服一升，日三服。

伤寒汗出，解之后，胃中阳气津液损失过多，胃黏膜血循环变差，消化液和蠕动能力均不足，导致消化功能下降，从而出现胃中不和。心下痞硬是胃蠕动减慢。干噫，食臭是指嗳气，其中充满未消化的酸腐味，是肠胃中消化液不足。胁下有水气，腹中雷鸣下利者，是小肠对水液吸收功能产生障碍，小肠积液所致。治疗上，以改善胃肠功能为主。

本方为半夏泻心汤减干姜用量，加生姜。用半夏泻心汤辛开苦降，治疗心下痞硬；生姜含挥发油可刺激胃肠血液循环，振奋胃肠机能，从而去水气、助消化，可治疗消化不良以及肠道水液增加所致的嗳腐吞酸、肠鸣下利。

伤寒中风，医反下之，其人下利，日数十行，谷不化，腹中雷鸣，心下痞硬而满，干呕，心烦不得安。医见心下痞，谓病不尽，复下之，其痞益甚，此非结热，但以胃中虚，客气上逆，故使硬也，甘草泻心汤主之。（166）

甘草泻心汤方

甘草四两，人参三两，干姜三两，黄芩三两，半夏半升（洗），黄连一两，大枣十二枚（擘）。

上七味，以水一斗，煮取六升，去滓，再煎取三升，温服一升，日三服。

"伤寒中风，医反下之，其人下利，日数十行，谷不化，腹中雷鸣，心下痞硬而满，干呕，心烦不得安。"伤寒中风本应发汗，而反下之，表邪入里，里气下陷，故下利，日数十行。谷不化，腹中雷鸣，是下法损失胃肠阳气，肠胃消化功能障碍，水液吸收障碍形成肠道积液所致。心下痞硬而满，干呕，心烦不得安，一方面是下伤阳气，胃肠蠕动障碍；另一方面是有气机上逆扰心（胃气下陷后的体液反射性上逆所致）。这种气机上逆扰心，是泻心汤类方用黄芩、黄连的主要根据。

"医见心下痞，谓病不尽，复下之，其痞益甚，此非结热，但以胃中虚，客气上逆，故使硬也。"心下痞本来就是气陷，再下之气更陷而火更逆，故其痞益甚。"此非结热，但以胃中虚，客气上逆"，这几句话是关键，非结热，也就是非热结的意思，就是说里面没有燥屎内结，所以不能下。胃中虚，客气上逆，是病机的关键，是指下法损失胃中津液后，身体下部的体液要向上运动补充，其趋势是上逆的，这一逆，加重了心下的痞满，因为胃气以下降为顺。

治疗上，在半夏泻心汤辛开苦降除痞满的同时，加大甘草用量，可缓解气机上逆之急迫，用以解除心烦不得安。

后人常用本方治疗复发性口疮，因口疮离不开湿热、心火，与本方相对应故。另外，甘草有类糖皮质激素作用，能抗炎，也是本方用于口疮有效的原因。本方用于口疮时，甘草用量可加大。

伤寒服汤药，下利不止，心下痞硬。服泻心汤已，复以他药下之，利不止，医以理中与之，利益甚。理中者，理中焦，此利在下焦，赤石脂禹余粮汤主之。复利不止者，当利其小便。（167）

"伤寒服汤药，下利不止，心下痞硬。"伤寒服汤药，一般来说，根据《伤寒论》的惯例，如果服汤药泻下，一般是用苦寒泻下，若是用丸药泻下，一般是热性的巴豆类泻下药。二者产生的结局也不同，苦寒泻下产生的一般是阳虚下利。热药泻下，一般是下利伴内热。本条应该是形成了生姜泻心汤、甘草泻心汤等证，所以通常来说，用泻心汤是对证的。

"服泻心汤已，复以他药下之，利不止，医以理中与之，利益甚。理中者，理中焦，此利在下焦，赤石脂禹余粮汤主之。"服泻心汤，下利已经见效，但可能心下痞还没有完全好，所以医生又用其他药物泻下，结果直接造成了下利不止、滑脱不禁。理中汤是专门治疗太阴病的腹满吐利，主要作用是温中健脾，可服了理中汤以后下利更严重。为什么更严重，仲景给出的理由是由于一再泻下，造成了下焦的滑脱不禁，需要用固涩的方法来治，理中汤仅仅是运化脾胃机能，但没有固脱的作用，所以不见效。那么固涩下焦用赤石脂禹余粮汤。其中的两种药都是肠黏膜保护药，类似于西药的双八面体蒙脱石散。赤石脂主要成分为水化硅酸铝，能吸着消化道内有毒物质及食物异常发酵的产物等，对发炎的胃肠黏膜有局部保护作用，并对胃肠道出血有止血作用。禹余粮为氢氧化物类矿物褐铁矿，有抑制肠蠕动的作用。本条服理中汤后利益甚的原因，各家均无论述，我考虑其原因应当是反复用下法刺激肠胃后，肠道处于炎症状态，此时再用有刺激性的理中汤就会暂时性地引起下利加重。此时，用具有黏膜保护和吸附毒素作用的赤石脂和降低胃肠蠕动的禹余粮，就能起到治标止泻的作用。

"复利不止者，当利其小便。"用了赤石脂禹余粮丸，下利不止，就要考虑减少肠道水分的方法，故采用了利小便实大便的作用。

本条提供了一个治标的方法，就是用赤石脂禹余粮丸，用收敛、吸附、抑制肠蠕动的方法来止泻救急。

伤寒吐下后发汗，虚烦，脉甚微。八九日，心下痞硬，胁下痛，气上冲咽喉，眩冒。经脉动惕者，久而成痿。（168）

"伤寒吐下后发汗，虚烦，脉甚微。"伤寒吐下发汗，均为伤津液、阳气的重要原因。病人阳气伤而形成虚性亢奋，故虚烦而脉微。

"八九日，心下痞硬，胁下痛，气上冲咽喉，眩冒。经脉动惕者，久而成痿。"八九日，是指汗吐下后又过了八九日，在此过程中，体液重新分布，出现了下焦津液阳气的上逆，气逆于心下则痞硬，气冲于胁下则胁下痛，气上冲咽喉则发作欲死，上冲脑髓则眩冒。逆气冲击经脉神经则经脉动惕。所有的情况，均是中阳虚而水气上冲所致。提示津液不能发挥荣养作用，反而化为水湿上逆。久之筋脉失于荣养则变为痿。

本证应当从柴胡桂枝干姜汤、苓桂术甘汤、真武汤中求之。

伤寒发汗，若吐若下，解后，心下痞硬，噫气不除者，旋覆代赭汤主之。（169）

旋覆代赭汤方

旋覆花三两，人参二两，生姜五两（切），代赭一两，大枣十二枚（擘），甘草三两（炙），半夏半升（洗）。

上七味，以水一斗，煮取六升，去滓，再煎，取三升，温服一升，日三服。

伤寒汗、吐、下后，表证已解，但心下痞硬。本条与前条不同，前条是先吐下，可能造成表邪入里，再发汗则阴阳俱虚。而此条是先发汗表已解，再用吐下则主要是伤胃阳，表邪入里的情况不明显。所以这里的心下痞硬，主要还是脾胃虚运化减弱，胃气力弱不能下降所致。故病人仅仅有心下痞硬的人参证，嗳气的生姜证。加用旋覆花、代赭石降肝胃之气，则能使胃气恢复，以下降为顺。

下后，不可更行桂枝汤。若汗出而喘，无大热者，可与麻黄杏子甘草石膏汤。（170）

"下后，不可更行桂枝汤。"是指特定情况下而言，并非任何情况下后均不可用桂枝汤，表证仍在时就可以。只有在已经发生变证，不存在表解的可能时才不可用桂枝汤。

"若汗出而喘，无大热者，可与麻黄杏子甘草石膏汤。"汗出而喘，提示表邪入里，集于肺部，因炎症刺激而喘、汗出。无大热并不是指病人不发烧，这里是指无表热。另一方面，汗出本身也有退热的效果。麻杏甘石汤的分析，见"发汗后，不可更行桂枝汤。汗出而喘，无大热者，可与麻黄杏仁甘草石膏汤"条。

太阳病，外证未除而数下之，遂协热而利。利下不止，心下痞硬，表里不解者，桂枝人参汤主之。（171）

桂枝人参汤方

桂枝四两（去皮），甘草四两（炙），白术三两，人参三两，干姜三两。

上五味，以水九升，先煮四味，取五升，内桂更煮，取三升，温服一升，日再、夜一服。

外证未除而数下之，则里气下陷而下利，表仍未解，故成为协热利。心下痞硬是里气已伤，表邪入里，邪正互搏的情况。用桂枝解表，用理中汤补中，是一种表里双解的治法。

伤寒大下后，复发汗，心下痞，恶寒者，表未解也，不可攻痞，当先解表，表解乃可攻痞。解表宜桂枝汤，攻痞宜大黄黄连泻心汤。（172）

伤寒大下后，复发汗，则中焦脾胃阳气大伤，胃阳虚运化无力，水液内生，故心下痞。病人恶寒是表未解，应当先解表。若先攻痞，则表气内陷，痞结更甚，而表也不解。解表用桂枝汤，是因中阳已伤，必须用带有补中作用的桂枝汤扶正而解表。攻痞用大黄黄连泻心汤，提示痞为热痞，故用清下之法。若是虚痞类的旋覆代赭汤、理中汤证，则也可先治痞。故文中用了一个"攻"字，提示不可先用攻下的方法治痞。

伤寒，发热，汗出不解，心下痞硬，呕吐而下利者，大柴胡汤主之。（173）

伤寒发热，汗出不解，提示病不在表，那么发热的病位就有可能在里。

心下痞硬，呕吐而下利者，提示病位在胃肠，是胃肠有积热、感染而导致的心下痞硬。有呕吐，病在心下，病位较高，所以用大柴胡汤从半表半里而解，而不用大承气汤。

病如桂枝证，头不痛，项不强，寸脉微浮，胸中痞硬，气上冲喉咽，不得息者，此为胸有寒也，当吐之，宜瓜蒂散。（174）

病如桂枝证，是指有恶风，发热等表现。头不痛，项不强，说明无表证，寸脉浮，胸中痞硬，气上冲咽，不得息者，提示病在胸中。而项不强又提示不是悬饮或少阳病。故判断为胸中有寒饮，用吐法。

本病实际上是发作性的哮喘，或急性咽喉炎之类。

病胁下素有痞，连在脐旁，痛引少腹，入阴筋者，此名脏结。死。（175）

这里胁下的痞，不是指痞塞不通的主观感觉，而是指能触及的有形痞块，实际上就是肝脾肿大。从连在脐旁推断，则脾肿大的可能性更大，因中重度脾肿大时，可达到或超过脐水平。痛引少腹，入阴筋者，是肿大的脾牵扯筋膜，压迫脏器所产生的反应。本病和结胸不同，是纯粹的内脏疾病，故叫脏结，预后不佳。

伤寒，若吐、若下后，七八日不解，热结在里，表里俱热，时时恶风，大渴，舌上干燥而烦，欲饮水数升者，白虎加人参汤主之。（176）

本证是伤寒采用了吐下的方法，表证已解，但发热不退，故称热结在里。这里的热结在里，仅指气分热盛，不含有燥屎的因素。热结在里，里热外达，故表里俱热。时时恶风，大渴，舌上干燥而烦，欲饮水数升者，毛孔开放，气虚卫外不固，则时时恶风；大渴，舌上干燥而烦，欲饮水数升者，均是内热导致代谢加快，水分快速丢失所致。

白虎加人参汤，是在白虎汤清阳明气分热的基础上，加人参补充营血的空虚，增加津液，从而加强白虎汤的退热能力。

伤寒，无大热，口燥渴，心烦，背微恶寒者，白虎加人参汤主之。（177）

伤寒，无大热，是指表无大热，也就是没有表证的意思，此外，本条方证主要是气津两亏为主，内热不甚，所以里热也不盛。口燥渴是津亏，心烦是内热扰动，背微恶寒是气虚失于卫外。白虎加人参汤，主要是用石膏止渴除烦，这是石膏的主要药证，加人参养营生津。

受本条文启发，后世多有将白虎加人参汤用于以口渴心烦为主的 2 型糖尿病中。

伤寒脉缓，发热无汗，其表不解，不可与白虎汤。渴欲饮水，无表证者，白虎加人参汤主之。（178）

伤寒脉缓，发热无汗，这个类似大青龙汤证，脉缓是有热，无汗是有表证。所以说表不解应当发汗，而不可用白虎汤。渴欲饮水是热盛伤津，无表证说明表已解，此时可以用白虎加人参汤。

白虎汤加不加人参，取决于津伤的严重程度。若出现无表证而恶风，脉大而空，口渴严重等表现，就要加人参。

太阳少阳并病，心下硬，颈项强而眩者，当刺大椎、肺俞、肝俞，慎勿下之。（179）

太阳少阳并病，应当有太阳病的一系列表现，在此基础上，心下硬是少阳胸胁之邪形成的张力影响胃脘所致，颈项强是少阳经脉不利，眩是少阳之气上逆。以大椎、肺俞解太阳之邪，肝俞解少阳之邪。

太阳与少阳合病，自下利者，与黄芩汤；若呕者，黄芩加半夏生姜汤主之。（180）

黄芩汤方

黄芩三两，甘草二两（炙），芍药二两，大枣十二枚（擘）。

上四味，以水一斗，煮取三升，去滓，温服一升，日再夜一服。若呕者，加半夏半升，生姜三两。

本条方证，是一个与大柴胡汤证相反的病证。二者均为少阳之热已经影响到阳明，但大柴胡汤证是导致了阳明燥结，而黄芩汤证则是少阳之热疏泄到阳明引起了阳明下利。

黄芩汤以黄芩清少阳之热，降少阳之逆而使其不犯阳明，从而起到止泻的作用。芍药缓解平滑肌痉挛，舒张腹部表里结构而减轻热邪攻冲之痛。同时扩张静脉和毛细血管改善血液循环。大枣、甘草缓急而止痛。

本条之所以不用柴胡，是因为少阳病引起的胁下腹膜张力增高的趋势，已经可以通过下利丢失津液而缓解。不用黄连，是因为本病虽是热利，但热主要来自少阳，而不是阳明本身的热。

本方证言太阳少阳并病，之所以没有用治疗太阳的药物，是因为病人泻下时，少阳之邪趋里，再从表解已经缺乏力量。相反用芍药，在补充微循环血液的同时，也为表证自解创造了条件。

伤寒，胸中有热，胃中有邪气，腹中痛，欲呕吐者，黄连汤主之。（181）

黄连汤方

黄连、甘草（炙）、干姜、桂枝（去皮）各三两，人参二两，半夏半升（洗），大枣十二枚（擘）。

上七味，以水一斗，煮取六升，去滓，温服一升，日三服，夜二服。

伤寒，这是泛指伤寒病，并不特指太阳表实证。胸中有热，是指胸中有郁热。胃中有邪气，是指胃中有寒饮之邪。腹中痛是胃中有邪气，有寒饮所致，欲呕吐，是胸胃之热上逆所致。本证总的病机，是上热而下有寒饮。

本方的组成，即半夏泻心汤去黄芩，加桂枝。本方以桂枝散胸中之热，令其陷入胸中之邪热还从太阳而解，加黄连清心胸之热，与半夏共同清热降逆而止呕。半夏、干姜化胃中之寒饮，人参、大枣扶正补虚。

本方证胸中有热且呕，有从表而出之机，故用桂枝。腹中有寒，故去黄芩，以免伤中阳而不利于化寒饮。余皆同半夏泻心汤。

伤寒八九日，风湿相搏，身体疼烦，不能自转侧，不呕不渴，脉浮虚而涩者，桂枝附子汤主之。若其人大便硬，小便自利者，去桂枝加白术汤主之。（182）

桂枝附子汤方

桂枝四两（去皮），附子三枚（炮，去皮，破八片），生姜三两（切），甘草二两（炙），大枣十二枚（擘）。

上五味，以水六升，煮取二升，去滓，分温三服。

若其人大便硬一云：脐下心下硬，小便自利者，去桂加白术汤主之。（183）

桂枝附子汤去桂加白术汤方

附子三枚（炮，去皮，破），白术四两，生姜三两（切），甘草二两（炙），大枣十二枚（擘）。

上五味，以水六升，煮取两升，去滓，分温三服。初一服，其人身如痹，半日许复服之，三服都尽，其人如冒状，勿怪。此以附子、术并走皮内，逐水气未得除，故使之耳，法当加桂四两。此本一方二法：以大便硬、小便自利，去桂也；以大便不硬、小便不利，当加桂。附子三枚，恐多也。虚弱家及产妇，宜减服之。

伤寒七日过经，八九日不解，必有原因。风湿相搏，则缠绵难愈，此为八九日不解之因。身体烦疼，不能自转侧，为风为湿困，化热而郁于湿中之象。不能自转侧，指身体运动困难，为湿困之象。不呕是邪未传少阳半表半里，不渴是里未化热。脉浮虚，是表虚之征，涩是湿阻阳气。

桂枝附子汤为桂枝汤去芍药加附子。本证为湿阻阳气，表阳不足，故用桂枝、附子宣通表阳，附子逐表之湿。芍药收敛，不利于湿气去除，故去之。

"若其人大便硬，小便自利者，去桂枝加白术汤主之。"桂枝促进血液循环，增加气化，能降逆气，有利尿的作用。大便硬，小便自利，类似于脾约之证，是气化太过，故去桂枝。白术含油润之性，可通便，故用桂枝附子汤去桂枝加白术汤。本方实则为白术、附子、生姜、甘草、大枣。总体特性为助中焦阳气，祛在表寒湿。

风湿相搏，骨节疼烦，掣痛，不得屈伸，近之则痛剧，汗出短气，小

便不利，恶风不欲去衣，或身微肿者，甘草附子汤主之。（183）

甘草附子汤方

甘草二两（炙），附子二枚（炮，去皮，破），白术二两，桂枝四两（去皮）。

上四味，以水六升，煮取三升，去滓，温服一升，日三服。初服得微汗则解。能食，汗出复烦者，服五合，恐一升多者，宜服六七合为妙。

"风湿相搏，骨节疼烦，掣痛，不得屈伸，近之则痛剧。"本条言风湿相搏的一系列肢体症状。与上一条相比，本条寒性收引的表现较为明显。"汗出短气，小便不利，恶风不欲去衣，或身微肿者。"阳气虚，卫外不固则汗出，恶风不欲去衣，阳虚水湿不运，水饮内生，则短气，小便不利，身微肿。

甘草附子汤，用白术、附子扶阳去湿，桂枝通阳降逆利尿，甘草缓急治疗短气。

伤寒脉浮滑，此表有热、里有寒，白虎汤主之。（184）

伤寒脉浮滑，浮是有表证，有热。滑是里有水液与热相搏。所谓里有寒，实际上是指有多余的津液与热相搏。故用白虎汤，石膏辛甘寒，清热同时能发越水气，既可清表之热，又可发里之水。知母清热，善于消除局部因热而起的肿胀。粳米能增加石膏的吸收，甘草能补充血容量。

本条各家注解均以里有寒为误，认为里有寒不能用白虎汤。但这里的寒，是指水饮，水饮与热相搏，必须用石膏。

伤寒脉结代，心动悸，炙甘草汤主之。（185）

炙甘草汤方

甘草四两（炙），生姜三两（切），桂枝三两（去皮），人参二两，生地黄一斤，阿胶二两，麦门冬半升（去心），麻子仁半升，大枣十二枚（擘）。

上九味，以清酒七升，水八升，先煮八味，取三升，去滓，内胶烊消尽，温服一升，日三服，一名复脉汤。

伤寒，脉结代，心动悸，是血循环不足，表邪内攻，侵犯其虚，心脏功能不足以代偿，而出现的心悸伴心律失常。

伤寒表邪直接侵犯心脏，引起心律失常伴心悸，说明血循环系统本身功能的脆弱。本方以甘草缓急，补充血容量，心悸本身也是一种急迫的表现，故以炙甘草为主。人参养营分，即血中之津液，大枣、阿胶养血分，用来补充血虚不足。生地黄、麦冬养阴，抑制心脏的虚性亢奋，以治疗心悸。桂枝宣通心阳，增加血液搏出，降逆气，减少心脏负担，增加心脏活力，降逆气的作用，可以用来缓解心悸急迫。麻子仁润肠通便，防止便秘加重心律失常，同时滋润津液之枯燥，加强养营救心的作用。

脉按之来缓，而时一止复来者，名曰结。又脉来动而中止，更来小数，中有还者反动，名曰结阴也。脉来动而中止，不能自还，因而复动者，名曰代阴也。得此脉者，必难治。（186）

本条描述了几种从脉搏反映出来的心律失常。脉按之来缓，是指基础脉率偏慢。而时一止复来者是指在基础脉律偏慢的前提下，脉搏有停顿。又脉来动而中止，更来小数，中有还者反动，是指脉搏有停顿，同时有代偿性的提前搏动。总体上，就是在脉律较慢的基础上有早搏出现，早搏之后有代偿性的间歇，见于各种早搏。

"脉来动而中止，不能自还，因而复动者，名曰代阴也。"这种脉象是脉搏有间歇，但没有代偿性的提前搏动，属于漏搏。见于二、三度房室传导阻滞。

本条提到的结代脉均属阴也，是指这些脉象的出现，基本上都是在基础心率较慢的前提下出现的，均存在虚寒不足或阴寒性病理产物阻滞。

"得此脉者，必难治。"一方面说明，有这些脉象的患者，一般都是器质性心脏病，治疗比较困难。另一方面说明，这种心律失常本身纠正起来也比较困难。

按照西医学的说法，永久性房颤很难恢复，也说明得此脉者难治。

二、辨阳明病脉证并治

问曰：病有太阳阳明，有正阳阳明，有少阳阳明，何谓也？答曰：太阳阳明者，脾约是也。（188）

太阳阳明、正阳阳明、少阳阳明是阳明病的三种病理类型，并不是指由这三种病转归为阳明病因而得名。太阳阳明，是指气化太过，即水液转输速度太快，津液进入大肠者少，从小便排出者多，从而出现小便自利的习惯性便秘，称之为脾约。太阳阳明，肠胃中无积热，病在气化太快。

正阳阳明者，胃家实是也。（189）

正阳阳明，是指肠胃中本来有实热，进一步结成燥屎的情况。正阳阳明，内热和燥屎互结，容易形成中毒而出现谵语潮热，是三种阳明病中最重者。

少阳阳明者，发汗，利小便已，胃中烦躁实，大便难是也。（190）

少阳阳明，是指胃中本无燥屎，但因为胃阳素旺，发汗、利小便等治法后，胃中津液减少，肠内容物燥化，因而出现内热烦躁、大便难。此型内实热较太阳阳明重，但较正阳阳明轻。

阳明之为病，胃家实是也。（191）

这一句即俗称的阳明病提纲。胃家实是阳明病的总特征，无论太阳阳明、正阳阳明、少阳阳明，均有胃家实的表现，只是程度不同而已。所谓胃家实，即肠内容物干燥、大便干，严重时燥屎与内热互结，会形成痞满燥实及潮热、谵语等表现。

问曰：何缘得阳明病？答曰：太阳病发汗、若下、若利小便，此亡津液，胃中干燥，因转属阳明，不更衣，内实，大便难者，此名阳明也。（192）

这一段，说的是阳明病的病因。实际上更类似于前面说的少阳阳明。

问曰：阳明病，外证云何？答曰：身热，汗自出，不恶寒，反恶热也。

（193）

所谓外证，是相对于腹证而言。阳明病的胃家实是指痞满燥实等有燥屎的表现，实际上是阳明病腹证。阳明病外证，是除腹证外的表现。一种情况是胃中尚未结实，仅仅有气分热的表现，如白虎汤气分证，即所谓四大症：身大热、口大渴、面大赤、脉洪大。另一种情况是，有燥屎的同时，在外表现的身热、汗出、不恶寒、反恶热。不恶寒提示表证已罢，反恶热提示气分有实热。

问曰：病得之一日，不发热而恶寒者，何也？答曰：虽得之一日，恶寒将自罢，即自汗出而恶热也。（194）

这一条说的是有胃家实的基础，但病初起时表现为不发热而恶寒。但既然有胃家实，那么随着内热的积累，阳气会自动从内而透出，就不再恶寒反而会出现恶热了。这一条实际上是在胃家实体质的基础上，又有了轻微的表证。

恶寒何故自罢？答曰：阳明居中，土也，万物所归，无所复传。始虽恶寒，二日自止，此为阳明病也。（195）

这一条，是讲恶寒一日自罢的原因。张仲景用了五行学说去解释。实际上，简单说，就是因为胃阳充足而表证轻，随着胃阳向外蒸腾，轻微的表证自然就自解了。而文中强调的"阳明居中，土也，万物所归，无所复传"则又提示了一个重要的治疗原则，就是只要守住阳明胃气，那么所有的疾病就都能自愈，最后再一清阳明之热就好了。

本太阳初得病时，发其汗，汗先出不彻，因转属阳明也。（196）

前面说的都是太阳病发汗太多，导致胃中干燥，因而转为阳明病。但这一条说的则是太阳病发汗不到位，表郁之阳没有透出，反而向内转移，煎灼胃中津液而转为了阳明病。

伤寒发热无汗，呕不能食，而反汗出濈濈然者，是转属阳明也。（197）

这是说太阳病转为阳明病的表现。太阳病本来恶寒发热无汗，但伴有呕不能食，说明胃内有实热积滞。实热积滞不断刺激胃阳，胃阳更旺，则从表透出，就表现为反汗出濈濈然了。汗出表解，而胃中燥屎、实热仍在，就说明转属阳明了。

伤寒三日，阳明脉大。（198）

这是说阳明病的典型脉象，脉大是内热刺激、外周血容量增加所致。

伤寒脉浮而缓，手足自温者，是为系在太阴。太阴者，身当发黄；若小便自利者，不能发黄。至七八日大便硬者，为阳明病也。（199）

"伤寒脉浮而缓，手足自温者，是为系在太阴。"说的是太阳病有向太阴病传变的趋势时的表现。脉浮是太阳病，缓是表证渐减、里热渐生，胃阳略有不足的表现。虚则太阴，实则阳明。脾胃阳气足则传为阳明病，脾胃阳气虚则容易向太阴传变。本条是脾胃阳气虚，所以脉缓。但手足自温，说明表热仍在，且表热与里虚同时作用，就会导致表热陷入里虚产生的湿中，表热内陷，蒸动里湿，就会出现手足自温。

"太阴者，身当发黄；若小便自利者，不能发黄。"表热与里虚寒互蒸，湿透于表，就会发黄。但另一种情况是如果表热入里，刺激胃阳气化，小便又增多，那么就不会发黄，因为湿从小便而去。

"至七八日大便硬者，为阳明病也。"湿从小便去了，正气也被刺激起来，热还在，就会逐渐煎熬胃中津液，形成燥屎而大便硬，就又变成阳明病。

这一条说的是本身脾虚寒，有湿，还有表证，在传变的过程中，如果表证入里化热，但不能化掉里虚寒，不能激发胃本身的阳气时，就是小便不利、太阴发黄。若激发阳气，里湿从小便而出，就不会发黄。若津液又燥化，大便干，则转为阳明病。

这一条也提示，病情的转变趋势与胃阳的变化有关。同时也提示，不但药物能激发脾胃阳气，病邪本身，在某种情况下也能激发脾胃阳气。

伤寒转系阳明者，其人濈然微汗出也。（200）

这一条说的是太阳病出现向阳明病传变的趋势时的早期表现。濈（jí），密集貌，是指密集不断的汗出，虽然微汗，但是一种持续出汗的状态。太阳病汗出身凉，不是持续出汗，阳明病由于胃中有燥屎，刺激阳气外越，所以会濈然汗出。因此，这是太阳病出现向阳明病转变的趋势。

阳明中风，口苦咽干，腹满微喘，发热恶寒，脉浮而紧；若下之，则腹满、小便难也。（201）

这一条说的是在阳明病气分热的基础上，又出现了发热恶寒脉浮紧的太阳表证。因为有阳明气分热，所以口苦咽干。腹满微喘是气分之热已经影响到阳明胃气的升降。因为表未解，所以发热恶寒，脉浮而紧。

本条的治法，说不可下，是指表未解时不可下，但没有说整个病程中不可下，只是下不能太早。表未解时，应当用解表清热法，如大青龙汤。表解后，有里实证，再用下法。

表未解而下之，因里未完全成实，表邪入里，太阴反虚，热邪下陷，影响气化，就会出现腹满、小便难。这又有向太阴发黄转变的趋势了。既有热，又有胃气下陷，就会湿热相搏，因而小便难、发黄。

阳明病，若能食，名中风；不能食，名中寒。（202）

这条是区别阳明病寒热的方法。有外感的表现，同时食欲亢进、大便秘结、舌红、脉有力，就说明除了外感外，还有阳明内热，这就是阳明中风，下一步就会向阳明气分证发展。若是病人有外感，但没有食欲、舌苔白滑、大便不通，就是阳明经直接受了寒邪，影响了脾胃的运化。治疗上，辛温解表的同时，可以用吴茱萸汤散阳明之寒。

阳明病，若中寒，不能食，小便不利，手足濈然汗出，此欲作固瘕，必大便初硬后溏。所以然者，以胃中冷，水谷不别故也。（203）

"阳明病，若中寒，不能食。"是阳明经为寒邪所伤，胃阳不足，气化不利，水谷不别，因而小便不利。本条实际上是阳明病的寒证，不是胃家实热的阳明病。有大便不通，但属于脾胃受寒运化不利的不通，不是实热结滞，所以大便初硬后溏。之所以初硬后溏，是因为大便在大肠中停留过久，水液被大肠吸收，所以初硬，但脾胃阳气本来是不足的，不能吸收水谷，所以后溏。

"手足濈然汗出，此欲作固瘕，必大便初硬后溏。"手足濈然汗出，这与阳明热实、内热刺激引起的手足汗出不同，这是属于脾胃阳气不足，内又有寒凝，寒邪逼迫津液外泄，同时阳气不固所致。所谓固瘕，一指大便初硬后溏，一指久泄不愈，但这种情况多虚实夹杂，既有阴寒内凝，又有脾胃阳虚。治疗上当去寒积，温脾阳，如温脾汤。

阳明病欲食，小便反不利，大便自调，其人骨节疼，翕翕如有热状，奄然发狂，濈然汗出而解者，此水不胜谷气，与汗共并，脉紧则愈。（204）

本条说的是外感伤寒自愈的一种情况。阳明病这里指的是一种胃阳素旺的体质。胃阳素旺，则阳气蓄积到一定程度后就会将表邪驱逐出体外。这一条最后提到脉紧，说明是有表邪的。病人欲食，提示胃阳旺，欲食则气化强，小便也应利，但是，这时出现了小便不利而大便自调，说明津液、阳气开始向体表布散，但体表寒凝水结，与阳气相争，则骨节疼，翕翕如有热状，奄然发狂，濈然汗出而解者，这些都是阳气驱逐体表寒湿时出现的反应。水不胜谷气，就是说的表寒被阳气驱逐的现象，与汗共并即邪随汗解，脉紧则愈指表寒已解。

阳明病欲解时，从申至戌上。（205）

阳明病，阳气本身就是胃家实，所以缓解必然是在阳气最少的时候。下午阳气渐虚，故从申至戌上，大约15点～21点。

阳明病，不能食，攻其热必哕。所以然者，胃中虚冷故也。以其人本虚，故攻其热必哕。（206）

阳明病，不能食，是阳明中寒。阳明中寒，是脾胃虚寒，复感寒邪。此时，再用清热泻下的方法称为攻其热。寒以寒治，则胃气大伤，胃气大伤，不能肃降，寒气上逆，则哕。

阳明病脉迟，食难用饱，饱则微烦，头眩，必小便难，此欲作谷疸，虽下之，腹满如故，所以然者，脉迟故也。（207）

阳明病脉迟，是胃阳虚，胃阳虚不能运化，则不能多吃，吃多了就微烦头眩。微烦头眩是胃气不能承受食物，形成虚热，不能肃降而上逆所致。小便难是胃阳不足，气化不利所致。气化不利，水湿不行，则发黄而作谷疸。谷疸之为病，寒热不食，食即头眩，心胸不安，久久发黄。

"虽下之，腹满如故，所以然者，脉迟故也。"谷疸是虚寒，寒湿为本，热不过是脾胃运化水谷无力后形成的虚热。胀是虚寒腹满，下之虚寒更甚，所以腹满如故。脉迟，代表脾胃虚寒。

阳明病，法多汗，反无汗，其身如虫行皮中状者，此以久虚故也。（208）

阳明病多汗，是因为燥屎在肠胃中刺激所致。多汗到一定程度，不但胃肠中津液枯竭，肌表的津液也枯竭，此时想出汗也没有，身上只是干痒而无汗，就是后面说的，其身如虫行皮中状者，此以久虚故也。

阳明病，反无汗，而小便利，二三日，呕而咳，手足厥者，必苦头痛；若不咳不呕，手足不厥者，头不痛。（209）

阳明病应当多汗，因为无论是气分证还是腑实证，均有内热，无表证，所以均有汗出多的表现。反无汗，而小便利，无汗是阳气达表困难，小便利是内热足、气化强，内热不能达表，必然是上攻，所以出现呕而咳。手足厥也是阳气不能达表，不过更严重了，内热上攻也就更加严重，就会头痛。不呕不咳，则气不上逆，手足不厥，则阳气外达，阳气外达而不上逆，则头不痛。

阳明病，但头眩，不恶寒，故能食而咳，其人必咽痛；若不咳者，咽不痛。（210）

阳明病头眩是热气上逆。不恶寒，是热气外达。热气外达则能食，热气上逆则咳、咽痛。不咳，是热气没有上犯肺系，所以咽不痛。

阳明病，无汗，小便不利，心中懊憹者，身必发黄。（211）

阳明病无汗则阳气不得外达，小便不利则湿热不得出路，心中懊憹是内有湿热不得越，故发黄。

阳明病，被火，额上微汗出，小便不利者，必发黄。（212）

阳明病，被火，则伤耗津液，引动胃热上逆，故额上微汗出。胃热上逆，不能达表，也不能下达，则身无汗而小便不利。热不得越，湿不得去，则发黄。

阳明病，脉浮而紧者，必潮热，发作有时，但浮者，必盗汗出。（213）

阳明病是有胃家实热，脉浮而紧是有表实证。胃家有实热则潮热，有表实证则束缚潮热外出。二者相争，导致潮热发作有时。脉但浮，是表寒已解、内热已盛，内热盛则盗汗出。

阳明病，口燥，但欲漱水不欲咽者，此必衄。（214）

但欲漱水不欲咽，是热入血分的典型表现。热入血分，则口燥欲饮水，但热入血分、蒸动营气，非气分或腑热，饮水不能润之，故不欲咽。热扰血分，血热妄行，故衄。

阳明病，本自汗出，医更重发汗，病已差，尚微烦不了了者，此大便必硬故也。以亡津液，胃中干燥，故令大便硬。当问其小便，日几行。若本小便日三四行，今日再行，故知大便不久出；今为小便数少，以津液当还入胃中，故知不久必大便也。（215）

"阳明病，本自汗出，医更重发汗，病已差，尚微烦不了了者，此大便必硬故也。以亡津液，胃中干燥，故令大便硬。"阳明病本来就汗出，再发汗，则伤津液，形成燥屎。病人体温恢复正常，但微烦并没有完全好，这是因为燥屎形成，胃气不降，胃热上逆所致。

"当问其小便，日几行。若本小便日三四行，今日再行，故知大便不久出；今为小便数少，以津液当还入胃中，故知不久必大便也。"若小便次数减少，是机体发挥自身的调节机能，通过减少小便次数来补充胃中津液，促进大便排出，所以知道不久要大便。

伤寒呕多，虽有阳明证不可攻之。（216）

伤寒呕多，一种情况是寒呕伴便秘；一种情况是少阳大柴胡汤证；还有一种情况是燥热的位置偏上，在胃脘，病机趋势是向上，所以不可攻。

阳明病，心下硬满者，不可攻之。攻之，利遂不止者死，利止者愈。

（217）

心下硬满，是人参证，是因胃的运动功能差，导致硬满。按之不痛，以人参类方剂治疗。若用攻下法，中气下陷，下利不止则脱，故死。若利止，则胃气可渐生，故愈。

阳明病，面合赤色，不可攻之，必发热色黄，小便不利也。（218）

阳明病，面合赤色，是表热未解，若用攻下，表热内陷、胃气下陷、湿热互结，则发黄、小便不利。

阳明病，不吐不下，心烦者，可与调胃承气汤。（219）

阳明病，不吐不下，则胃热无从出，心烦是胃热上扰，用调胃承气汤清胃热。

阳明病脉迟，虽汗出，不恶寒者，其身必重，短气腹满而喘。有潮热者，此外欲解，可攻里也。手足濈然而汗出者，此大便已硬也，大承气汤主之；若汗多微发热恶寒者，外未解也，其热不潮，未可与承气汤；若腹大满不通者，可与小承气汤，微和胃气，勿令大泄下。（220）

"阳明病脉迟，虽汗出，不恶寒者，其身必重，短气腹满而喘。"阳明病的本质是胃家实，也就是肠胃中有积滞、不大便的情况。但这种情况有时候是通过不同的途径逐步形成的。有时候是素有肠胃积滞，不大便，又发生了外感病，随着病情发展，表证渐减而热传于里，与肠胃平素的积滞互结，逐渐形成阳明病。本条说病人既有阳明病又有脉迟，肠胃有积滞，但表邪内传和化热是热渐进的过程，汗出不恶寒，说明表已经解，但身重说明热还没有完全入肠胃与积滞相合，若入了肠胃，身就不重。此时的热，其实还是在气分多一点，正邪交争的重点还在全身肌肉筋膜之间，由此导致身重。此时，尚不足以具备用下法的条件，用下法就会把未入肠胃的邪气直接引入里。短气腹满而喘，则是肠胃内积滞，气机不降的表现。

"有潮热者，此外欲解，可攻里也。"有潮热，则说明表热已经完全入里与胃肠内的积滞相搏，潮热是其病理性产物导致的中毒性反应。此时，就可以攻里。"手足濈然而汗出者，此大便已硬也，大承气汤主之。"本条手足濈然汗出，是补充说明潮热的伴随症状，与前面的汗出不恶寒有程度上的不同。汗出不恶寒仅仅指表初解，而潮热、手足濈然而汗出者，则是表热悉入里，是使用大承气汤的指征。

"若汗多微发热恶寒者，外未解也，其热不潮，未可与承气汤，若腹大满不通者，可与小承气汤，微和胃气，勿令大泄下。"这一条是说虽有大便不通、腹胀等阳明病的表现，病人也多汗，但有发热恶寒时，是正邪交争的病位还在表部，其热不潮也说明热没有与胃肠积滞结合。此时，不可攻里，攻里则表部的大量组织液随泻下内陷于里，就会发生变证。但腹胀的同时伴有大便不通，就可以用小承气汤，通过行气的途径，通便消胀，同时避免表气内陷。所以说，勿令大泄下。

阳明病，潮热，大便微硬者，可与大承气汤；不硬者，不与之。若不大便六七日，恐有燥屎，欲知之法，少与小承气汤，汤入腹中，转矢气者，此有燥屎，乃可攻之；若不转矢气者，此但初头硬，后必溏，不可攻之，攻之，必胀满不能食也。欲饮水者，与水则哕。其后发热者，必大便复硬而少也，以小承气汤和之。不转矢气者，慎不可攻也。（221）

"阳明病，潮热，大便微硬者，可与大承气汤；不硬者，不与之。"阳明病指大便不通，但用不用大承气汤，主要是看有没有潮热。而潮热的原因是热与积滞相搏的中毒性表现，手足濈然汗出自然包含在其中。具备这些情况，纵然大便仅仅是微硬，也可以用大承气汤。但若大便不硬，一方面潮热可能是由其他原因导致；另一方面也可能是热与积滞虽然互结，但没有燥化，甚至里面还有湿，属于湿热证，此时，就不急用大承气汤。

"若不大便六七日，恐有燥屎，欲知之法，少与小承气汤，汤入腹中，转矢气者，此有燥屎，乃可攻之；若不转矢气者，此但初头硬，后必溏，不可攻之，攻之，必胀满不能食也。"不大便五六日，恐有燥屎，测试的方法是先给小承气汤，服了小承气汤，肠鸣放屁的，说明肚子里有燥屎。

小承气汤以行气消胀为主。肠蠕动时，肠内气体通过燥屎，患者会有气体在腹内流动的感觉，最后放屁排出，即为转矢气。此时，就可以用大承气汤攻下燥屎。不转矢气，说明此时不大便是肠蠕动功能有障碍，而不是胃肠积滞与热互结形成了燥屎导致的不大便。但不大便时间既久，大肠重吸收水分，就会初头硬，但由于不是燥屎，所以之后是溏便。此时，就不可用大承气汤攻下。攻下则脾胃阳气更伤，就会胀满不能食。这一条说的是阳明腑实证燥屎内结如何与脾虚肠蠕动功能减退所致的便秘鉴别。

"欲饮水者，与水则哕。其后发热者，必大便复硬而少也，以小承气汤和之。不转矢气者，慎不可攻也。"欲饮水者，与水则哕，也是接着前面说，脾阳虚胃肠功能减退导致的便秘，本身是虚寒的，若存在运化水液功能障碍的五苓散证，则会出现欲饮水但与水则哕，这讲的是与大承气汤鉴别的另一种情况，即水逆证。

病情进一步发展，出现发潮热时，开始真正形成燥屎，大便硬而少，就可以用小承气汤行气消胀，直到出现转矢气后，再用大承气汤。

夫实则谵语，虚则郑声。郑声，重语也。（222）

阳明腑实证、蓄血证，到严重程度时都会出现语言错乱的情况，形成谵语，是毒素影响大脑思维，属于典型的实证。但这种实证需要和虚证的郑声鉴别。郑声指语言重复、语声低弱、若断若续的危重现象，多见于疾病晚期，因正气虚衰、精神散乱所致，与谵语虚实迥异，必须鉴别。

直视谵语，喘满者死。下利者亦死。（223）

直视是指目光发直，双目无神，虽睁目而不能见物，是肝肾精气竭的表现。谵语是意识错乱。这种情况下，再加上喘满，则说明同时伴有心脏功能的衰竭。在古代的条件下，此种情况当然危及生命。没有喘满，但下利者，则是说明中气已经下陷，即所谓上脱下竭，也是很危险的。

发汗多，若重发汗者，亡其阳，谵语脉短者死；脉自和者不死。（224）

发汗多、重发汗、亡阳，是指出现了虚脱的情况。谵语脉短，是意识错乱和循环衰竭同时出现，会危及生命。脉自和者，血流动力学功能正常，所以尚不危及生命。

伤寒若吐，若下后，不解，不大便五六日，上至十余日，日晡所发潮热，不恶寒，独语如见鬼状。若剧者，发则不识人，循衣摸床，惕而不安，微喘直视，脉弦者生，涩者死，微者但发热谵语者，大承气汤主之，若一利，止后服。（225）

本条说的是伤寒吐下后，伤津液，胃肠中燥屎内结，而导致不大便，潮热，谵语。"若剧者，发则不识人，循衣摸床，惕而不安，微喘直视，脉弦者生，涩者死。"这是说阳明腑实证治疗不及时的情况下，津液耗竭，中枢神经系统中毒加重，而出现意识昏聩的危重状态。脉弦者，是津液尚未衰竭所以得生，脉涩者是津液已经大竭，所以为死候。若没有严重失神的情况，仅仅是发热谵语，则应当迅速使用大承气汤，急下存阴，挽救危急情况。大便通利后，不宜再服大承气汤，否则过下也会造成严重脱水。

阳明病，其人多汗，以津液外出，胃中燥，大便必硬，硬则谵语，小承气汤主之。若一服谵语止者，更莫复服。（226）

本条阳明病，其人多汗，并不完全等同于大承气汤证的手足濈然汗出，而是指因气分热的多汗。只是因气分热的多汗，导致肠中津液外蒸，肠内燥化，而出现大便硬、谵语。此时，因为燥屎尚未完全形成，气分之热尚未完全入里，所以用小承气汤。若进一步发展，气分热完全传变为腑实证，则用大承气汤。

通过这一条，我们可以得出一个结论，在外感病的治疗中，若阳明气分证未罢而同时有不大便的，是小承气汤证。若燥屎形成，气分热完全与燥屎相结，则是大承气汤证。

阳明病，谵语发潮热，脉滑而疾者，小承气汤主之。因与承气汤一升，腹中转矢气者，更服一升；若不转矢气，勿更与之。明日不大便，脉反微涩者，里虚也，为难治，不可更与承气汤也。（227）

"阳明病，谵语发潮热，脉滑而疾者，小承气汤主之。"如前所述，若大便不通，而有明显阳明气分证表现时，应当用小承气汤。本条脉滑而疾，就是气分证存在的表现。"腹中转矢气者，更服一升；若不转矢气，勿更与之。"是为了鉴别是否为脾胃虚寒运化不良所致的大便不通。"明日不大便，脉反微涩者，里虚也，为难治，不可更与承气汤也。"脉涩是阳气大虚，津液不足，此时伴有不大便，是大虚有实象，故难治，也不能用大承气汤。

阳明病，谵语有潮热，反不能食者，胃中必有燥屎五六枚也。若能食者，但硬耳，宜大承气汤下之。（228）

本条阳明病是功能亢进的疾病，若没有腑实证，病人应当是能食的。反不能食，说明小肠有燥屎凝结，故用大承气汤。若能食，说明燥屎不在小肠，而仅仅是肠道津液亏虚的便秘。

这一条也再次说明，燥屎和便秘不同，燥屎的病位在小肠。便秘的病位在大肠。

阳明病，下血谵语者，此为热入血室；但头汗出者，刺期门，随其实而泻之，濈然汗出则愈。（229）

本条阳明病，说明是胃家有实热，同时出现下血，包括几种情况，即尿血、便血、经阴道出血。一般来说，大便下血者，因为有血液的润滑作用，大便不会再干燥，即所谓的"大便反易"。此时，判断阳明病，就要通过病情的发展，如腹部触之有块，脉沉实等实证为阳明病。阳明病下血同时有谵语，就是阳明病热入血室证，也就是阳明之热侵入循环系统，与血互结，形成毒素影响大脑意识而谵语。此时可用桃核承气汤下瘀血而愈。

"但头汗出者，刺期门，随其实而泻之，濈然汗出则愈。"但头汗出，说明瘀血经脉阻滞的部位在胸胁部位，阳气不能下行而上泄，故但头汗出。刺期门通过肝经泄血分之热毒，经脉通后，阳气流通，就会濈然汗出则愈。

所谓热入血室，多指子宫而言，但实际上，血室同于血府，脉为血之府，热邪入于血脉，与血互结，均为热入血室。

汗出谵语者，以有燥屎在胃中，此为风也，须下者，过经乃可下之。下之若早，语言必乱，以表虚里实故也。下之愈，宜大承气汤。（230）

"汗出谵语者，以有燥屎在胃中，此为风也，须下者，过经乃可下之。"这是说初起有表证的阳明病，既有汗出恶风，又有谵语燥屎在胃中。这种情况下，应当先解表，或等表证自解后再用下法。早下的话，表部的阳气随下而入里，就是表虚里实。阳气下陷，浊气上熏，就会影响大脑意识，从而导致语言错乱。

伤寒四五日，脉沉而喘满，沉为在里，而反发其汗，津液越出，大便为难，表虚里实，久则谵语。（231）

本证本来是阳明腑实证导致的脉沉而喘满，脉沉代表里实，喘满是腑实证导致的胃气不降。本证应当用下法通腑则愈。若用汗法，则胃中津液更虚，燥屎更甚，就会谵语。

三阳合病，腹满身重，难以转侧，口不仁，面垢，谵语遗尿。发汗则谵语，下之则额上生汗，手足逆冷。若自汗出者，白虎汤主之。（232）

三阳指太阳、阳明、少阳。三阳合病，是指正邪交争于表里内外，身体各层次均处于间质肿胀、纤维网络系统高张力的炎症状态，但并不意味着一定是三阳提纲证的机械相加。腹满身重，难以转侧，提示全身组织液增多，肿胀，运行阻滞。口不仁，面垢，谵语遗尿，是阳气升降出入运行都阻滞后出现的现象，口不仁是口部神经功能失调，面垢是面部皮肤新陈代谢障碍，谵语遗尿是中枢意识的障碍。若发汗则津液虚，燥屎内生故谵语，下之则阳气脱，故头上出冷汗，手足逆冷。

注意本条理解的关键是全身整体性的正邪交争，气机升降出入阻滞的状态，不要机械地按三阳病提纲证去套其表现。

若自汗出是表解，表解就剩下气分证的问题了，所以白虎汤主之。由于存在全身枢机转运失灵的问题，故此处白虎汤可以合小柴胡汤使用。

二阳并病，太阳证罢，但发潮热，手足漐漐汗出，大便难而谵语者，下之则愈，宜大承气汤。（233）

二阳并病，是指太阳病未罢，阳明病已发。到太阳病解后，则就是阳明病了。潮热、汗出、大便难、谵语，是典型的阳明腑实证，故用大承气汤。

阳明病，脉浮而紧，咽燥口苦，腹满而喘，发热汗出，不恶寒，反恶热，身重。若发汗则躁，心愦愦，反谵语。若加温针，必怵惕烦躁，不得

眠。若下之，则胃中空虚，客气动膈，心中懊侬，舌上苔者，栀子豉汤主之。（234）

"阳明病，脉浮而紧，咽燥口苦，腹满而喘，发热汗出，不恶寒，反恶热，身重。"本条是阳明病，即胃家有实热，同时出现脉浮而紧、咽燥口苦，说明表热盛，腹满而喘，是阳明胃家实，气机不降。发热汗出，不恶寒，反恶热，是阳明气分热。总的而言，这是肠胃有积滞的同时伴气分有热的情况，也有表热的因素，但因为是阳明病，所以不恶寒。这种情况，当以白虎汤清气分热为主。津液不足有热时，若发汗则伤津液，促进燥屎形成故谵语。加温针则耗伤津液的同时会使热邪循经穴内扰于心，故必怵惕烦躁不得眠。本证气分证为主，若下之，里气陷而表阳入里，扰动心膈，故心中懊恼，为栀子豉汤证。

舌上苔是指舌上白苔，说明表邪开始入里，但苔未变为黄燥，则是未入于腑，仅在胸膈，为栀子豉汤的指征之一。

若渴欲饮水，口干舌燥者，白虎加人参汤主之。（235）

口渴心烦，是石膏证。欲饮水，口干舌燥，是气津两伤，为白虎加人参汤的适应证。

若脉浮发热，渴欲饮水，小便不利者，猪苓汤主之。（236）

小便不利是猪苓汤证，猪苓汤证的小便不利特点是有尿路刺激症状，尤其是尿频，小便频而每次小便量偏少为特点。至于脉浮发热，渴欲饮水，是膀胱水热互结，循经上扰所致。

五苓散的小便不利，是尿总量减少，但不像猪苓汤有明显的尿路刺激症状。

阳明病，汗出多而渴者，不可与猪苓汤，以汗多胃中燥，猪苓汤复利其小便故也。（237）

猪苓汤是治疗水热互结膀胱的，汗出多而渴，是津液大伤，不宜再利水。而应当清热益气，如白虎加人参汤之类。

脉浮而迟，表热里寒，下利清谷者，四逆汤主之。（238）

脉浮而迟，是素体虚寒的太阴体质伴外感，加上下利清谷，则阳气趋表力量不足，必须先温里，才能有解表的力量。故四逆汤主之。

若胃中虚冷，不能食者，饮水则哕。（239）

胃中虚冷，不能食的患者，同样不能运化水液，故饮水则哕。

脉浮发热，口干鼻燥，能食者衄。（240）

脉浮发热，口干鼻燥，是有表热、气分热，若能食，是脾胃热盛。热盛迫血妄行则衄。因阳明热不是完全的表证，故不容易完全通过衄解，因此没有说衄乃解。

阳明病下之，其外有热，手足温，不结胸，心中懊憹，饥不能食，但头汗出者，栀子豉汤主之。（241）

阳明病本身当下，但热在气分或表时，不当下，即使腹胀不大便也只能用小承气汤小和之。不当下而下之，里气没有完全下陷，形成结胸或者利不止，无形之热结于胸膈，就会形成栀子豉汤证。条文中的表现，均是栀子豉汤证的表现。

阳明病，发潮热，大便溏，小便自可，胸胁满不去者，与小柴胡汤。（242）

阳明病，发潮热，是可能有肠中积滞。但没有谵语、不大便，而是大便溏，说明腑实之证不急。但存在胸胁满不去，是小柴胡汤证，所以用小柴胡汤。

阳明病，胁下硬满，不大便而呕，舌上白胎者，可与小柴胡汤。上焦得通，津液得下，胃气因和，身濈然汗出而解也。（243）

阳明病，如果有胸胁苦满，是少阳阳明合病。用大柴胡汤还是小柴胡汤，主要看阳明有没有结实。本病胁下硬满，但心下和肠道没有结实，舌苔白说明胃热也不重，所以可用小柴胡汤。小柴胡汤的主要病理特点是胁下气机和组织液运行阻滞。用小柴胡汤，疏通胸胁经络后，上焦阳气得以下行，胃逆之气下降，阳气周流，就会身濈然汗出而解。

阳明中风，脉弦浮大而短气，腹都满，胁下及心痛，久按之气不通，鼻干不得汗，嗜卧，一身及面目悉黄，小便难，有潮热，时时哕，耳前后肿，刺之小差。外不解，病过十日，脉续浮者，与小柴胡汤。脉但浮，无余证者，与麻黄汤；若不尿，腹满加哕者，不治。（244）

阳明中风，是指在胃家实的基础上出现了中风证。因阳明病以实热为主，故阳明中风，虽有表证的表现，但恶风寒的表现多不明显，即所谓阳明病"不恶寒，但恶热"，或者说"始虽恶寒，一日自罢"。脉弦浮大是表热、气分热的表现。阳明病有表证时，虽可不恶寒，但脉也会出现紧或弦象。

"腹都满，胁下及心痛，久按之气不通，鼻干不得汗，嗜卧，一身及面目悉黄，小便难，有潮热，时时哕，耳前后肿，刺之小差。"这部分描述的是少阳和阳明经脉循行部位正邪的交争，气机的阻滞，组织张力的增高。所以采用了针刺的办法，可以小差，也就是稍微减轻。本条实际上是三阳合病的一种情况。

"外不解，病过十日，脉续浮者，与小柴胡汤。"这种情况持续十余日后，正气渐充，病邪有自然衰退的趋势，脉仍浮，用小柴胡汤。小柴胡汤针对半表半里，可用于三阳合病。当然热重者，可合用白虎汤。

脉但浮，无余证者，与麻黄汤，指的是出现典型的麻黄汤证时，用麻黄汤。

"若不尿，腹满加哕者，不治。"不尿，腹满，加哕，是表里内外二便功能均已衰竭，故不治。这应该是急性肾衰竭、尿毒证、关格的表现。

阳明病自汗出，若发汗，小便自利者，此为津液内竭，虽硬不可攻之。当须自欲大便，宜蜜煎导而通之。若土瓜根及大猪胆汁，皆可为导。（245）

阳明病，大便难，再用汗法，小便量还不减少，那么就会导致肠内越来越干燥。这种情况下的大便硬，属于太阳阳明，少阳阳明之类，但不是正阳阳明，应为脾约之类。所以虽硬不可攻之。蜜煎、土瓜根、大猪胆汁，都属于外用润肠通便药，是用灌肠的原理，不伤津液，但能通便。

但这些外用法，对于小肠中的燥屎则无效。故不可用于真正的阳明腑实证。

阳明病，脉迟，汗出多，微恶寒者，表未解也，可发汗，宜桂枝汤。（246）

阳明病指存在腹胀、大便难之类，但病人脉迟、汗出多、微恶寒，说明正邪相争的病位还是在表。故用桂枝汤先解表。

阳明病，脉浮，无汗而喘者，发汗则愈，宜麻黄汤。（247）

本条是指虽有腹胀、大便难等阳明病的表现，但又有典型的麻黄汤证。此时用麻黄汤打通表部气机，阳气周流，津液还入胃中，则表里都可解。

阳明病，发热汗出者，此为热越，不能发黄也。但头汗出，身无汗，剂颈而还，小便不利，渴引水浆者，此为瘀热在里，身必发黄，茵陈蒿汤主之。（248）

茵陈蒿汤方

茵陈蒿六两，栀子十四枚（擘），大黄二两（去皮）。

上三味，以水一斗，先煮茵陈，减六升，内二味，煮取三升，去滓，分温三服，小便当利，尿如皂角汁状，色正赤，一宿腹减，黄从小便去也。

阳明病，若发热汗出，属于气分证，进一步发展则以伤津液为主。当病人出现但头汗出、小便不利、口渴欲饮水，说明体内有水热互结。水热互结熏蒸于内就会发黄，用茵陈蒿汤。茵陈清热利湿，专司退黄。无论何种黄疸，寒热虚实，均是配伍药物的差别，茵陈本身都可使用。栀子可引湿热循三焦下行，最后从小便而出，故说清屈曲之火。大黄清热又善入血分。此三药相合，是治疗湿热黄疸的主方。胡希恕认为，大黄也利小便，故原文说分温三服，小便当利，又说黄从小便去。故本证，纵然大便不硬，也不应当去大黄。

《伤寒论》中，但凡有但头汗出的表述，均指体内存在阳气、水液、气机的阻滞，阻滞部位多在胸胁，选方可用柴胡桂枝干姜汤、十枣汤等。

阳明证，其人喜忘者，必有蓄血。所以然者，本有久瘀血，故令喜忘。屎虽硬，大便反易，其色必黑者，宜抵当汤下之。（249）

本条是说，阳明病患者，如果出现喜忘，那么说明他有阳明蓄血证。而有蓄血证的原因是在发生阳明病之前，病人体内就久有瘀血。这也给我们指出了伤寒蓄血证的一个重要成因，就是发病之前，本身有瘀血。发生外感病后，热邪与瘀血相搏，而成为蓄血证。

"屎虽硬，大便反易，其色必黑者，宜抵当汤下之。"这一句又指出了瘀血的部位是在胃肠，原因可能是消化道出血，表现是大便色黑。虽硬但容易便出，是因为有血液的润滑作用。用抵挡汤，因为是久瘀血，若不是久瘀血，则也有应用桃核承气汤的机会。

阳明病，下之，心中懊恼而烦，胃中有燥屎者可攻。腹微满，初头硬，后必溏，不可攻之。若有燥屎者，宜大承气汤。（250）

"阳明病，下之，心中懊恼而烦，胃中有燥屎者，可攻。"阳明病，下之，若仅是心中懊恼而烦，也可能是栀子豉汤证。但胃中有燥屎，则是大承气汤证。

"腹微满，初头硬，后必溏，不可攻之。"本条没有燥屎，即使要微和胃气，也仅仅是使用小承气汤小和之。

最后补充说明，用大承气汤，就必须有燥屎。

病人不大便五六日，绕脐痛，烦躁，发作有时者，此有燥屎，故使不大便也。（251）

本条是指出了有燥屎的一条间接指征，就是不大便、绕脐痛、发作有时。绕脐痛是燥屎刺激，同时也明确指出燥屎的病位是小肠，而不是乙状结肠。烦躁、发作有时，是潮热发作有时的特殊表现，故说有燥屎。

小肠有蛔虫梗阻时，也会有上述表现，但蛔虫梗阻发作没有规律性，或者说有规律性也主要与进食有关。另外，即使是蛔虫梗阻，也可用大承气汤。

病人烦热，汗出则解，又如疟状，日晡所发热者，属阳明也。脉实者，宜下之；脉浮虚者，宜发汗。下之与大承气汤，发汗宜桂枝汤。（252）

病人烦热，汗出则解，表明是表证，只有表证才会汗出则解。但病人有如疟状，日晡所发热，是表解而出现了阳明腑实证。阳明腑实证应当脉实，用大承气汤下之。但脉若浮虚，则是有表证，此时当用桂枝汤解表，就不是阳明病了。当然，本条也有用柴胡汤的可能，一切当以脉证为凭。

大下后，六七日不大便，烦不解，腹满痛者，此有燥屎也。所以然者，本有宿食故也，宜大承气汤。（253）

大下后，又长期不大便，烦不解，腹满痛，这是又有了燥屎。一般来说，大下后，肠道清洁，不应该再形成燥屎。这里的原因后来仲景做了说明，就是大下之后，肠道虽然清洁，但胃中的宿食进一步燥化而变成了燥屎。

本条也指出了大下之后仍须复下的一种情况。

病人小便不利，大便乍难乍易，时有微热，喘冒不能卧者，有燥屎也，宜大承气汤。（254）

本条燥屎的情况，是属于胃中津液亏虚。小便不利不是有水液内停，而是津液不足以维持尿量。大便乍难乍易，是因为当小便不利时，减少排出的津液足以滋润大便，大便就易，反之则难。"时有微热，喘冒不能卧者"则指出是腑气不通，胃气上逆于肺的表现。故用大承气汤。

实际上，燥屎本身也会影响小便的排出，有时候肠中燥屎阻滞，通便后，小便也同时通利。因二便同属于下焦，气机不降，则二便俱不通利。气机一降，则二便都恢复正常。

食谷欲呕，属阳明也，吴茱萸汤主之。得汤反剧者，属上焦也。（255）

吴茱萸汤方

吴茱萸一升（洗），人参三两，生姜六两（切），大枣十二枚（擘）。

上四味，以水七升，煮取二升，去滓，温服七合，日三服。

食谷欲呕，说明胃气不降，有实邪阻滞。但吴茱萸汤治疗的食谷欲呕，是胃中实寒或寒饮阻滞，若是实热性的食谷欲呕，则是大黄甘草汤证，不能用吴茱萸汤。吴茱萸最善于治疗胃、胸中寒饮上逆所致的头痛、呕吐、恶心、吐酸等，加人参、生姜、大枣，更有助于运化脾胃，清除寒饮。

但若是吃了吴茱萸汤反而更加严重，则有可能是热证。上焦热证可能是太阳病的麻黄桂枝汤证等，也可能是栀子豉汤证等。

太阳病，寸缓、关浮、尺弱，其人发热汗出，复恶寒，不呕，但心下痞者，此以医下之也。如其不下者，病人不恶寒而渴者，此转属阳明也。小便数者，大便必硬，不更衣十日，无所苦也。渴欲饮水，少少与之，但以法救之。渴者，宜五苓散。（256）

"太阳病，寸缓、关浮、尺弱，其人发热汗出，复恶寒，不呕，但心下痞者，此以医下之也。"寸主上焦、主表，寸缓提示表闭不甚，起码不是太阳伤寒证，而是中风证。关浮，一方面阳明气分有热时可见关浮；另一方面，太阳病误下，使阳气陷入中焦，导致中焦郁热时也会关浮。尺弱则说明津液不足、血少。病人发热汗出、恶寒、心下痞，则说明是太阳中风证。下之后，表邪未完全入里，表证还在，但中焦的痞证已经形成。故说以医下之故也。治疗上可以选用小柴胡汤或桂枝汤与半夏泻心汤的合方。

"如其不下者，病人不恶寒而渴者，此转属阳明也。"这是说太阳病没有误下，病人不恶寒而口渴，这是开始转入阳明气分了，属于白虎汤证。

"小便数者，大便必硬，不更衣十日，无所苦也。"这是转为胃强脾弱的脾约证。

"渴欲饮水，少少与之，但以法救之。渴者，宜五苓散。"这是渴欲饮水，因大量饮水造成水液内停，属于五苓散证。

脉阳微而汗出少者，为自和也；汗出多者，为太过。（257）

脉阳微，是指浮取不明显，没有呈现明显的浮、洪、滑、大等脉象，汗出少，也证明表证或热证不明显，故称之为自和。阳微而汗出多，则说明津液大伤，故称为太过。

阳脉实，因发其汗出多者，亦为太过。太过者，为阳绝于里，亡津液，大便因硬也。（258）

阳脉实，是指浮取脉实，如浮紧、浮弦之类，发汗太多则伤津液，津液伤，肠中燥化，大便就硬。

脉浮而芤，浮为阳，芤为阴，浮芤相搏，胃气生热，其阳则绝。（259）

脉浮而芤，是指浮而中空，芤就是中空的意思。浮为阳，是指浮属于阳盛，芤为阴，是指阴分不足。浮芤相搏，就是阳旺而阴弱，也就是胃热而津液少，阳绝也是指胃中津液绝，是形成大便硬的原因之一。

趺阳脉浮而涩，浮则胃气强，涩则小便数，浮涩相搏，大便则难，其脾为约，麻子仁丸主之。（260）

麻子仁丸方

麻子仁二升，芍药半斤，枳实半斤（炙），大黄一斤（去皮），厚朴一斤（炙，去皮），杏仁一斤（去皮尖，熬，别作脂）。

上六味，为末，炼蜜为丸，桐子大，饮服十丸，日三服，渐加，以知为度。

趺阳脉代表胃气，浮是胃气热，涩是津液亏。所谓涩则小便数，只是说小便数是造成津液少而脉涩的原因，不是说脉涩会导致小便数。浮涩相搏，也是指胃热而津液亏，肠中燥化，大便则难，称为脾约。

太阳病三日，发汗不解，蒸蒸发热者，属胃也，调胃承气汤主之。（261）

太阳病，发汗不解，蒸蒸发热，自然是表已经解了，但热不退。蒸蒸发热，是胃中有热外蒸，故用调胃承气汤清胃热。

伤寒吐后，腹胀满者，与调胃承气汤。（262）

伤寒吐后，胃气上逆，因病位较高，故用调胃承气汤。小承气汤和大承气汤适用的病位均较调胃承气汤低。

太阳病，若吐、若下、若发汗，微烦，小便数，大便因硬者，与小承气汤和之愈。（263）

太阳病，汗、吐、下、发汗，均可造成津液损失。微烦是有热，小便数也是损失津液的途径。本条大便硬只是因为津液亏，并未形成燥屎，故用小承气汤。

从本条我们可以得知，大便硬一般是小承气汤证，燥屎才是大承气汤证。

得病二三日，脉弱，无太阳柴胡证，烦躁，心下硬，至四五日，虽能食，以小承气汤少少与，微和之，令小安，至六日，与承气汤一升。若不大便六七日，小便少者，虽不能食，但初头硬，后必溏，未定成硬，攻之必溏，须小便利，屎定硬，乃可攻之，宜大承气汤。（264）

"得病二三日，脉弱，无太阳柴胡证，烦躁，心下硬，至四五日，虽能食，以小承气汤少少与，微和之，令小安，至六日，与承气汤一升。"无太阳、少阳证，烦躁、心下硬、脉弱、能食说明不是完全虚寒性的心下硬。这种情况下，才能用小承气汤和胃气。至大便硬时，则可与小承气汤一升。若确有燥屎，也可与大承气汤一升。之所以如此谨慎，根本原因就是脉弱。

"若不大便六七日，小便少者，虽不能食，但初头硬，后必溏，未定成硬，攻之必溏，须小便利，屎定硬，乃可攻之，宜大承气汤"。小便少，说明肠中津液多，攻下就需要小心。小便利，有燥屎，方可使用大承气汤。

伤寒六七日，目中不了了，睛不和，无表里证，大便难，身微热者，此为实也。急下之，宜大承气汤。（265）

本条是阳明三急下证的第一条。目中不了了，就是指视物模糊了，睛不和是指眼珠转动也有了障碍，外感病到这种程度，就是肝肾阴精将竭的表现。无表里证，是指没有恶寒、身疼等表证，也没有腹胀、拒按等里证。只有大便难，轻微的发热，表明是腑实证，用大承气汤。

本条津液竭很严重，热、实证貌似轻微，但津液竭主要是反映津液不上来的问题，并不意味着热证、实证本身很轻微。另一方面，津液已经竭的情况下，即使真的实证很轻微，也必须迅速解决，否则祸不旋踵。用大承气汤，急下存阴，才能起到挽救的作用，故为三急下证之一。

阳明病，发热汗多者，急下之，宜大承气汤。（266）

阳明经证本身就发热汗多，所以这里指的是在阳明腑实证具备的前提下，再出现发热汗多，此时津液将竭，故须大承气汤急下。

发汗不解，腹满痛者，急下之，宜大承气汤。（267）

发汗不解，指的是发汗不能退热，发汗后立即出现腹满痛，可见阳明腑实证已经严重到对津液丧失十分敏感的程度。故须急下，宜大承气汤。

腹满不减，减不足言，当下之，宜大承气汤。（268）

腹满不减是相对于腹满时减而言，腹满不减，减不足言，是指持续性腹满，是实证的表现，故用大承气汤下之。若腹满时减，则可能是虚寒腹胀，就不用大承气汤。

阳明少阳合病，必下利，其脉不负者，为顺也；负者，失也。互相克贼，各为负也。脉滑而数者，有宿食也，当下之，宜大承气汤。（269）

阳明与少阳合病，并不一定都是下利，"必下利"当"若下利"讲。"必"为果真，假使之意。如大柴胡汤证，就是阳明与少阳合病，但可不下利。少阳为木，阳明为土，脉若弦，为负、为逆证；脉若缓，为不负、为顺证。脉滑而数，滑是食积，数是热，食热互结，下一步将向燥屎发展，故用大承气汤。

病人无表里证，发热七八日，虽脉浮数者，可下之。假令已下，脉数不解，合热则消谷喜饥，至六七日，不大便者，有瘀血，宜抵当汤。（270）

病人无表里证，是指既无恶寒的表证，也无腑实的里证。那么发热，脉浮数，就是气分热证。一般来说，表证宜汗，里证宜下，无表里证而发热，似乎不宜汗下，而只能用清气分热的白虎汤之类的方剂。但既然七八日不愈，就含有用一般的清热法不愈之意，而脉浮数则只代表热，不代表里，此时可以下代清，用下法。温病中，下不厌早。

"假令已下，脉数不解，合热则消谷喜饥，至六七日，不大便者，有瘀血，宜抵当汤。"下以后，脉数，发热没有减，还出现了消谷善饥，同时下后又不大便了。此时，说明热不是与燥屎、宿食相合，而是与瘀血相合，故用祛瘀血的方法，用抵当汤。

下后，热也没有退，同时还下利不止，大便还有脓血，这是痢疾。就应当用治疗痢疾的方法，如白头翁汤之类。

总之，发热且无表里证，用清法、下法均不见效时，一般就是有了内脏局部性的炎症病灶，属于局部刺激引起的发热。此时，按蓄血证治疗就能有效。有痢疾的明确表现，则应该采取更特异性的方法。

若脉数不解，而下不止，必协热而便脓血也。（271）

这一条讲的是痢疾的脉证表现。

伤寒，发汗已，身目为黄，所以然者，以寒湿在里，不解故也。以为不可下也，于寒湿中求之。（272）

伤寒，发汗后出现黄疸，就有可能是发汗伤阳气，寒湿内生而导致发黄。但这种情况也不一定就是寒湿，如果本病初起就是黄疸性肝炎，发汗只是一个治疗过程，无论发不发汗，均会出现发黄。此时，就有可能是湿热性的黄疸，不一定拘泥于寒湿。

伤寒七八日，身黄如橘子色，小便不利，腹微满者，茵陈蒿汤主之。（273）

这一条是典型的湿热黄疸，身黄如橘子色指黄色明亮，属于阳黄。若色黄灰暗，则为阴黄。传统上认为阳黄属热，阴黄属寒，事实上并不尽然。阻塞性黄疸以间接胆红素为主，色晦暗，但不一定属寒。肝细胞型黄疸色黄鲜明，但不一定都是热。本条色黄鲜明，有发热恶寒的表现，小便不利，腹微满，显然是病毒性肝炎导致的肝细胞黄疸，为阳黄，表现又以湿热为主，故用茵陈蒿汤。

若是肝细胞性黄疸的阳黄，但脉证偏虚者，当用茵陈术附汤。若湿热并重者，当用茵陈五苓散。

伤寒身黄发热者，栀子柏皮汤主之。（274）

栀子柏皮汤方

栀子一十五个，甘草一两，黄柏二两。

上三味，以水四升，煮取一升半，去滓，分温再服。

栀子柏皮汤证，全方以清热为主，故本条称身黄发热。即肝炎，体温偏高，热重于湿，心烦明显，用本方。

伤寒瘀热在里，身必发黄，麻黄连轺赤小豆汤主之。（275）

麻黄连轺赤小豆汤方

麻黄二两（去节），赤小豆一升，连轺二两，杏仁四十个（去皮尖），大枣十二枚，生梓白皮一升，生姜二两（切），甘草二两（炙）。

已上八味，以潦水一斗，先煮麻黄再沸，去上沫，内诸药，煮取三升，分温三服，半日服尽。

本条是指在内有湿热的基础上，外有表证发黄的治疗方法。麻黄、杏仁、生姜、甘草、大枣补中解表，连轺、生梓白皮清透郁热。

本方也用于内有郁热的湿疹等皮肤病。

三、辨少阳病脉证并治

少阳之为病，口苦、咽干、目眩也。（276）

少阳病，是指病位在表里之间，即俗称的半表半里。根据经方扶阳派的三层表里结构，表部为循环系统，里部为有功能的体细胞即消化系统，体细胞与循环系统之间的间质－纤维网络系统为半表半里，也包括胸腹膜系统及循行于其中的淋巴系统。该部发生病变的特点是：①范围广大，除了表、里之外，均属半表半里，范围最广。②病灶可以很局限，故表现可以多种多样。因为半表半里部主要是筋膜、细胞间质及纤维系统，脂肪组织及淋巴结构丰富，所以病灶可以很局限。故在不同的部位，可以有完全不同的表现。③半表半里的阳证，最容易表现为头部孔窍的热证。因半表半里非属表里，但孔窍相通，故少阳病以口苦、咽干、目眩为提纲，代表筋膜系统的阳性病变。若筋膜系统发生阴性病变，则为厥阴病。

少阳中风，两耳无所闻，目赤，胸中满而烦者，不可吐下，吐下则悸而惊。（277）

少阳中风，指的是半表半里部有热的同时，又发生了中风证。半表半里有热，在表部发生中风，则病从热化，孔窍之热更重，而出现两耳无所闻、目赤。半表半里胸膜之热内犯胸膈，则胸中满而烦。不可吐下是因为少阳病属于火郁，火郁发之，当从少阳而和。少阳病之所以发生，也与脾胃阳气不足，向外抗邪无力有关，若用吐下法损伤脾胃阳气，则半表半里之热顺势内入，逆传心包则悸而惊。

少阳阳明合病的大柴胡汤证，可以用和解兼攻里法，不在此例。

伤寒，脉弦细，头痛，发热者，属少阳。少阳不可发汗，发汗则谵语。此属胃，胃和则愈，胃不和，则烦而悸。（278）

伤寒，脉弦细，头痛发热，是少阳病小柴胡汤证。脉弦属少阳，细是兼有脾胃气血虚。头痛发热，是少阳之热循肌筋膜上攻。此为小柴胡汤证，不可发汗，因本身就存在脾胃气血不足，发汗则脾胃津液更虚，容易形成肠中燥屎，则会谵语，所以说谵语的原因是"此属胃，胃和则愈"，胃不和，内热上攻，则烦而悸。

本太阳病不解，转入少阳者，胁下硬满，干呕不能食，往来寒热，尚未吐下，脉沉紧者，与小柴胡汤。（279）

太阳病不解，转入少阳的原因是脾胃阳气不足，即所谓"血弱气尽"。胸腹膜系统是少阳的重要部位，胸胁苦满也是柴胡类方证的主证之一。正邪交争于胸胁，筋膜肿胀，向脾胃（里部）辐射则干呕不能食；向血循环（表部）系统辐射则往来寒热。未吐下时，病情还没有发生变证，脉沉紧则说明半表半里部存在气血水的凝结，小柴胡汤打开胸腹膜病灶，故可用。

若已吐、下、发汗、温针，谵语，柴胡汤证罢，此为坏病，知犯何逆，以法治之。（280）

本条是说，小柴胡汤证经过误治，若原来的柴胡汤证已经不存在了，那么就属于坏病，要根据情况，选用其他的方剂来救治。

三阳合病，脉浮大，上关上，但欲眠睡，目合则汗。（281）

但凡三阳合病，均为热邪弥漫，全身气机升降出入阻滞。脉浮大，上关上，提示阳气亢盛，充斥表里，熏蒸头目因而欲眠。目合则阳气内潜，与血相搏，蒸血而为汗。治疗上，应当以小柴胡汤合白虎汤为主。

伤寒六七日，无大热，其人躁烦者，此为阳去入阴故也。（282）

伤寒六七日，无大热而躁烦，这里的阳去入阴有两重含义。一是表证入里，在《伤寒论》中，大热通常指表热。表热入里，形成燥屎，就会无大热而躁烦。形成结胸时，也会无大热而躁烦。二是阳证变阴证，热轻而里寒生，形成四逆汤类的躁烦。

伤寒三日，三阳为尽，三阴当受邪。其人反能食而不呕，此为三阴不受邪也。（283）

三阴指太阴、少阴、厥阴，均以虚寒为主，脾胃功能多受影响，若病人能食而不呕，则为三阴不受邪。

伤寒三日，少阳脉小者，欲已也。（284）

脉小为病退，少阳病脉小，提示半表半里之邪已衰减，故称为欲已。

少阳病，欲解时，从寅至辰上。（285）

少阳病，是阳气运行之道路郁结，必须得升发之气方可缓解。而寅卯时属木，禀肝气升发，故此时而解，若辰时则属土，脾气旺，木得土气，犹小柴胡汤得生姜、甘草、人参、大枣，故得解。

四、辨太阴病脉证并治

太阴之为病，腹满而吐，食不下，自利益甚，时腹自痛。若下之，必胸下结硬。（286）

太阴病的主要病理改变是脾胃阳气不足，运化功能减退。腹满而吐，食不下，自利益甚，时腹自痛，均属于脾胃运化功能减退的表现。脾胃虚寒，若下之，阳气更虚，无法运化水谷，则表现为胸下结硬。

太阴中风，四肢烦疼，阳微阴涩而长者，为欲愈。（287）

太阴病是脾胃功能减退，在此体质基础上，若发生表证，则表现为四肢烦疼，因脾虚所生之内湿与外风相搏故也。阳微是表邪与正气相搏的程度减轻，阴涩而长，是正气内生，开始驱逐风邪与内湿，故欲愈。

太阴病，欲解时，从亥至丑上。（288）

太阴病为脾虚湿胜，当得阳气而解。亥时属水而属肾，亥时后天脾得先天肾气之助，子时夜半一阳生，丑时则属土，得本行之气。故此时得解（大约21点~凌晨3点）。

太阴病，脉浮者，可发汗，宜桂枝汤。（289）

太阴病，脉浮者，是指在太阴病脾胃虚弱、运化衰退的基础上出现的表证，其表现为脉浮。脉浮说明太阴虽虚，但依然有力抗表，故可用桂枝汤发汗。但若是下利不止，阳气内陷，则当先救其里，用四逆汤。

自利不渴者，属太阴，以其脏有寒故也，当温之，宜服四逆辈。（290）

自利说明脾虚不能运化水湿，不渴说明阳气不足，表现又以脾胃功能衰弱为主，故属太阴。脏有寒是补充说明这种病机，脏有寒需要用温法，所以用四逆汤。附子、干姜温中，甘草缓和姜附药性，使其作用温和持久。四逆辈，是指四逆汤类方剂，附子理中汤是太阴病的主方，也属于四逆辈的范畴。

伤寒脉浮而缓，手足自温者，系在太阴。太阴当发身黄；若小便自利者，不能发黄。至七八日，虽暴烦，下利日十余行，必自止，以脾家实，腐秽当去故也。（291）

"伤寒脉浮而缓，手足自温者，系在太阴。"本来，太阳病桂枝汤证也是脉浮缓，手足也没说厥逆。所以，这里说系在太阴，从字面上看是找不到依据的。但结合本条全文分析，"太阴当发身黄；若小便自利者，不能发黄"，说明这是一个有湿邪困脾的疾病。发黄是由于湿不能从表越，也不能从小便而走，这才是系在太阴的根本原因。从这个角度分析，脉浮固然是表，脉缓则是因为有湿，手足自温是肌肉中阳气为湿所困，阳气不得透达所产生的触之温热的表现。至七八日暴烦下利，是脾胃阳气恢复，驱逐湿邪的自然现象，湿去则利自止。临床实践中也会发现，用了健脾化湿的药物后，病人有时反而会大便增多，这其实是是脾阳得运，湿邪有出路的好现象。所以说必自止，以脾家实，腐秽当去故也。

本太阳病，医反下之，因而腹满时痛者，属太阴也，桂枝加芍药汤主

之。（292）

桂枝加芍药汤方

于桂枝汤方内，更加芍药三两，随前共六两，余依桂枝汤法。

太阳病本不当下，医反下之，则表邪入里。未形成结胸、痞证而腹满时痛者，是邪陷的病位较低，在大腹的部位，病位属脾，对应的内脏以小肠为主，所以说属太阴也。太阳病陷于太阴，若下利不止，则当用四逆汤、理中汤之类，先救里，里和利止，再用桂枝汤救表。本条无下利不止，而是腹满时痛，当仿小建中汤之意，缓急和里的同时用桂枝汤解表。但小建中汤是以虚劳里急、少腹拘急为主，所以加饴糖。本证有腹满，所以不用饴糖，而仅增加芍药的用量以和里解表，邪还从表而出则腹部压力减低，腹满愈，再以芍药和营缓急则时痛愈。

大实痛者，桂枝加大黄汤主之。（293）

桂枝加大黄汤方

桂枝三两（去皮），大黄一两，芍药六两，生姜三两（切），甘草二两（炙），大枣十二枚（擘）。

上六味，以水七升，煮取三升，去滓，温服一升，日三服。

本证是太阳病下后，桂枝汤证仍在，而肠道气滞不通有向阳明腑实转化的趋势，故桂枝加大黄汤主之。

太阴为病脉弱，其人续自便利，设当行大黄芍药者，宜减之，以其人胃气弱，易动故也。（294）

此条说的是太阴和阳明合病。这个提法貌似怪异，因传统的说法，实则阳明、虚则太阴，一般人一定会问，脾胃有虚有实是什么意思？但实际上这种情况很常见，虚是指脾胃的功能弱，所以说太阴为病脉弱，续自便利。但有这种情况的人，也可能在疾病的某个阶段表现为腑气不通的情况。此时，就需要在治疗太阴病的同时，适时地使用大黄、芍药等。但因为这种人胃气弱，用苦寒泻下的药物容易导致腹胀、纳差、便溏，所以要减量，并做到中病即止。

五、辨少阴病脉证并治

少阴之为病，脉微细，但欲寐也。（295）

少阴病，是以机体循环功能衰退为特征表现的一类疾病。心脏、循环功能衰弱，外周血也供应不足，导致小动脉痉挛，故脉微细，引起大脑供血不足则但欲寐。根据中医基础理论，心主血脉、神志，属少阴。故少阴病可理解为心主血脉和主神志功能的衰退。

少阴病，欲吐不吐，心烦，但欲寐，五六日自利而渴者，属少阴也，虚故引水自救。若小便色白者，少阴病形悉具。小便白者，以下焦虚有寒，不能制水，故令色白也。（296）

少阴病以循环功能衰竭为主，由于《伤寒论》主要针对的是外感病，对于外感病而言，导致循环功能衰竭主要有两个原因：一是外感病本身或治疗过程中丢失大量津液后导致的循环血量不足；二是病原微生物毒素导致机体产生的中毒性反应。脉微细和但欲寐均与此二者有关，内伤疾病出现少阴病则主要与慢性病消耗有关。病人出现了脉微细、但欲寐的情况，同时伴有欲吐不吐、心烦者，多因毒素刺激所致，如霍乱吐泻导致大量脱水、循环衰竭时，就会有欲吐不吐、心烦的表现。从中医角度来说，就是气随津脱的同时，又有了内热。"五六日自利而渴者，属少阴也，虚故引水自救。"又过五六日，自利而渴，二者互为因果，渴则欲饮水，饮水可补充体液，补充了体液则自利而有源。患者本来就有血容量不足的问题，下利更容易脱水，故渴。所以说虚故引水自救。

"若小便色白者，少阴病形悉具。小便白者，以下焦虚有寒，不能制水，故令色白也。"小便色白，提示下焦无热，有热则小便色黄。这也提示，前面的欲吐不吐只是在心膈之间的局部热扰，而非根本上的实热证，故小便白，作为少阴病的重要判断依据。

"小便白者，以下焦虚有寒，不能制水。"也侧面指出了少阴病的治法，就是针对循环衰竭，当以温下焦为主。虽然有血容量不足，但下焦温，能制水则津液自生。而大量用养阴生津药，若不能解决下焦寒的问题，仍然会因不能制水而导致津液无法化生。

病人脉阴阳俱紧，反汗出者，亡阳也，此属少阴，法当咽痛，而复吐利。（297）

病人脉阴阳俱紧，并不足以说明是少阴病，太阳病、阳明实寒证也会脉阴阳俱紧。但脉紧为表实，不应汗出，反汗出，只能是病情严重到休克或虚脱的程度，会表现为脱汗。脱汗伤津液，故称亡阳。这种情况必然是循环功能衰竭，所以说属少阴。但虚脱的出汗，并不具有解表散邪的作用，邪在上焦，阳脉紧则咽痛，邪在中下焦，阴脉紧则吐利。

少阴病，咳而下利谵语者，被火气劫故也，小便必难，以强责少阴汗也。（298）

少阴病若采用烧针发汗、熨背等治法，则血分更亏。火热上攻，故咳而下利，谵语。火劫发汗伤津液，故小便难。

少阴病，脉细沉数，病为在里，不可发汗。（299）

少阴病是以循环功能衰竭为表现的一类疾病。脉细为血少，沉为在里，数为有虚热，发汗则更伤津液，造成阴液不足进一步的加重，故不可发汗。

少阴病，脉微，不可发汗，亡阳故也。阳已虚，尺脉弱涩者，复不可下之。（300）

少阴病脉微，微是阳气不足，发汗伤阳气，故不可发汗。尺脉弱涩是阴血不足，用下法伤津液，故不可下。

少阴病脉紧，至七八日，自下利，脉暴微，手足反温，脉紧反去者，为欲解也。虽烦下利，必自愈。（301）

少阴病脉紧，是指在循环功能衰竭的基础上，又感受了寒邪，有寒凝经脉的病理因素。机体在循环衰竭的情况下，同时也启动了自我修复的过程，随着阳气的恢复，循环功能也逐渐恢复。自下利就是阳气恢复，驱逐肠道腐秽之气的外在表现。自下利后，虽然脉微的程度更加明显，但手足反温，脉紧反去者，说明小动脉拘挛缓解，微循环恢复，所以说欲解。虽然脉微，但邪气已去，正气自生，故虽烦，下利，必自愈。

少阴病，下利，若利自止，恶寒而踡卧，手足温者，可治。（302）

少阴病，下利后利自止，可以理解为阳气恢复，腐秽自去的过程。此时出现的恶寒而蜷卧，一方面是下利伤了部分阳气；另一方面，也是正气有待恢复的现象。但手足温，说明末梢微循环已经改善，故可治。

少阴病，恶寒而踡，时自烦，欲去衣被者可治。（303）

少阴病，恶寒而踡，是指怕冷的同时蜷缩而卧，是血液循环功能衰退、末梢微循环障碍所致。若这种情况下，时时自烦，欲去衣被，说明阳气在逐渐恢复，所以说可治。

少阴中风，脉阳微阴浮者，为欲愈。（304）

少阴中风，是指在脉微细，但欲寐的前提下出现的中风证。少阴病中风，欲愈的关键是阳气逐渐恢复，打通末梢微循环。脉阳微，是指脉紧逐渐缓和，阴浮是指血和津液渐渐充于脉管。整体上就是一个正胜邪退的过程，所以说欲愈。

少阴病欲解时，从子至寅上。（305）

少阴病，有厥阴机转。子时夜半一阳生，到寅时则风木动而引动命门之火，可驱散少阴外犯之邪。故解之从子至寅上。

少阴病，吐利，手足不逆冷，反发热者，不死。脉不至者，灸少阴七壮。（306）

少阴病出现吐利，则津液阳气更伤，若患者手足不逆冷，反发热，则说明末梢微循环功能尚可，阳气在不断恢复，故非死证。脉不至，是大血管血容量不足，灸少阴，增强气化，化生津液，以充血脉。

少阴病，八九日，一身手足尽热者，以热在膀胱，必便血也。（307）

少阴病，八九日，一身手足尽热，是阳气恢复太过，正气抗邪，从里而出，移热膀胱，故便血。

少阴病，但厥无汗，而强发之，必动其血，未知从何道出，或从口鼻，

或从目出，是名下厥上竭，为难治。(308)

少阴病，阴血大亏，循环血量不足而但厥无汗。此时当补阳气化生阴血，打开微循环令手足自温。强发汗，则扰动脉中之血，因微循环拘挛而不得汗，就会导致血妄行而出血，或从口鼻，或从目出。下厥，指循环障碍，上竭指营血妄行，故难治。

少阴病，恶寒身蜷而利，手足逆冷者，不治。(309)

恶寒身蜷是阳气不足，手足逆冷是微循环障碍，此时若下利，则中阳已败，无力向外透发解表通阳，故不治。若强寻治法，还当从四逆辈先救其里入手。

少阴病，吐利，躁烦，四逆者死。(310)

少阴病，本身就存在循环衰竭，若再合吐利，则阳气、津液更伤。津血竭，阳气不守而欲脱，故躁烦。此时再加四逆，则说明微循环也已经衰竭，故死。

少阴病，下利止而头眩，时时自冒者死。(311)

少阴病，下利到利无可利则自止。津液已脱，血运不得维系，大脑缺血，故头眩。不迅速纠正则必死。

少阴病，四逆恶寒而身蜷，脉不至，不烦而躁者，死。(312)

少阴病，四逆恶寒身蜷，是循环衰竭。脉不至，是大血管内血供不足。不烦是无阳气来复之机，躁是濒死无神之象，故死。

少阴病，六七日，息高者，死。(313)

少阴病息高，是循环衰竭引起呼吸衰竭，故为死证。

少阴病，脉微细沉，但欲卧，汗出不烦，自欲吐，至五六日，自利，复烦躁，不得卧寐者，死。(314)

脉微细沉，但欲卧，是少阴病的本来表现。汗出不烦，是阳欲脱而无自复之象，自欲吐是毒邪仍自动。至五六日，自利，复烦躁，不得卧寐者，是汗出吐利伤津，阴不涵阳，阳气浮越所致。上欲脱而下欲竭，故死。

少阴病，始得之，反发热，脉沉者，麻黄附子细辛汤主之。(315)

少阴病，指脉微细，但欲寐之类。始得之，是指始得少阴伤寒，寒邪外束，阳气不得越，故反发热。脉沉，提示阳气退于深部，不能上应于表。用麻黄附子细辛汤，麻黄开腠理，打开微循环；附子振奋心阳，打开大血管；细辛引藏于深部的阳气外达，助麻黄、附子恢复循环功能。

少阴病，得之二三日，麻黄附子甘草汤微发汗。以二三日无证，故发汗微也。（316）

少阴病得之二三日，而无太阴下利，无证指无太阴下利不止等证，阳气渐复，故无须细辛引深部阳气外出，仅以麻黄、附子振奋循环功能，甘草增加血容量即可。

少阴病，得之二三日以上，心中烦，不得卧，黄连阿胶汤主之。（317）

黄连阿胶汤方

黄连四两，黄芩一两，芍药二两，鸡子黄二枚，阿胶三两。

上五味，以水五升，先煮三物，取二升，去滓，内胶烊尽，小冷，内鸡子黄，搅合相得，温服七合，日三服。

少阴病，得之二三日以上，阳气渐复，而阴血未相应化生，阳气扰心，故心中烦，不得卧。

以黄连、黄芩清浮越之火；芍药缓急，扩张血管，改善微循环；阿胶养血潜阳，补充阴血不足；鸡子黄为血肉有情之品，含多种生命活性物质，此处用于辅助治疗循环衰竭。

少阴病，得之一二日，口中和，其背恶寒者，当灸之，附子汤主之。（318）

附子汤方

附子二枚（破八片，去皮），茯苓三两，人参二两，白术四两，芍药三两。

少阴病得之一二日，口中和，是指无口苦等表现，提示无化热趋势。背恶寒提示胸中阳气不足，故用灸法补充胸中阳气，用以改善血循环障碍。同时用附子汤，附子振奋阳气，增加心脏泵血动力；芍药扩张血管，助附子改善循环；人参增加细胞层面代谢水平；茯苓、白术健脾去水饮，因背寒冷如掌大者，多为内有水饮，阻碍阳气流通所致。

少阴病，身体痛，手足寒，骨节痛，脉沉者，附子汤主之。（319）

少阴病，存在循环障碍。身体痛，手足寒，骨节痛，是筋骨为寒邪所凝结，此证为附子所主治。脉沉，是内有水饮。故用附子、芍药一收一放，打通循环，人参、白术、茯苓扶正而去水饮，因脉沉故也，沉为有水。

少阴病，下利便脓血者，桃花汤主之。（320）

桃花汤方

赤石脂一斤（一半全用，一半筛末），干姜一两，粳米一斤。

上三味，以水七升，煮米令熟，去滓，温服七合，内赤石脂末，方寸匕，日三服。若一服愈，余勿服。

存在少阴病的前提下，若有下利便脓血的表现，可见这是一种虚寒的情况。赤石脂有收敛止血的作用，其作用机理类似于西医学用于止泻的双八面体蒙脱石散（思密达），可保护黏膜，吸附毒素，消炎止血。用粳米煎汤，粳米经过熬制后其中淀粉溶出并糊化，可对干姜、赤石脂等药物颗粒形成包裹作用，有利于缓解药物的刺激性并延长药效。赤石脂一半入煎剂，一半直接打粉化入，属于汤散同用，可增加药物实际服用量，加强疗效。

少阴病，二三日至四五日，腹痛，小便不利，下利不止，便脓血者，桃花汤主之。（321）

少阴病，二三日至四五日，是病情逐步迁延。出现腹痛，小便不利，下利不止，是太阴运化水湿的功能也出现了障碍。因存在便脓血，所以用桃花汤主之。因桃花汤含干姜，所以可以兼治太阴。

少阴病，下利便脓血者，可刺。（322）

本条应当是指少阴热化证，出现便脓血时，可用针刺的方法，疏通经脉，调整脏腑功能。

少阴病，吐利，手足逆冷，烦躁欲死者，吴茱萸汤主之。（323）

少阴病本身代表了循环的衰竭，既吐且利，是合并了太阴病。同时，太阴病的吐利会造成血容量不足、血循环功能衰竭，从而加重少阴病。事实上，在吐利的情况下，太阴和少阴是互为因果的。吐利到手足逆冷，是体液丢失过多循环功能衰竭的自然结果，也间接说明了太阴可以和少阴互为因果。

手足逆冷，烦躁欲死，则提示了太阴、少阴合病中出现的一种特殊病机，即阳气津液大亏，浊阴上逆，心阳被抑，从而出现烦躁欲死。手足逆冷是阳气内抑，烦躁欲死是浊阴上逆。故用吴茱萸汤，吴茱萸味辛而苦，辛能散浊，苦能降浊，一药而兼辛开苦降，正好降泄浊阴之上逆。方中人参甘补振奋中焦机能，大枣缓水气上逆之急，生姜温散水气。其中，人参补中有消心下痞坚之效，大枣可缓水迫之急，甘草可缓气迫之急，不可不知。

通过本条，我们应当明白一点，吴茱萸汤不是治疗少阴病的正方，主要是解决少阴、太阴合病，阳气津液大亏，浊阴上逆郁遏心阳这样一种特殊的情况。

少阴病，下利，咽病，胸满心烦，猪肤汤主之。（324）

猪肤汤方

猪肤一斤。

上一味，以水一斗，煮取五升，去滓，加白蜜一升，白粉五合，熬香，和相得，温分六服。

少阴病，下利，则津液阳气更伤。机体自身会进行相应的修复以恢复津液和阳气的损伤，若津伤与阳气恢复不同步，阳先复而阴未复，就会出现少阴热化的表现。少阴热化，厥气上逆于咽则咽痛，扰心则胸满心烦。本条与上条吴茱萸汤证，正好代表了少阴病的两种特殊情况，吴茱萸汤证是浊阴上逆，水浪滔天，心阳危殆。而猪肤汤则相反，是津伤而阳复化热，厥气上逆，心神被扰。以猪肤甘寒血肉有情之品，清润上逆之火，滋养亏损之阴分。同时，加白蜜、白粉，也是为了加强清润之性。

此外，含动物胶原蛋白的药物，对黏膜破损有很好的保护与修复作用。

故猪苓汤中阿胶用于治疗尿道炎症，口腔溃疡用甘草泻心汤加阿胶也有很好的效果。

少阴病，二三日咽痛者，可与甘草汤；不差，与桔梗汤。（325）

甘草汤方

甘草二两。

上一味，以水三升，煮取一升半，去滓，温服七合，日二服。

桔梗汤方

桔梗一两，甘草二两。

上二味，以水三升，煮取一升，去滓，分温再服。

少阴病的发展，其实是两条主线。少阴之为病，脉微细，但欲寐，这是少阴病的提纲证。脉微细代表了血循环不足，但欲寐则代表了脑供血不足导致的意识状态异常。在这种情况下，机体必然会最大程度地调动自身的修复功能，来代偿丧失的功能。这种代偿包括物质的代偿和功能的代偿。物质的代偿，主要是组织液对血循环的补充，但这种补充的过程中，若心脏机能的恢复不能同时跟上，即物质的代偿先于功能的代偿，或者说津液的代偿先于阳气的恢复，则津液反而化为浊阴上逆，就会出现合太阴病的吐利，浊阴上逆于胸的吴茱萸汤证等。相反，若功能先于津液恢复，也就是所谓的阳复太过，就会表现为少阴热化证。如黄连阿胶汤证、猪肤汤证、甘草汤证、桔梗汤证、猪苓汤证等。寒化证用药以附子为主，热化证用药以动物蛋白为主，如猪肤、鸡子清、鸡子黄、阿胶等。若阴阳俱竭且二者有离绝之象，则附子和动物来源药物共用，如通脉四逆加猪胆汁人尿汤。

本条少阴病二三日，则说明病情较缓，寒化热化尚在观望阶段，咽痛则先予甘草汤缓急。甘草不效，则加桔梗，缓急解毒的同时，散结排脓。若不愈，化热则以猪肤汤等救之。

少阴病，咽中伤生疮，不能语言，声不出者，苦酒汤主之。（326）

苦酒汤方

半夏十四枚（洗，破，如枣核大），鸡子一枚（去黄，内上苦酒着鸡子壳中）。

上二味，内半夏，着苦酒中，以鸡子壳，置刀环中，安火上，令三沸，去滓，少少含咽之，不差，更作三剂。

本条也是少阴热化证，但病情较重。咽中伤生疮，不能语言，声不出，均是描述咽部症状较重。故本方仍用动物蛋白鸡子清，类似于猪肤汤中的猪肤，也是起滋养阴液和保护修复局部黏膜的作用。用半夏，则是利用其刺激性以起到排脓的作用，排出咽部脓液。这也是在古代没有抗生素的情况下不得不采取的办法。

少阴病，咽中痛，半夏散及汤主之。（327）

半夏散及汤方

半夏（洗），桂枝（去皮），甘草（炙）以上各等分。

已上三味，各别捣筛已，合治之，白饮和，服方寸匕，日三服。若不能散服者，以水一升，煎七沸，内散两方寸匕，更煎三沸，下火令小冷，少少咽之。

咽痛，用桂枝的机会本来很少，尤其是少阴咽痛。因少阴病的本质是血循环的不足，血循环不足的情况下，特别容易化热，再使用温通血脉的桂枝类药物助长血热，则更易引起咽痛。但我们不应忘记，少阴病本身也会有表证，如麻黄附子细辛汤、麻黄附子甘草汤证等。同理，少阴咽痛，也可由表证引起，此时则需要用桂枝解表。但本证中用桂枝，特别强调少量，用散剂，就是为了减少服用量。此时还怕人承受不了，所以说不能散服者，用散两方寸匕煎服，还要求少少咽之。可见对剂量使用的慎重。

总之，用半夏散及汤治疗少阴咽痛，并非咽痛的正治之方，而是微微解表用治咽痛，故剂量极小，还要求少少咽之。

少阴病，下利，白通汤主之。（328）

白通汤方

葱白四茎，干姜一两，附子一枚（生用，去皮，破八片）。

上三味，以水三升，煮取一升，去滓，分温再服。

本条可类比于太阳病的葛根汤证的下利。少阴病阳气不足，故用附子、干姜温中，振奋阳气，用葱白通阳解表，引阳气出表灌注于循环之中，从而不再下陷则利止。

少阴病，下利脉微者，与白通汤；利不止，厥逆无脉，干呕烦者，白通加猪胆汁汤主之。服汤脉暴出者死，微续者生。（329）

白通加猪胆汁方

葱白四茎，干姜一两，附子一枚（生，去皮，破八片），人尿五合，猪胆汁一合。

已上三味，以水三升，煮取一升，去滓，内胆汁、人尿，和令相得，分温再服，若无胆亦可用。

少阴病，下利脉微，是既有太阳之表，又有少阴之里，此时用白通汤，解表温里。服药后，利不止，厥逆无脉，干呕烦，是阳有欲复之象，因利不止津液不断损失，故阳气无法真正恢复。白通加猪胆汁、人尿，以血肉有情之品恢复阴液物质基础，同时继续用干姜、附子恢复阳气。这样治疗后，若脉暴出，则是阴气仍不能恢复而阳气独发，属于回光返照，故死。若脉微续，则是阴气渐生，阴阳互相生化，故生。

少阴病，二三日不已，至四五日，腹痛，小便不利，四肢沉重疼痛，自下利者，此为有水气，其人或咳，或小便利，或下利，或呕者，真武汤主之。（330）

本条，指少阴病，因存在水饮的兼证，从而导致病情不愈的情况。太阳病的五苓散证，则是因水气而导致太阳病不愈，二者可以类比。少阴病因水气而不愈，出现腹痛，小便不利，四肢沉重疼痛，自下利，是水液停聚于不同部位而形成的不同表现。其中小便不利是确定为水饮内停的关键症状，就像太阳病小便不利是太阳蓄水证的关键指标一样。而腹痛、下利是水饮内侵太阴的表现。四肢沉重疼痛是水饮溢于四肢的表现。其他的或咳，或小便利，或下利，或呕，均是水饮停聚于不同部位的表现。

故真武汤以茯苓、白术燥湿利湿，生姜宣散水饮，芍药引肌肉间水饮入血循环，再用附子解决少阴病机能衰退的问题。可见，本方主要作用是解决水气兼证的问题，只有附子才是解决少阴病的。

真武汤方

茯苓三两，芍药三两，生姜三两（切），白术二两，附子一枚（炮，去皮，破八片）。

上五味，以水八升，煮取三升，去滓，温服七合，日三服。

后加减法：

若咳者，是水饮在肺，故加五味子半升，细辛、干姜各一两。温化肺中水饮。

若小便利者，则无须继续利水，而是要增强气化，故去茯苓。

若下利者，芍药可使便溏，故去芍药，加干姜二两温脾止泻。

若呕者，病偏中焦太阴，故去附子，加生姜足前成半斤以加强止呕。呕者有病从热化的可能，故去附子。若确为寒化证无疑，则可不去附子。

少阴病，下利清谷，里寒外热，手足厥逆，脉微欲绝，身反不恶寒，其人面赤色，或腹痛，或干呕，或咽痛，或利止，脉不出者，通脉四逆汤主之。（331）

通脉四逆汤方

甘草二两（炙），附子大者一枚（生用，去皮，破八片），干姜三两（强人可四两）。

上三味，以水三升，煮取一升二合，去滓，分温再服。其脉即出者愈。

面色赤者，加葱九茎。腹中痛者，去葱，加芍药二两。呕者，加生姜二两。咽痛者，去芍药，加桔梗一两。利止脉不出者，去桔梗，加人参二两。

本条的辨证核心是里寒外热和脉不出。里寒外热的病机，传统上认为是阴盛格阳，即少阴、太阴虚寒太甚，格阳气于外，从而在下利清谷、手足厥逆、脉微欲绝的同时，又有身反不恶寒、面色赤、咽痛等有热的表现。本方组成与四逆汤相同，但剂量和用法上与四逆汤不同，四逆汤附子一枚，而本方为附子大者一枚，四逆汤干姜一两半，而本方为三两，甘草用量相同。可见本方温阳的作用要大于四逆汤。在本方证中，下利主要是太阴病的问题，而脉微欲绝是少阴病循环衰竭的问题。本方附子、甘草、干姜合用，既可解决少阴的脉微欲绝，又可解决太阴下利不止的问题。也就是说，太阴病和少阴病兼太阴吐利的主方都是四逆辈。所谓四逆辈，是指含有附子、干姜、甘草的一类方子。其中附子理中汤在四逆辈的基础上还有人参和白术，尤其适合于太阴病因脾虚所致腹满或心下痞满的情况，故也可看作是太阴病的主方。

其实，本方证还包含了另外一种情况，就是少阴病有表证，伴有下利清谷、脉微细的情况。这种情况下，外有热代表了表证的存在，虽有表证，但以下利清谷、脉微细为主时，仍当先救里再救表。脉微细时，救表用麻黄、桂枝不太适合，就可以选用葱白。葱白解表的同时还可通阳，有利于脉搏的恢复而治疗厥逆无脉。

加减法中，面色赤加葱，是兼用解表。腹中痛，是太阴络脉不和，腹部肌肉挛急，用芍药缓急止痛，去葱是避免将能量引向体表。呕，是胃气上逆，用生姜降逆止呕。咽痛，是津液阳气伤而有厥热上逆于咽，用桔梗散结利咽，机理同桔梗汤。利止脉不出，是下利无度，津液大亏而下无可下，同时因血容量严重不足而脉不出，故加人参，益气复脉。

少阴病，四逆，其人或咳，或悸，或小便不利，或腹中痛，或泄利下重者，四逆散主之。（332）

四逆散方

甘草（炙），枳实（破，水渍炙干），柴胡，芍药。

上四味，各十分，捣筛，白饮和，服方寸匕，日三服。咳者，加五味子、干姜各五分，并主下痢。悸者，加桂枝五分。小便不利者，加茯苓五分。腹中痛者，加附子一枚，炮令坼。泄利下重者，先以水五升，煮薤白三升，煮取三升，去滓，以散三方寸匕，内汤中，煮取一升半，分温再服。

本条为少阴病类似证，本质上是少阳阳气郁结证。因阳气郁结于内，不能外达，因而表现出四肢逆冷，类似于循环功能衰竭的表现，但实际上是阳气郁结于内，而非总体上的不足。所以本条不能算是标准的少阴病，起码不能说是少阴寒化证。本条除四逆外，其余的皆为或然证，发病机理与小柴胡汤证的或然证机理类似，均为阳气郁结于肌筋膜系统，筋膜肿胀拘挛压迫附近脏器所致，而非脏器本身的疾病。

四逆散一方，为大小柴胡汤的合方，而去掉兼治其他经病证的药物而成。取大柴胡汤中之柴胡、芍药、枳实，用柴胡缓解胸腹膜张力，主治胸胁苦满；芍药缓解腹壁即血管周围平滑肌的张力，缓解胸腹及血管的痉挛；枳实缓解胃肠平滑肌的痉挛或病理性运动，使胃肠运动恢复正常。再采用小柴胡汤之甘草，与芍药合为芍药甘草汤，进一步缓解腹壁和胃肠痉挛。不用黄芩者，因本证不存在少阳筋膜部位真正的热，而只是气机的瘀滞。不用半夏者，因本方证为解郁专用，而不存在明显太阴痰湿的因素。不用人参者，因不存在太阴之虚。不用大黄者，因不存在阳明之实。不用生姜者，因病人不呕。从这些分析中我们也可以得出结论，如果有上述兼证，那么也就可以随机加入上述药物。

总之，四逆散可以看作是大小柴胡汤的核心方，或者说，大小柴胡汤是由四逆散加减变化而来。四逆散可以看作是经方体系中调整少阳气郁的祖方。

"咳者，加五味子、干姜各五分，并主下痢。"咳者，是少阳之郁影响到肺气的升降，肺气升降失调则水饮内生，用五味子、干姜温肺化饮，五味子味酸，能令水饮被干姜所化后肃降于肺。这里我们可以看到，干姜、五味子是张仲景治疗痰饮咳嗽的基本内核。若单纯气火上逆，则须麦门冬汤，而非本方所宜。

"悸者，加桂枝五分。"心悸，是少阳郁结，循筋膜系统影响到心，用桂枝强化心阳，向外宣散阳气而减轻心脏负担。此外，心悸无不与阳气不降、气上冲有关，桂枝降逆气故定悸。

"小便不利者，加茯苓五分。"小便不利是少阳之郁结影响膀胱气化，加茯苓利小便。

"腹中痛者，加附子一枚，炮令坼。"腹中痛，是小肠承受少阳之郁的压力较大，故用附子温散腹中之寒，关键是与原方中的芍药、甘草合为芍药甘草附子汤，是缓急解痉止痛的妙方。

"泄利下重者，先以水五升，煮薤白三升，煮取三升，去滓，以散三方寸匕，内汤中，煮取一升半，分温再服。"薤白，大家通常的印象是善于温散胸中之阳，用于治疗胸痹。在这里提出治疗泄利下重，可见，此药缓解大肠气滞的作用，也是不可忽视的。西医学认为，大蒜素有杀菌作用，可以治疗痢疾，或许与此有关。当年，胡希恕曾回忆，他本人少年遗精，其师用瓜蒌薤白合四逆散加栀子，一剂而愈，其本人百思不得其解。实际上，就是借用了薤白治疗泄利下重的作用，缓解了下焦阳气郁结的压力，减少了对射精中枢的刺激，从而发挥了作用。

少阴病，下利六七日，咳而呕渴，心烦不得眠者，猪苓汤主之。（333）

少阴病，是阳气与津液俱亏，循环衰竭，脉微细。下利六七日，则津液更亏，出现咳的原因是水气上逆，呕、渴、心烦不得眠是水气逆而有热，上扰于心。利水清热的同时，要养血潜阳，故用猪苓汤。方中猪苓、泽泻、茯苓利水，消除水气之逆；阿胶养血潜阳；滑石清热利水。本方证是少阴阳气、津液俱亏，阳气先复，而气化未复，津液不化，反被阳气蒸动上逆的问题。

少阴病，得之二三日，口燥咽干者，急下之。宜大承气汤。（334）

少阴病，存在因脱水而导致的循环衰竭。发展二三日，口干咽燥者，是在津液大亏的情况下阳气渐复，从而导致津液更亏，阳明之内实欲竭津液，情况危急，故用大承气汤急下之。

本条的真正指征，一是少阴病，已经有脉微细的循环衰竭和但欲寐的意识异常，二是还有不大便、腹部拒按的阳明腑实证，此时再有口燥咽干时，方为急下之证，而不能仅仅依据口燥咽干就急下。

三阴病，也有与阳明胃家实合病的情况。这种情况下，在津液未化，阳气丝毫未复时，多以温化为主，下法可暂缓。一旦水气得化，阳气渐复，则阳明之证始显，无论是面热如醉状、口干咽燥、腹胀满、胃气不和、谵语等，均可用下法。具体下法的选择，可以加大黄，可以用调胃承气汤，当然也可用大承气汤，具体情况根据阳明胃实的情况来定。

少阴病，自利清水，色纯青，心下必痛，口干燥者，急下之，宜大承气汤。(335)

本条的自利清水，色纯青，应当是一种特殊的肠道感染性疾病。从中医角度来说，就是天地疫疠之气引动肝阳爆发，内泻于肠道，从而出现了自利清水，色纯青。由于大量脱水，加上病原微生物的中毒效应，从而表现为循环衰竭，出现少阴病。此时，肝阳爆发，上冲于心，故心下必痛，口干燥是阳气爆发而津液暴亏的表现。对于这种情况，急下之，可以峻泻爆发之肝阳，清除肠道之热毒，从而起到急下存阴的作用。

少阴病，六七日，腹胀不大便者，急下之，宜大承气汤。(336)

少阴病到六七日，循环衰竭已经得到了一定的代偿，阳气先复，腹中燥屎阻滞气机，表现为腹胀，不大便。此时须急下阳明之实，以恢复脾胃气机运行，促进津液速生。

少阴三急下证，对于大多数初学者都表示不可理解，因为单纯从这三条描述的症状来看，无论是口干咽燥，还是腹胀、不大便，都谈不上急，而自利清水，用下法也颇费解。实际上，理解少阴三急下证的重点要从少阴病入手。少阴病循环衰竭，本来就很急，这种情况下，阳复而出现阳明证，本来就是稍纵即逝的机会，阴证而用下法，必须抓住机会，迅速下手，见好就收。否则，虚实俱急，攻补俱受掣肘，就会形成两难之局，这是少阴急下的真正意义。

少阴病，脉沉者，急温之，宜四逆汤。(337)

少阴病，脉沉，是阳气津液俱亏而又兼水饮。故急须用四逆汤温化水饮。因少阴病处于津液阳气俱亏而阴阳来复极不稳定的状态，故有水饮则须抓紧时间温化。若抓不住机会，阳气先复而化热，则再用热药温化水饮，就会受到掣肘。

少阴病，饮食入口则吐，心中温温欲吐，复不能吐。始得之，手足寒，脉弦迟者，此胸中实，不可下也，当吐之。若膈上有寒饮，干呕者，不可吐也，急温之，宜四逆汤。（338）

"少阴病，饮食入口则吐，心中温温欲吐，复不能吐。始得之，手足寒，脉弦迟者，此胸中实，不可下也，当吐之"。这段说的是急性食物中毒，或感受山岚瘴气，从而出现了欲吐不能吐的情况，类似于干霍乱证。此时，气机向上，用吐法可迅速排出毒物，故曰当吐之。脉弦迟，提示胸中毒素阻滞，气脉被郁而不得外达的情况。

为了鉴别，提到了膈上有寒饮的情况，膈上有寒饮，是类似于小青龙汤证的干呕，因无表证，故用四逆汤温之。

少阴病，下利，脉微涩，呕而汗出，必数更衣；反少者，当温其上灸之。（339）

少阴病下利，脉微涩，是下利过度，阳气津液俱亏，同时也存在血少的因素，脉涩与阳虚、血少相关。再出现呕而汗出，是胃气上逆，胃肠功能极度紊乱的表现。频繁欲大便而每次大便量少，结合前面的汗出，提示阳气失守。本条是津液虚而阳失守欲脱的情况，故当灸之。灸中脘、神阙、足三里等，迅速调理脾胃功能。

六、辨厥阴病脉证并治

厥阴之为病，消渴，气上撞心，心中疼热，饥而不欲食，食则吐蛔。下之利不止。（340）

三阴病的传变有一定的规律，在太阴病阶段，病人"腹满而吐，食不下，自利益甚，时腹自痛，若下之，必胸下结硬"，很明显，是脾胃运化功能减退，导致水谷不能及时得到消化吸收，从而引起腹满、纳差、下利、腹痛等表现。在这一阶段，病人的主要矛盾是脾胃功能减弱及水谷停聚于胃肠，但不存在严重的津液丢失导致的血容量不足，以及随之而来的循环功能障碍。此时，治疗方法以振奋脾胃功能，温化水谷为主，治疗上主要用四逆辈。当以腹满，胸下结硬为主时，则当用附子理中汤。病情进一步发展，若下利过度，造成津液丢失过多而血容量不足，则会影响循环功能，从而表现为脉微细。循环功能衰竭，血流动力学不稳定，则又会影响意识的正常，从而表现为但欲寐，这时就发展为少阴病，这也就是少阴病和太阴病为何共用四逆类方剂的原因。

但病情发展到少阴阶段，血容量严重不足时，机体会立即启动代偿效应，表现为：

①严重脱水时会泻无可泻，甚至出现利自止。

②因津液严重缺乏，血容量不足，机体为满足重要脏器血供的需要，会减少外周血液的供应，从而出现脉微细的表现。同时因脱水，会出现皮肤干燥、目眶深陷、口干欲饮等表现。

③在此基础上，机体会极力去恢复阳气与津液。但有形之血不能速生，无形之气首先发挥作用。这样就会表现为阳气恢复，而无足够津液平衡的虚热现象。这就是少阴热化证。

④在津液、血液大虚的基础上，若出现阳气恢复，会使本来就存在的胃肠内容物燥化而形成燥屎。此时，就会有少阴三急下证。

少阴寒化证的基础是太阴病，即脾胃功能低下，虚寒。少阴热化证的基础是在津液阳气俱虚的情况下，阳气率先恢复而没有足够的血液和津液去平衡。在这种情况下，就会有一种特殊的情况，就是阳气虽已部分恢复而脾胃的虚寒依然存在，从而形成寒热错杂的情况，这就是厥阴病。

"厥阴之为病，消渴，气上撞心，心中疼热，饥而不欲食，食则吐蛔。下之利不止。"消渴，气上撞心，心中疼热，是津液、血液大亏，阳气来复，逆而上行的表现。渴而欲饮，饮不解渴谓之消渴，是严重脱水而阳气来复所致。气上撞心，心中疼热，是阳气来复，上逆救心，冲击胃脘、食管所致。饥而不欲食，是阳气来复，循经上冲，但脾胃之虚寒尚未完全恢复的现象。食则吐蛔的前提是本身要有蛔虫，如果本身没有蛔虫，也不会吐蛔。下之利不止，也是脾胃本虚，虽有热，但是循肝经上冲救心，而非胃脘中热，下之，脾胃更虚，而利不止。

厥阴中风，脉微浮，为欲愈；不浮，为未愈。（341）

厥阴中风，是指厥阴病合太阳中风证。事实上，六经各有中风、伤寒证，其实就是六经合太阳病（太阳病本身除外）。当与太阳中风证合病时，本经病在更大意义上说，属于一种体质或者说是前提。厥阴中风，就是指有厥阴体质或者说在厥阴病的前提下，合病太阳中风证。那么厥阴病的体质特征，就是肌筋膜系统功能低下，组织液不足导致血循环功能衰退。而体细胞功能开始恢复，代谢产物由于筋膜系统挛缩不能排出，从而在总体功能低下的同时，局部又有热证。概括起来，就是厥阴病的提纲证。

厥阴病的特点为本体虚寒，局部阳生，筋膜系统、血循环系统功能低下，那么厥阴体质的中风，如果出现脉微浮，就说明筋膜系统开始逐步打开，血循环功能在改善，所以说欲愈。而脉不浮，说明阳气还是不能在筋膜和血循环系统中顺利通行，阳气的作用不能在体表充分发挥，故未愈。

这一点在临床中非常重要，厥阴病虽然不一定比少阴病危重，但一定比少阴病顽固。由于肌筋膜系统和循环系统的衰退，脉往往是沉、细、紧、涩的。这种情况下，若经过治疗，脉象逐渐出现浮、滑，则是厥阴病渐愈的表现。厥阴病由于有阳复不畅，所以遇到厥阴病渐愈时，病人往往有上火或类似外感的表现，此时，用药既要坚持温阳的方法以改善筋膜、循环系统的功能，又要注意敛阳、散热。这就是厥阴中风，脉浮者欲愈的真正临床价值。

厥阴病，欲解时，从寅至卯上。（342）

厥阴病欲解，当从阴出阳，透热转气。先得丑土之斡旋，滋助，再得寅卯肝木之疏散，则可由里出表，由阴出阳，透热转气，从气分而愈。

厥阴病，渴欲饮水者，少少与之，愈。（343）

厥阴病的本质是总体阳气不足，但又存在局部阳气的恢复，同时肌筋膜和血循环功能低下。渴欲饮水正是局部阳气恢复形成的热象，但本身虚寒，极易生成痰饮，故只能少少饮水，以免脾阳受损。少少饮水，则体内丢失的津液可逐步恢复，与阳气的恢复逐步平衡，故愈。

诸四逆厥者，不可下之，虚家亦然。（344）

诸四逆厥，是指以四肢逆冷为主要表现的厥逆之证。厥逆之证，纵然有阳气之郁，也多在气分，而不是腑实，故不可下。下之气机趋内、趋下，则阳气更难向外散发，厥更难愈。下法用于实证，至于虚家，自然是不适合用下法的。

伤寒先厥后发热，而利者必自止。见厥复利。（345）

伤寒先厥后发热，是阳气津液渐复，脾胃功能恢复，故利必自止。若自止之后，再出现厥逆，则是阳气再次不足，则又会出现下利。在厥阴篇中，记录了一类厥热交替发作的疾病，并认为，如果厥的程度大于热的程度，病情就在加重，反之就是向愈。这种疾病，应当是某种外感病的独特表现，但目前尚未见过这样的热型，故无法进行深入的分析。

但这种厥利和发热利止交替的思路，对我们治疗内伤杂病却非常有用。当病人出现发热、便秘时，提示我们阳复太过，应当用清热法；而当出现畏寒、肢冷、脉微等症状，且下利再次出现时，提示阳气又不足了，应当用温阳法。在疾病的长期治疗中，寒热消长经常出现，这一条有助于我们判断寒热的状态。同时，这一条也强调了阳气在疾病转归中的重要性。

伤寒始发热，六日，厥反九日而利。凡厥利者，当不能食，今反能食者，恐为除中，食以索饼，不发热者，知胃气尚在，必愈，恐暴热来出而复去也。后三日脉之，其热续在者，期之旦日夜半愈。所以然者，本发热六日，厥反九日，复发热三日，并前六日，亦为九日，与厥相应，故期之旦日夜半愈。后三日脉之而脉数，其热不罢者，此为热气有余，必发痈脓也。（346）

本条描述了一种典型的厥热胜复的病理过程。所谓厥热胜复，是指四肢厥逆、下利不能食和发热利止能食交替出现，此消彼长的过程。如果厥的时间逐步延长，热的时间逐步缩短，则为阴进阳退，为病情加重；反之，则为阳复阴退，为病情好转。"伤寒始发热，六日，厥反九日而利。凡厥利者，当不能食，今反能食者，恐为除中，食以索饼，不发热者，知胃气尚在，必愈，恐暴热来出而复去也。"热六日，厥九日，是阴进阳退，应当阳虚而不能饮食。病人反而食欲旺盛，恐怕不是好事，而是除中。所谓除中，类似于回光返照，是指中气的残灯复明。给病人吃索饼（古代的一种面食）后没有发热，说明胃气没有暴出，那么就是阳气恢复的好现象，故必愈。反之，若吃了索饼暴发热，则是胃气暴亡，是死兆。

"后三日脉之，其热续在者，期之旦日夜半愈。所以然者，本发热六日，厥反九日，复发热三日，并前六日，亦为九日，与厥相应，故期之旦日夜半愈。"这是说，发热六日，厥九日，又发热三日，那么厥热对等，阴阳二气平等，所以说当天半夜就会痊愈。

"后三日脉之而脉数，其热不罢者，此为热气有余，必发痈脓也。"没有痊愈，过了三日，仍然脉数发热，则是阳复太过。阳复太过，不得散发而瘀滞，就会发为痈脓，也就是形成了明显的感染灶。

本条提示我们，并不是阳复的程度越高越好，阳复过度，也会造成新的问题。临床中，还是应该严格以脉证为凭，谨调阴阳，以平为期。

伤寒脉迟，六七日，而反与黄芩汤彻其热。脉迟为寒，今与黄芩汤，复除其热，腹中应冷，当不能食；今反能食，此名除中，必死。（347）

伤寒脉迟，是阳虚。阳虚反而予黄芩汤清热，则脾胃之虚寒当更甚，故说复除其热，则腹中冷，脾胃虚寒甚则不能食。病人若能食，则恐为除中，除中则必死。

并不是说任何情况下，服用黄芩汤都会有不能食或除中的后果。本条是指已经循环衰竭、厥逆的情况下，再用黄芩汤清热方有这样的后果。

伤寒先厥后发热，下利必自止，而反汗出，咽中痛者，其喉为痹。发热无汗而利必自止，若不止，必便脓血。便脓血者，其喉不痹。（348）

这一条说的是阳复太过的情况，厥后发热，下利自止，应当阴阳平衡而愈。病人反而汗出、咽痛、喉痹，是阳复太过，阳气上亢，故汗出咽痛。发热而无汗，阳气没有外泄，反亢于中，阳亢于中则利止。若发热无汗而利不止，则阳气亢于下，阳亢于下则肠中热腐成脓，故便脓血。热在于下成脓则凝结于下，则喉不痹。

伤寒一二日，至四五日而厥者，必发热，前热者后必厥，厥深者热亦深，厥微者热亦微。厥应下之，而反发汗者，必口伤烂赤。（349）

本条说的是阳郁于内而厥，因热成厥，则厥深热亦深，厥微热亦微。也就是说四肢厥逆的程度和内热郁结的程度是一致的。对于热厥，可用下法，与前面的诸四逆厥者不可下不同，不可下针对虚寒，实热则可用清法及下法。阳郁而厥，热深厥深，中焦肠胃津液亏虚，有形成燥屎的趋势。若用发汗，则津液外出，中焦燥热更甚，上熏于口，便会口伤烂赤。

伤寒病，厥五日，热亦五日，设六日当复厥，不厥者，自愈。厥终不过五日，以热五日，故知自愈。（350）

本条说的是厥热胜复，阴阳自复而愈的情况。

凡厥者，阴阳气不相顺接，便为厥。厥者，手足逆冷是也。（351）

这一条，说的是厥发生的机理和表现。厥指的就是手足逆冷，而发生厥的机理，是阴阳气不相顺接。阴阳气在四肢末端交接，若阳气不足，不能行于四肢，或阳郁于中，不能达于四肢末梢，就会发生厥逆的表现。

伤寒，脉微而厥，至七八日，肤冷，其人躁，无暂安时者，此为脏厥，非为蛔厥也。蛔厥者，其人当吐蛔。令病者静，而复时烦，此为脏寒。蛔上入膈，故烦，须臾复止，得食而呕，又烦者，蛔闻食臭出，其人当自吐蛔。蛔厥者，乌梅丸主之。又主久利方。（352）

乌梅丸方

乌梅三百枚，细辛六两，干姜十两，黄连十六两，附子六两（炮，去皮），当归四两，蜀椒四两（出汗），桂枝六两（去皮），人参六两，黄柏六两。

上十味，异捣筛，合治之，以苦酒渍乌梅一宿，去核，蒸之五斗米下，饭熟，捣成泥，和药令相得，内臼中，与蜜，杵二千下，丸如梧桐子大。先食饮，服十丸，日三服，稍加至二十丸。禁生冷、滑物、臭食等。

"伤寒，脉微而厥，至七八日，肤冷，其人躁，无暂安时，此为脏厥，非为蛔厥也"。伤寒，脉微而厥，肤冷，是属于少阴、厥阴的情况。其人躁，无暂安时，是内外寒甚，逼迫心阳欲绝，故躁。因为是内脏虚寒到极点，所以成为脏厥。没有吐蛔，所以不是蛔厥。

"蛔厥者，其人当吐蛔。令病者静，而复时烦，此为脏寒。蛔上入膈，故烦，须臾复止，得食而呕，又烦者，蛔闻食臭出，其人当自吐蛔。"蛔厥的特征是吐蛔，人体之所以产生蛔虫，一方面与摄入蛔虫有关，但同时也与脾胃虚寒，消化吸收能力失常有关，此即文中所谓的脏寒，当然消化吸收能力失常也可能是蛔虫证的继发因素。病人消化吸收能力减退，但同时蛔虫的扰动会在胃肠内形成炎症刺激，这个在传统上被认为是风木化火，即认为在五行中蛔虫属木。实际上，这也是乌梅丸治疗蛔厥证用黄连、黄柏等清热药的原因。

"蛔厥者，乌梅丸主之。又主久利方。"这条是指蛔厥的主方是乌梅丸，同时乌梅丸又主久利。乌梅丸治疗蛔厥，传统的观点是蛔虫得酸则静、得辛则伏、得苦则降，故方中有用酸味的乌梅，辛味的细辛、川椒、桂枝、干姜，苦味的黄连、黄柏。但这样的解释，到底是否有科学道理，迄今为止仍不明确。但乌梅丸治疗胆道蛔虫证的疗效是确切的，当乌梅丸用于治疗胆道蛔虫证时，基本上可作为一个成药使用，也无须加减。

但乌梅丸并不仅仅是一首胆道蛔虫证的验方，而是厥阴病的主方。从厥阴病提纲证来说，我们就可以看出，蛔厥证是一个尤其接近厥阴病提纲证的特例。我们从厥阴提纲证的分析可知，厥阴病有脾胃功能虚弱的因素（是全身机能衰退的一个特例），有肌筋膜挛缩和血循环功能衰退的因素，也有阳气开始恢复但不能正常布散于全身而循冲脉冲逆而上的因素（部分体细胞开始兴奋但由于筋膜和循环网络痹阻，郁结而不畅）。本方用人参振奋细胞功能，配干姜、附子温化中焦，治疗太阴虚寒。同时用桂枝、附子改善循环功能障碍，同时加当归补充血容量，协助附子、桂枝改善循环障碍。用细辛散寒凝之水气，用川椒温中降逆，温暖肝经。最后，以乌梅统领全方，因乌梅醋泡后极酸，酸入肝，最能补肝之虚，同时，能收敛龙雷之火入肝，而解决气上冲心、心中疼热的问题，也就是使龙火归宅。实际上，乌梅的主要作用是解决肌筋膜挛缩。乌梅极酸，酸生津，能加强半表半里肌筋膜组织的分泌，分泌旺盛，则组织间液增多，纤维系统得到滋养而缓解挛缩，是打通半表半里的关键药物。黄连和黄柏，用于清解阳复而郁于局部之热，可避免阳复过度引起的痈脓。

所以，使用乌梅丸的时候，黄芩、黄连的时机和剂量一定要正确。若没有明显的阳复，用芩、连则犯了脉迟而彻其热的错误。若全面阳复，则应当根据病情，判断其属于少阳还是阳明而分别用药，不可机械套用乌梅丸。只有在整体机能衰退，但又有局部阳复郁而化热的情况时，才是使用乌梅丸全方的机会。

伤寒热少微厥，指头寒，默默不欲食，烦躁数日，小便利，色白者，此热除也，欲得食，其病为愈。若厥而呕，胸胁烦满者，其后必便血。（353）

"伤寒热少微厥，指头寒，默默不欲食，烦躁数日。"说明这是一个阳郁轻证导致的微厥，所谓热深则厥深，热微则厥微，这就是热微则厥微的情况。小便利，可见之前小便是不利的。色白，是指没有小便短赤，因此，这是一个郁热从小便而出的情况。热除而欲食，则是达到了阴阳平衡，故愈。但厥而呕，胸胁烦满，则是热郁较甚，易化腐成脓，故便血。

本条似为四逆散证。

病者手足厥冷，言我不结胸，小腹满，按之痛者，此冷结在膀胱关元也。（354）

病人手足厥冷，提示若非内外俱寒，则必有阳气阻滞。患者不结胸，排除了阳气郁滞的原因，那么就是内外俱寒了。小腹满，按之痛，手足寒，故确定为下焦寒凝导致的手足厥冷，为冷结在膀胱关元。本条似为寒疝之类。

伤寒发热四日，厥反三日，复热四日，厥少热多者，其病当愈。四日至七日，热不除者，其后必便脓血。（355）

本条是从厥热的时间上说明热多厥少，其病当愈。但热多厥少，有阳复太过的可能，阳复太过，则上为喉痹，下为便脓血。

伤寒厥四日，热反三日，复厥五日，其病为进，寒多热少，阳气退，故为进也。（356）

本条说的是厥多热少的情况，属于病情发展。理同前。

伤寒六七日，脉微，手足厥冷，烦躁，灸厥阴，厥不还者，死。（357）

伤寒六七日，脉微而厥冷，是阳气大衰。烦躁，是内外之寒逼迫心阳所致。灸厥阴，可以温通血脉，若灸之不温，则生机已绝，故死。

伤寒发热，下利，厥逆，躁不得卧者，死。（358）

伤寒发热，下利，厥逆，有点像通脉四逆汤证的里寒外热。本来就是阴阳离绝的危证，而出现躁不得卧，是心阳被寒邪所迫而欲脱，故为死证。

在少阴、厥阴病中，有不少烦、躁的情况。烦指心烦，或指发热，总之多为有热之意。在三阳病中出现烦，多指发热或因热扰而感觉心里烦躁。而在三阴病中，出现烦，往往是血液循环、肌筋膜系统功能衰退，血液不能有效充地盈到周身，反而压迫心脏的一种情况，血中有热，热不得散，这里也符合因热而烦的情况。

而躁，是指躁扰不安，主要是一种病人无法控制的乱动。这种情况，往往是内外俱寒，浊阴上逆，迫心阳欲脱的一种现象。就像西医学说的急性心衰，病人躁扰不得卧。

而烦、躁并见时，则多为有热郁的因素。

伤寒发热，下利至甚，厥不止者，死。（359）

发热代表表不解，表不解，下利清谷时，当救里。下利不止至厥逆不止，则里无从救，表无从解，故为死证。

伤寒六七日，不利，便发热而利，其人汗出不止者，死。有阴无阳故

也。（360）

伤寒六七日不利，继之发热而下利，同时汗出不止，是阳气欲随热泄而亡，则体内仅存阴质，故死。有阴无阳，就是指阳气随汗下而亡。

伤寒五六日，不结胸，腹濡，脉虚，复厥者，不可下，此为亡血，下之死。（361）

伤寒五六日，不结胸，腹软，脉虚，复厥，描述了一个虚寒的病证。不结胸是排除因阳郁致厥，腹软是排除冷或热结在中焦、下焦，脉虚是描述了血脉空虚，复厥，则说明这个厥就好似血脉空虚的疾病。一个纯虚而厥的病证，当然不能下，故说此为亡血，下之死。

发热而厥，七日，下利者，为难治。（362）

发热而厥，下利，是三阴合病，故难治。

伤寒脉促，手足厥逆，可灸之。（363）

伤寒脉促，是阳气有外冲之机，阳气外冲则厥逆可愈。用灸法，可助阳气以外出，故灸之。

伤寒脉滑而厥者，里有热也，白虎汤主之。（364）

脉滑而厥，这是真正的热厥，气分有热，郁而不伸，故用白虎汤清热，则厥自愈。

手足厥寒，脉细欲绝者，当归四逆汤主之。（365）

当归四逆汤方

当归三两，桂枝三两，芍药三两，细辛三两，大枣二十五个，通草二两，甘草二两（炙）。

上七味，以水八升，煮取三升，去滓，温服一升，日三服。

手足厥寒，脉细欲绝，主要是血虚、血瘀造成的。在循环血量不足的同时，血液向体表流动的力量不足，就构成了当归四逆汤证。体表微循环不足，故手足厥寒，脉络不充，故脉细欲绝。

当归四逆汤以桂枝汤宣通血脉，去生姜则减少其发汗解表的作用，因本证为血虚、血滞，发汗则血脉更虚。加通草通血脉，当归补充血容量不足，细辛散筋膜中寒水凝滞。

若其人内有久寒者，宜当归四逆加吴茱萸生姜汤主之。（366）

当归四逆汤解决血脉虚寒的问题。内有久寒，则是指内脏有寒，水凝滞。本方适合于当归四逆汤证，同时伴胃家有寒，浊阴上逆，干呕，吐涎沫等表现者。

大汗出，热不去，内拘急，四肢疼，又下利，厥逆而恶寒者，四逆汤主之。（367）

本条说的是伤寒发汗，大汗出，伤津液，血脉空虚而出现腹部拘急、四肢疼痛的问题。同时伤阳，则厥逆下利而恶寒。虽汗出伤阳，而表证未解，故热不去。因有伤阳，下利，故用四逆汤，先救其里，再救其表。

本条除了提示表不解，下利厥逆当先救里外，还透露了一个问题，就是当下利厥逆的四逆散证和内拘急的芍药甘草汤证同时出现时，当先救阳，再救阴，故用四逆汤。

大汗，若大下利而厥冷者，四逆汤主之。（368）

大汗，大下利而厥冷，均为亡阳的表现，故用四逆汤回阳救逆。从这一条也可以看出，四逆汤确实为回阳救急的不二之方。

病人手足厥冷，脉乍紧者，邪结在胸中。心下满而烦，饥不能食者，病在胸中，当须吐之，宜瓜蒂散。（369）

本条是说胸中有寒邪阻滞而导致的手足厥冷。邪结在胸中，可能是吸入或误食有毒有害物质，刺激胸部组织痉挛，分泌物增多，阻滞气机，从而出现心下满而烦。因病在胸中，不在胃脘，故胃中虽饥而胸中阻滞不能食。病在上者，因而越之，故用吐法。

手足厥冷是因为胸部组织肿胀，阻滞阳气及血脉的外达，脉乍紧是因为寒邪束缚血脉所致。本证在急性食物中毒、哮喘发作等情况下可以见到。

伤寒厥而心下悸者，宜先治水，当服茯苓甘草汤，却治其厥；不尔，水渍入胃，必作利也。（370）

茯苓甘草汤方

茯苓二两，桂枝二两（去皮），生姜三两（切），甘草一两（炙）。

上四味，以水四升，煮取二升，去滓，分温三服。

厥是指四肢厥冷。厥而心下悸，是指四肢厥冷的同时，有心下悸动的感觉。一般我们看到厥冷，首先想到的是阳气不足，或者当归四逆汤证的血脉虚寒厥冷。但事实上，厥冷除了因虚寒致厥以外，实证也往往可以发生厥，如白虎汤证的热深厥深、四逆散证的气郁而厥、胸中有实邪阻滞所致的厥冷等。总之，任何可以导致血液流向四肢末梢的因素，都可以导致厥冷。本条厥的同时伴有心下悸，就是通过心下悸这一症状，来说明厥的原因是心下有水饮阻滞，导致四肢厥冷。《金匮要略》中的悸，好多情况下与水饮内停有关，这是因为在水饮内停的基础上，一方面，加强了对主动脉搏动的传导，从而产生悸动的感觉；另一方面，水饮内停，导致心脏负荷增加，也会产生悸动感。厥而心下悸，宜先治水，是因为水是厥的病因，水去有可能厥逆自愈。

茯苓甘草汤，即苓桂姜甘汤。苓桂剂是治疗因虚而悸的主要方剂群，有苓桂术甘汤、苓桂姜甘汤、苓桂枣甘汤、五苓散等，甚至《金匮要略》中的茯苓泽泻汤也属于苓桂剂的范畴。苓桂剂中，以茯苓利水，桂枝降冲逆，无论是吐还是悸，均属于冲逆的范畴，故以此二药为主。苓桂术甘汤，主治心下逆满、气上冲胸，病在中焦气虚，故用白术健脾燥湿。苓桂枣甘汤，治疗脐下悸、欲作奔豚，是下焦水饮欲上冲，用大枣缓急，减轻水饮刺激。苓桂姜甘汤，不渴而悸，水在于胃，用生姜化胃中之饮。五苓散水在经脉，故用泽泻、猪苓泄水，水不在胃中，故不用生姜。茯苓泽泻汤，为苓桂术甘汤加生姜，增加化胃中水饮的作用，有渴故用泽泻运化水液。

本条若不用茯苓甘草汤利心下之水，则心阳不足及于脾，病传太阴，则为利。

伤寒六七日，大下后，寸脉沉而迟，手足厥逆，下部脉不至，咽喉不

利，唾脓血，泄利不止者，为难治。麻黄升麻汤主之。（371）

麻黄升麻汤方

麻黄二两半，升麻一两一分，当归一两一分，知母、黄芩、萎蕤各十八铢。石膏（碎，绵裹），白术、干姜、芍药、天门冬、桂枝、茯苓、甘草各六铢。

上十四味，以水一斗，先煮麻黄一两沸，去上沫，内诸药，煮取三升，去滓，分温三服，相去如炊三斗米顷，令尽，汗出愈。

伤寒大下后，会发生两种病理改变，一是邪气内陷，二是中阳大伤。本证中，寸脉沉而迟，咽喉不利，吐脓血，是表邪内陷，结于胸部咽喉的表现。而手足厥逆既与邪气内陷有关，又与中阳大伤有关。下部脉不至，泄利不止则主要是中阳大伤所致。

治疗上，按伤寒惯例，若下利清谷，再有表证时，是不能解表，也不能攻邪的，要用四逆汤先救其利，利止，才可攻表。但本条所述，寸脉沉而迟，咽喉不利，吐脓血，提示胸中及肺部邪结程度比较严重，单纯用四逆汤温里，虽然对下利可能有效，但对吐脓血则很难起到效果。因此，麻黄升麻汤采取了一种兼顾的方法，邪气从表而陷者，还用解表法从表而出，如方中之麻黄、桂枝、芍药、甘草、升麻。尤其是升麻，在解表、升阳、解毒方面，均有卓越的疗效。但既然有了脓血，说明内结之毒已经形成，除了散法，清法也必不可少，故用石膏、知母、天冬、萎蕤、黄芩，清热解毒散结排脓。脾胃之阳气已经大伤，中焦脾胃必须兼顾，故用干姜、白术、茯苓、甘草。阳气大伤而有局部的热毒，这是厥阴病的主要标志，而厥阴病的用药特点就是当归，养肝而和血是病至厥阴的特征性治法。

伤寒四五日，腹中痛，若转气下趋少腹者，此欲自利也。（372）

伤寒四五日，有可能发生传变，本条说腹中痛，转气下趋少腹，若原本是阳明腑实，则提示胃中津液恢复，自欲大便，是阳明证欲愈的好事。若本来不是阳明证，出现腹中痛，自利，则有可能转为脾阳不足的太阴病，则是病情发展的表现。

伤寒本自寒下，医复吐下之，寒格，更逆吐下；若食入口即吐，干姜黄连黄芩人参汤主之。（373）

伤寒本自寒下，是说患者本来就有虚寒下利的问题。有这种问题本来应当用四逆汤类先救其里，再救其表方为正治。但医生反而用了吐下的方法。吐法可以用来解表，但缺点是容易引起胃气上逆，称为小逆。下法则容易使本来的寒下证更加严重。既然本来就有下利，医生为何用下法呢？这是因为传统上的治法是前三日用汗法，后三日用下法，这种治法被医生机械的套用了。

本来虚寒下利的病人，再采用吐下的方法，就会出现脾胃虚寒伴胃气上逆的表现。虽然本来是虚寒的，但胃气上逆则容易引动胆火上逆，这个原理和乌梅丸证的气上冲心、心中疼热的机理有点接近。但本条的胆火上逆，是用吐法造成的。这种既有虚寒又有胆火上逆的情况，就称为"寒格"。

更逆吐下可有两种解释，一种是这种寒格的状态本身就代表了一种更逆的状态，而其具体的表现就是更加严重的吐下。另一种解释是医生针对寒格，又采取了吐下的治疗方法，就更是逆治了。

最后导致的后果是若食入口即吐，说明胃气逆的比较严重。这种同时有逆、火、虚寒的情况下，就要用到辛温甘苦的治法了，即干姜黄芩黄连人参汤，本质上就是辛开苦降甘调。本方是半夏泻心汤的基础，本方再加半夏，甘草、大枣即为半夏泻心汤。当黄芩、黄连与干姜、人参、半夏等药合用时，二者的寒热之性可以互相中和，但运化脾阳、散结除痞、化湿降逆的作用则会互相促进，所以是一个重要的治法。

本条有几个费解的地方，既然有明显的呕吐，为何不用生姜？在《伤寒论》中，凡是呕吐为主的，多采用生姜来止呕。半夏也是很好的止呕药，为何不用？甘草和干姜合用，为甘草干姜汤，有缓急的作用，也用于治疗剧烈的呕吐，本方也没有用。事实上，这些药物在本方证中也不是绝对不适合用，这里没有用的主要原因，是本方的吐与用药有关。涌吐药大多对食管、胃黏膜有较强的刺激性，而且剧吐之后，胃中不会有明显的水饮，这应该是没有再使用半夏、生姜的原因。至于甘草，我认为是可以使用的，起码能起到缓急的作用。

本方可用于糖尿病及糖耐量异常的患者。

下利，有微热而渴，脉弱者，今自愈。（374）

下利的基本病机是脾阳虚不能运化水湿，导致胃肠中有水饮。有微热是脾阳来复，渴是阳复而胃中水饮已化，脉弱是没有阳复太过或其他实邪，所以预示着太阴病开始好转，所以说今自愈。

下利，脉数，有微热汗出，今自愈。设复紧，为未解。（375）

下利病人，脉数，有微热汗出，是阳气恢复且里邪从表而透，故有自愈的机会。汗，在人体中代表了阳气，有微热汗出，代表阳气来复，并且打通了表部。若脉复紧，则是寒邪复集，经脉拘挛，故为未解。

下利，手足厥冷，无脉者，灸之不温，若脉不还，反微喘者，死。（376）

下利，手足厥冷，无脉，是因下利过度，导致阳气津液亡失，血容量不足，进而形成循环衰竭所致。用灸法激发身体阳气，以恢复循环功能。若灸之不温，脉不还，是循环功能得不到恢复，提示预后不良。微喘，是呼吸循环功能均已受累，更为死证。

少阴负趺阳者，为顺也。（377）

这一条的少阴、趺阳，分别指的是遍诊法的趺阳脉和少阴脉。遍诊法中，一般以冲阳穴候脾（胃）之气，称为趺阳脉（注意不是跗阳穴），以太溪穴候肾，称为少阴。病情危重时，判断顺逆以胃气为本，故要候趺阳脉。少阴负趺阳，是指趺阳脉强度大于少阴脉，为有胃气，故为顺。

下利，寸脉反浮数，尺中自涩者，必清脓血。（378）

下利一般是脾胃虚寒，脉一般是沉、细、弱等。但若患者寸脉反而浮数，就说明有热，再加上尺中自涩，则是阴血不足。阴血不足而有热，必然会导致热邪伤血而出现便脓血。本证见于阳复太过。一般以白头翁汤等为主治方。

下利清谷，不可攻表，汗出，必胀满。（379）

伤寒下利清谷，当先救里，再救其表。若先攻表至汗出，则里阳必虚，阳虚不能运化，则腹胀满，除胀满外，也可出现腹痛、吐逆、吞酸、烧心等症状，而且临床中，不只是汗法，下法、清法均可伤胃而出现本条之证。针对这种情况，应当使用厚朴生姜半夏甘草人参汤治疗，用之效如桴鼓。

下利，脉沉弦者，下重也；脉大者，为未止；脉微弱数者，为欲自止，虽发热不死。（380）

本条以脉象判病情，虽然有失武断，但以脉象谈病机，则是临床至理，非常有益。下利，伤耗阳气与津液，脉应沉弱为顺，脉反沉弦，是脉象偏实，存在气机瘀滞于下的问题，故有下重的表现。下重应当理气通阳，偏热者用白头翁汤，偏气滞者用薤白，偏寒者可用木香、吴茱萸等。临床中遇到脉沉弦下重的情况时，若同时伴有站立或过劳加重，则还要考虑气陷的因素，可用黄芪、升麻。

脉大者，为有热，提示刺激下利的病理性因素尚在，故为未止。

脉微弱数者，提示邪气已衰而正气渐复，故为欲自止。

下利，脉沉而迟，其人面少赤，身有微热，下利清谷者，必郁冒，汗出而解，病人必微厥。所以然者，其面戴阳，下虚故也。（381）

下利，脉沉而迟，是虚寒下利。其人面少赤，身有微热，是阳气渐复或有表证。这种情况，要痊愈必须阳气来复，重新出表，而郁冒则代表阳气归于表部，正邪交争，汗出则是表阳已通，故病解。此时，病人出现微厥，是机体对血循环进行调节，积蓄力量以解表。其机理类似于战汗，而战汗的出现，则必然是由于虚所致，故说下虚，而阳气趋表，其力量不足但有蓄积的趋势。

> 下利，脉数而渴者，今自愈；设不差，必清脓血，以有热故也。（382）

这是说在虚寒下利的基础上，阳气来复和阳复太过的两种情况。脉数而渴，阳气来复，则有可能自愈。若脉数，渴进一步发展，而下利未止，那么说明是阳复太过了，热盛化为痈脓，故清脓血，即便脓血。

> 下利后脉绝，手足厥冷，晬时脉还，手足温者生，脉不还者死。（383）

下利后脉绝，手足厥冷，是阳气津液大伤、血容量不足的表现。通过机体自身调节，循环恢复则脉还，手足温，说明机体的调节机能尚能应付病情的发展，故有痊愈的可能。反之，若脉不还，则提示循环衰竭无法纠正，为死证。

> 伤寒下利，日十余行，脉反实者死。（384）

伤寒下利，日十余行，应当脉微。脉反实，说明内有实邪亢盛，且不因下利而衰竭，故为死证。有时候这种情况也并不全因为邪胜，而是下利大伤胃气，脾虚木乘，肝气横逆，则脉反现弦硬。

一般在内伤杂病的治疗过程中，患者经反复使用下法，病情不见缓解，脉搏反而日渐弦硬时，通常有以下几种情况。

①中气大虚，胃气伤而失去其冲和之象，此时当以柔肝和胃为治。

②中气下陷，胸中大气郁结于下焦，阳气不能上达反郁于下，化为阴火，此时当以补气升提为治。

③表邪因下法而入里，与正气相搏，治疗当以小建中汤为基础，扶正解表。

> 下利清谷，里寒外热，汗出而厥者，通脉四逆汤主之。（385）

下利清谷，里寒外热，是疾病的第一阶段，此阶段是既有下利清谷的太阴病，又有外感发热，根据伤寒定例，应当是先救其里，用四逆汤，清便自调，即下利缓解后，再救其表，用桂枝汤。若这一阶段治疗不及时，没有先用四逆汤，或者直接用了太阴病发汗的麻黄汤、桂枝汤之类，就有可能造成津液阳气同时从汗和利两方面丧失，患者脱水甚至休克，从而形成汗出肢体厥冷的局面。此时，治疗原则仍然是先救其里，但已经形成休克，改善循环衰竭成为第一要务，就需要用到通脉四逆汤了。

四逆汤的药物组成是附子一枚，干姜一两半，炙甘草二两。通脉四逆汤的药物组成是附子一大枚，干姜三两，炙甘草二两。所以通脉四逆汤是在四逆汤的基础上加重姜、附的用量，意在使机体阳回脉复。《伤寒论》中二方的附子均为生用，现代临床中多用炮附子。从这一条文我们可以看出，四逆汤多作为温里药使用，而通脉四逆汤则更强调其抗休克的作用，即回阳救逆的功效。四逆汤方后说"强人可大附子一枚，干姜三两"，若如此，则四逆汤和通脉四逆汤的组成就基本一样了，可见，二者虽然运用上有一定差别，但本质上还是接近的。

热利下重者，白头翁汤主之。（386）

白头翁汤方

白头翁二两，黄连、黄柏、秦皮各三两。

上四味，以水七升，煮取二升，去滓，温服一升；不愈，更服一升。

热利下重，主要指西医学上的痢疾，热利强调了病的性质是热证，既可以是大肠湿热壅塞，也可同时伴有高热。下重则是指西医学说的里急后重，即频频有便意，在排便时反而黏滞不爽。除了急性痢疾外，溃疡性结肠炎、克罗恩病、功能性肠病出现热利下重的表现时，也可用此方。

白头翁汤主治之证，实际上是天地疫疠之气，引动肝风，风木化火，蕴于肠道，郁而不升，热盛肉腐成脓而为痢疾。张锡纯《医学衷中参西录》认为："白头翁一茎直上，四面细叶，茎高尺许，通体白芒，花微香，味微苦，乃草中禀金性者……临风偏静，特立不挠，因为其禀金性之刚也，可用以平木息风；又因其一茎直上，故治下重，使风上达，而不迫注也。《伤寒论》中治疗厥阴热痢下重者，用白头翁汤，白头翁用以为君者，欲平走窍之火，必先定动摇之风也。此药多生于岗埠之阴，其性寒凉，其味苦而

241

兼涩，凉血之中大有固脱之力，故拙拟理血汤中，白头翁清肾脏之热，以治血淋及溺血。"由此可见，白头翁具有佐金平木的作用，令肆虐之肝火、肝气平息，并能使肝气畅达于上而不郁于下，从而治疗后重便利。从这一点，我们也可以引申，如果是肝气、肝火郁结于下焦的其他疾病，如妇科炎症、肠道炎症、崩漏、尿血等，均可辨证使用本方。

方中黄连、黄柏用法与乌梅汤中黄连、黄柏的用法接近，黄连清心胃之热，黄柏清下焦之热，秦皮则用于清肝火。四药合用，以白头翁定肝风统领全局，辅以秦皮清肝热，黄连、黄柏泻胃肠之湿热，是一首治疗热利后重的良方。

下利，腹胀满，身体疼痛者，先温其里，乃攻其表。温里四逆汤，攻表桂枝汤。（387）

本条讲的也是太阳和太阴合病，下利、腹胀满属于太阴病，身体疼痛属于太阳病。太阴病就是脾虚，也就是人体阳气不足，机体代谢功能弱。此时，必须以加强机体代谢功能、扶助阳气为主，在此基础上才能考虑祛邪的问题。扶正怎么扶，就是四逆汤。其实，太阴病还可以用附子理中汤，针对腹胀满也可以用厚朴生姜半夏甘草人参汤，这些方剂都可以根据病情加减化裁使用。条文里列的四逆汤是举了一个典型的例子，其实应该是四逆辈，附子理中汤也是四逆辈的范畴。附子理中汤与四逆汤比较，多了人参和白术。人参治痞满，尤其适合于脾虚导致的心下、大腹部的痞满；白术健运脾胃，是补脾的专药。尤其在慢性消耗性疾病的基础上，出现太阴病且右关脉极细弱时，人参配伍大量白术加入四逆类方剂中，有良好的效果。

下利，欲饮水者，以有热故也，白头翁汤主之。（388）

欲饮水，是对下利性质的判断依据之一，欲饮水一般属热。因为白头翁汤是用于热利的方剂，所以，把欲饮水作为有热的指征之一。

下利，谵语者，有燥屎也，宜小承气汤。（389）

谵语，一般都是阳明腑实证的特征性表现，但多表现为不大便。若患者下利且同时伴有谵语者，就要考虑是否是特殊类型的阳明腑实证。在阳明病篇中，遇到不典型的阳明腑实证，不敢贸然使用大承气汤时，通用的做法就是先用小承气汤试探，确定有燥屎后方可用大承气汤。

后世医学中，把既有燥屎又同时伴有下利的情况称之为热结旁流，指既有燥屎积于肠中，肠道又受到刺激而分泌大量液体，形成下利。若确实是热结旁流的情况，就应该直接用大承气汤，而不是用小承气汤。

在临床实践中，则有各种情况。若脉实，腹部拒按，同时舌红苔黄，甚至发热，则自然是热结旁流证。但有时虽然有明显的实热内积，但大便并不干燥，也没有数日不大便的情况，此时也可用大承气汤或小承气汤通腑泄热。若见舌红，苔黄而干，口干口渴甚，则是胃中有热，热重于实，是调胃承气汤的适应证，服用一到两剂药，苔黄去口干止则继续治疗原发病。若见小肠不完全梗阻，腹痛甚，内热不太显著者，应当以大柴胡汤为主，可合用小承气汤，效果要优于大承气汤。

下利后更烦，按之心下濡者，为虚烦也，宜栀子豉汤。（390）

本条说的又是另外一种情况。烦一般是内热扰心，若是大承气汤证，燥屎积于肠中，阳气不得下降，上扰而心烦。这种情况当然是用大承气汤，腑气一降，内热随之而降，则心烦得解。但这种情况，是无形之热扰于心膈，无论是用泻下药导致还是本身就有下利，都只能除肠中积滞，去已与肠中宿食互结之热，对于胸膈中无形之热却无可奈何。如何判断是无形之热，就是通过按心下来探查，若是有形之积滞，必然拒按而痛；若心下濡，则说明是无形之热，故称为虚烦。虚烦之虚，并不是正气不足之虚，而是相对于有形之邪而言的无形之热邪。

栀子豉汤中栀子为君药，形似心包，善清心包、三焦之热，且能引热下行，从小便而出。淡豆豉为大豆发酵而成，气芳香而善化食，用于将胸膈无形之热从胃中有形水谷透出，二者配合，一清一化，一香一苦，清无形之热而除烦。

呕家有痈脓者，不可治呕，脓尽自愈。（391）

《伤寒论》厥阴病篇只有前四条是历代公认的专门讨论厥阴病的部分，之后的厥阴病篇条文，被称为"厥利呕哕附"，即虽附于厥阴病篇，但其内容，是对整个《伤寒论》中涉及厥、利、呕、哕等症状的集中论述，虽然也有部分条文可能与厥阴病有一定关系，但并不完全属于厥阴病。就本条而言，当发现呕吐物有脓血时，限于古代的医学水平，难以应用现代技术检查出具体的病灶、病性，也不能通过手术切除化脓灶或进行引流，也没有抗生素，此时，排脓就是主要的治法。因呕吐是主要的排脓机制，故不可单纯止呕，把脓呕尽就有利于病情痊愈。

学习本条，一定要结合时代，在西医学的情况下，因呕吐剧烈也可能引起一些并发症，此时就不能机械地执着于不可治呕了。

呕而脉弱，小便复利，身有微热，见厥者难治。四逆汤主之。（392）

呕而脉弱，是呕吐已经伤及了胃中阳气津液，小便复利则更伤津液，此时若身有微热，也不宜径直使用解表剂解表，因为津液阳气不足，再解表则更伤阳气津液，表亦难解，而应当以救里为主。若没有先救里，或者救里而不见效，阳气津液耗伤进一步加重，身有微热变成了厥逆，就出现了循环功能衰竭，为休克之前兆。此时更当救里回阳，故用四逆汤。

事实上，这里的四逆汤只是对救里这一治疗大原则的一个举例，并不是只能用此一方，芍药甘草附子汤，李可的破格救心汤，张锡纯重用熟地黄、山茱萸等，均可辨证使用。

干呕，吐涎沫，头痛者，吴茱萸汤主之。（393）

吴茱萸汤主治阳明寒呕、少阴下利、厥阴头痛，究其本质，本方的作用为降肝气，适用于胸中浊饮阴邪上逆。凡是胸胃之浊饮为患，受肝气冲击而上逆，出现头痛、干呕、吐涎沫，或者下利者，均为本方的适应证。

吴茱萸汤在临床中应用甚是广泛，如眩晕脉滑者，多系饮邪上逆，我用吴茱萸汤合苓桂术甘汤效果较好。胃虚寒而呕逆者，吴茱萸汤效果也很好，若舌胖大苔腻者，合用苓桂术甘汤效果更佳。此外，若胃中寒热错杂，以痞满为主者宜半夏泻心汤，而呕逆吐酸者用吴茱萸汤加少量黄连效果颇佳。

呕而发热者，小柴胡汤主之。（394）

本条说的是厥利呕哕的呕，条文其实仅仅是说了呕的一种治疗情况，并不是一切呕而发热的情况都可以用小柴胡汤。《伤寒论》中提到发热，有时是特指有表证（包括半表半里）存在的发热，是相对于阳明经证、腑证的发热而言的。即使是有表证发热的呕，也不仅仅是小柴胡汤证，有呕不止、心下急、郁郁微烦的大柴胡汤证，呕逆的麻黄汤证，还有葛根加生姜汤证等，均有呕而发热的表现。若加上里实证的呕而发热，则有因腑实导致胃气上逆的调胃承气汤证等。

本条之所以单独提出"呕而发热者，小柴胡汤主之"，指的是无其他指征时，往往是小柴胡汤证。因小柴胡汤证，正邪相争处于半表半里之间，表现变化多端，半表半里之邪内侵则呕，外透则热，无表闭、里实的其他明确指征时，就可用小柴胡汤。

伤寒大吐大下之，极虚，复极汗出者，以其人外气怫郁，复与之水，以发其汗，因得哕。所以然者，胃中寒冷故也。（395）

伤寒大吐大下之后，阳气津液大量损耗，故称为极虚。极虚之人，卫外能力极差，再感受外邪而发热，此时医者没有考虑到极虚的因素，仍按常规发汗而致患者大汗出。大汗出后，病人因脱水而出现口渴，再给病人喝水，但病人胃气极虚，运化水液能力太差，水停胃脘而不下，就会哕。所以说胃中虚冷故也。此时，当以四逆汤救里，合五苓散治疗水逆，方为正治。

本条也强调了《伤寒论》中一个反复告诫的原则，里虚有表证，当先救里，再救表。

245

伤寒，哕而腹满，视其前后，知何部不利，利之则愈。（396）

伤寒，哕而腹满，哕一般指呃逆，有时也指呕吐。无论是呃逆还是呕吐，若病人同时出现腹满，则提示有胃肠功能障碍，是胃气不降所致，那么就需要加强对腹部的诊察。病人诉腹满，腹满有虚有实，虚满者是胃气虚而哕，旋覆代赭汤主之，虚满者，必然腹满时减，按之不痛反快。若实满则是有实邪阻滞，就需要了解实邪的性质。若是水气内停，小便不利，则是水逆的五苓散证；若是腹满拒按，大便不通，则是阳明腑实之证，当用承气汤类。这就是视其前后，知何部不利，利之则愈。

七、辨霍乱病脉证并治

问曰：病有霍乱者何？答曰：呕吐而利，名曰霍乱。（397）

中医传统观念对霍乱的认识与西医学有所不同。传统医学中，凡是出现突发性剧烈呕吐、下利的情况，就叫霍乱，很显然不仅仅包括西医学由霍乱弧菌所致的霍乱病，同时也包括各种原因引起的急性胃肠炎症。而西医学的霍乱，是因摄入的食物或水受到霍乱弧菌污染而引起的一种急性腹泻性传染病。

本条所指的霍乱，即为传统医学所说的霍乱，以呕吐而利为主要特征。

问曰：病发热，头痛，身疼，恶寒，吐利者，此属何病？答曰：此名霍乱。自吐下，又利止，复更发热也。（398）

本条是讲霍乱的主要表现和自然病程，由于霍乱不同于伤寒，感邪首先来自于胃肠，故先出现吐泻的症状，吐泻到一定阶段，因脱水到下无可下，或阳气来复而吐利止，就会表现出以炎症反应为主，从而出现发热而头身痛了。

伤寒，其脉微涩者，本是霍乱，今是伤寒，却四五日，至阴经上转入阴，必利。本呕，下利者，不可治也。欲似大便而反矢气，仍不利者，属

阳明也，便必硬，十三日愈，所以然者，经尽故也。（399）

"伤寒，其脉微涩者，本是霍乱，今是伤寒，却四五日，至阴经上转入阴，必利。"本句是说，这个病人的主要表现是伤寒，如发热恶寒头痛等，但脉微涩，就可能是由霍乱起病，吐利止后慢慢出现了头痛发热等伤寒的表现。这个过程与前一条是一致的。表现出伤寒后，就要判断是六经中哪一经的病了。又过了四五日，转入阴经，再次出现下利，这大概就是指太阴及少阴病了。因为太阴少阴都属于三阴病，也都会下利。

"本呕，下利者，不可治也。"是说本来就是霍乱，有呕吐下利，后来出现伤寒的症状，再次传入太阴而出现呕吐和下利，那么阳气津液的损失就非常严重，所以说不可治。

"欲似大便而反矢气，仍不利者，属阳明也，便必硬，十三日愈，所以然者，属阳明也，便必硬，十三日愈，所以然者，经尽故也"。这句是说，本来是霍乱，利止病转化为伤寒后，出现了阳明病的表现，阳明病说明阳气恢复，胃阳旺盛，故十三日愈。为什么要等十三日？因为本是霍乱，胃气大伤，即使慢慢胃阳来复，也如嫩芽，不耐攻伐，只有等胃气慢慢恢复，待其自愈。若不自愈，再少用调胃承气汤调和胃气即可。

本条主要是强调了素体虚寒、下利之人，纵有外感，亦必须以胃气渐复为顺，而转入太阴少阴下利为逆。以调胃承气汤微和胃气，切不可操之过急。

下利后，当便硬，硬则能食者愈；今反不能食，到后经中，颇能食，复过一经能食，过之一日，当愈。不愈者，不属阳明也。（400）

下利后，脱水利无可利是一种情况；阳气来复，下利自止是另一种情况。便硬能食是胃阳来复，故愈。反不能食，则是前一种情况，胃阳未复，津液大虚，那么就再等待阳气来复。到后经中能食，再过一经还能食，就说明这肯定不是回光返照，而是真正要痊愈了。如果不是这种情况，那么就不属于阳明病。

恶寒脉微，而复利，利止，亡血也，四逆加人参汤主之。（401）

恶寒脉微，是阳气虚，阳气虚复利，是少阴病的表现，利止，是严重脱水，血循环障碍，所以说亡血，也就是津血同源之意。此时，以四逆汤回阳救逆，加人参补元气生津液，用于治疗血脉大虚。

静脉补液是西医学的手段，对于纠正脱水有良好的作用，输血则对于纠正贫血有良好的作用。在古代，没有这些手段，要纠正脱水及循环血量不足，唯一的方法就是充分发挥机体的代偿机能，运用口服药物调动人体本身的机能来纠正脱水、失血及循环障碍。四逆汤可以止虚寒性泄利，同时也能增强心肌收缩力，从而纠正循环障碍。但血容量不足的问题，则需要通过人参激发细胞代谢能力，增强脾胃消化吸收来解决。这就是四逆加人参汤的意义。

那么口服补液可不可以？在伤寒病中，口服补液有一定作用，但要求少量多次地饮用暖水。因吐利之人，胃阳已伤，若一次性饮水太多，则会超过脾胃的运化功能，会出现水逆之证，水入即吐。

而在温病的治疗过程中，患者虽有脱水，但是因内热所致，此时，口服补液的作用就更大，这也是温病大家创立五汁饮等方剂来补液的主要原因。

霍乱，头痛，发热，身疼痛，热多，欲饮水者，五苓散主之；寒多，不用水者，理中丸主之。（402）

理中丸方

人参、甘草（炙）、白术、干姜各三两。

上四味，捣筛为末，蜜和丸，如鸡黄大，以沸汤数合，和一丸，研碎，温服之。日三服，夜二服，腹中未热，益至三四丸，然不及汤。汤法，以四物，依两数切，用水八升，煮取三升，去滓，温服一升，日三服。

加减法：

若脐上筑者，肾气动也，去术加桂四两。吐多者，去术，加生姜三两。

下多者，还用术。悸者，加茯苓二两。渴欲得水者，加术，足前成四两半。腹中痛者，加人参，足前成四两半。寒者，加干姜，足前成四两半。腹满者，去术，加附子一枚。服汤后，如食顷，饮热粥一升许，微自温，勿发揭衣被。

本条是说霍乱转化为伤寒后治疗的两种情况。根据前文，如果霍乱病人出现头痛发热身疼的表现时，是属于"本是霍乱，今是伤寒"的情况，热多欲饮水，是指胃阳渐复，机体通过渴感中枢产生口渴感来纠正脱水。此时，一方面有表证要解表，另一方面，要加强对水饮入胃后的吸收和运化，所以选方既有桂枝解表，又有白术健脾，同时有茯苓、泽泻、猪苓等将水分迅速补充入血循环的利水渗湿药物。一般人对利水渗湿药作用的理解主要是利尿，但西药的利尿药主要是通过肾小管起作用，尤其是髓襻。而五苓散中的利尿药，主要是通过将组织间液转运到血循环中，增加循环血量而利尿。此时用五苓散，还有一个作用就是防止饮水过多而水停胃脘或三焦，从而导致水逆。

但使用五苓散的前提就是中焦阳气不能有太明显的不足，若出现太阴病的表现，中焦阳气明显不足，那么治疗上就要遵循先救其里的原则，用理中汤先温中回阳，中焦能量充足，再救其表。

吐利止而身痛不休者，当消息和解其外，宜桂枝汤小和之。（403）

吐利止而身痛不休，也是属于前述的"本是霍乱，今是伤寒"的范畴，概言之，急性胃肠道炎症，初期是以吐下为主，吐下愈后，一方面是脱水导致的经脉失养，另一方面全身炎症反应逐步出现，故出现外感样症状，即表证。此时，要解表，但病人存在吐下导致的脱水、正气虚的问题，所以麻黄汤类峻汗的方剂就不太适合，故选用了桂枝汤养正和表的治法。若中虚更明显，出现寒多不用水的局面，那么就要用理中丸了。

吐利汗出，发热恶寒，四肢拘急，手足厥冷者，四逆汤主之。（404）

霍乱吐利时，并不一定就伴随汗出。病人有汗出，说明阳气受损，卫外不固。此时，发热恶寒是有表证，四肢拘急是吐下脱水导致的肌肉经脉拘挛，手足厥冷是末梢循环障碍。这种情况下，发热恶寒等表证的处理是相对次要的，吐利也只是标证，根本的原因是阳气欲脱。故用四逆汤主之。

既吐且利，小便复利而大汗出，下利清谷，内寒外热，脉微欲绝者，四逆汤主之。（405）

本条与上条比较，阳虚欲脱的程度更重，既吐且利，本应小便少，反而小便复利，是阳虚已经完全不能固摄津液，再加上大汗出，就更加严重了。下利清谷是突出了脾肾阳虚的严重程度。此时阳气大虚，纵然有发热，即里寒外热，阳亡也是绝对的主要矛盾，脉微欲绝更是说明病人要休克了。此时，回阳救逆为第一要务，故用四逆汤。

吐已下断，汗出而厥，四肢拘急不解，脉微欲绝者，通脉四逆加猪胆汁汤主之。（406）

吐下已断，是指大吐大下已经停止，但这种情况除了胃阳来复外，还有一种情况就是津液阳气已竭，下无可下，吐无可吐。如何判断是阳气大虚，就是后文所描述的汗出而厥，若是微汗出而阳气通，则不应当厥，而应当四肢温和。四肢厥而汗出，表明阳气的温煦、固摄功能都已经衰竭。判断津液竭，主要是依据后文的四肢拘急不解。再加上脉微欲绝，就是循环功能衰竭了。通脉四逆汤回阳救逆，纠正循环的作用较四逆汤更强，猪胆汁在《伤寒论》中还用于润肠通便，可见有较强的养阴清热生津的作用，又是血肉有情之品，用于补充津液大亏，以阴中求阳。

吐利发汗，脉平，小烦者，以新虚不胜谷气故也。（407）

本条说的是吐利止后，微微汗出而脉平，说明这是正气渐复而阳气通于四末的表现。小烦，在这里是指食后微烦，即进食后导致的微微心烦发热。新虚不胜谷气，是说胃气刚刚恢复，消化吸收能力还弱，进食后，食物消化慢与病邪之余热相和，易于化热，导致食复。所谓食复，指病刚愈，因进食不当而复发。故要求进食易消化的食物，并要控制食量，避免肉食。

八、辨阴阳易差后劳复病脉证并治

伤寒，阴阳易之为病，其人身体重，少气，少腹里急，或引阴中拘挛，热上冲胸，头重不欲举，眼中生花，膝胫拘急者，烧裈散主之。（408）

阴阳易病，传统上有两种观点：一种类似于房劳复，即伤寒初愈，因房劳而复发；另一种观点类似于性传播，即伤寒初愈，将病以性接触的方式传播给配偶。从字面理解，阴阳可喻男女，易则有交换之意，类似于第二种。但表现过程类似伤寒，通过性接触传播，感染后立即发病并表现为"身体重，少气，少腹里急，或引阴中拘挛，热上冲胸，头重不欲举，眼中生花，膝胫拘急者"的疾病到底为何病尚不得而知。第一种情况，房劳复则较易理解，病人新瘥，气血津液未复，若经房劳，阴气大虚，阳气外泄，就会出现下虚上实，热气上冲的表现。身体重，少气，是房劳伤气，少腹里急，阴中拘挛，是腹壁津液不足，拘挛所致。热上冲胸，头重不欲举，眼中生花，是阴阳两虚，阴不恋阳，阳气外泄所致。这种情况，治疗上可考虑小建中汤合当归芍药散为主治疗，至于烧裈散，因报道有限，具体疗效不得而知。

关于房劳伤的问题，无论是中医，还是练武之人、修道之人都非常重视，但关于房劳伤元气的观点，东西方医学的认识却相距甚大。东方医学认为，房劳伤肾，肾藏精，房劳过度会损伤生殖之精，而生殖之精的损伤，会伤及肾精，进而损及肾脏之阴阳。而肾阴、肾阳是五脏阴阳的根本，肾脏阴阳受损，则五脏都受影响。所以中医病因学说中，把房劳作为诸劳损伤的重点。而西方医学则认为，精液不过含有少量的蛋白质及其他营养物质，不会导致人体营养缺乏，所以不承认房劳伤肾的说法。

而对于一部分人来说，房劳对身体的损害是有切身体验的，房劳过度可引起疲乏、早衰等表现。但对于另一部分人，则主张房劳无害，认为其有害是心理作用，而且确实可以见到一部分人房事频繁但身体健康，也获高寿。那么，该如何理解这种情况呢？事实上，通过肌筋膜理论就很好理解，房劳所带来的损害，并不是由精液的损失造成的，而是在性行为过程中，精神亢奋及其所伴随的腰骶盆腹部肌肉筋膜的紧张、强制性收缩及拘挛，会导致下焦肌筋膜组织的拉伤、重构、挛缩及组织间液的重新分布，这种重新分布主要表现为下部的组织间液受到挤压后向头部分布增多，从而形成头重脚轻的现象。这些变化就会导致下部拘挛、上虚下实、阴虚阳亢，最后形成阴阳俱虚的结果，中医通过反复观察，形成了房劳致病的观点。

大病差后，劳复者，枳实栀子汤主之。若有宿食者，加大黄如博棋子大五六枚。（409）

大病差后，普遍的问题是胃气虽然已经初步恢复但尚弱，若劳累则更伤胃气，阳气不伸，水谷难化而生热，故用枳实栀子汤清透郁热，芳香以助化谷。若已经形成宿食，大便干结，可酌加大黄。

伤寒差已后，更发热者，小柴胡汤主之。脉浮者，以汗解之；脉沉实者，以下解之。（410）

本条是说伤寒愈后又发热的情况，如果没有其他明显的表里证，那么便可用小柴胡汤和解退热。但本条主要说的是，伤寒复发，不可拘泥于一方一法，前一条是说劳复为主的，用枳实栀子汤，而本条则分别用汗、下、和三种方法，示意伤寒复发，还是要随证治之。

大病差后，从腰以下有水气者，牡蛎泽泻散主之。（411）

牡蛎泽泻散方

牡蛎（熬），泽泻、栝蒌根、蜀漆（洗，去腥）、葶苈（熬）、商陆根（熬）、海藻以上各等分。

上七味，异捣下筛为散，更入臼中治之，白饮和服方寸匕。小便利，止后服，日三服。

根据张仲景治疗水气病的思路，腰以上肿，当从汗解之，腰以下肿，当从下解之。大病差后，脾肾阳气消耗，水饮内停，故可能出现腰以下肿的现象。本方虽以利水为主，但处方特点是化痰散结，打通少阳、厥阴通路的药物比较多。本方中，有柴胡桂枝干姜汤中的两味药物牡蛎和栝楼根。按常理，这二味药并非利水药，但在柴胡桂枝干姜汤中，这两味药是治疗胁下痞硬的重要药物。可见，其打通痰水互结，对于微循环及淋巴通道的疏通作用比较强。因此，本方可用于治疗淋巴管堵塞引起的水肿及黏液性水肿。

大病差后，喜唾，久不了了者，胃上有寒，当以丸药温之，宜理中丸。（412）

大病差后，喜唾，是脾虚不能运化津液而导致痰饮频生，故用理中丸，温中健脾，以杜生痰之源。

本条指出，遇到痰多喜唾，无明显热象的患者，我们可以从脾治之，而治疗的主方，就是理中丸。

伤寒解后，虚羸少气，气逆欲吐者，竹叶石膏汤主之。（413）

竹叶石膏汤方

竹叶二把，石膏一斤，半夏半升（洗），麦门冬一升（去心），人参三两，甘草二两（炙），粳米半升。

上七味，以水一斗，煮取六升，去滓，内粳米，煮米熟，汤成，去米，温服一升，日三服

伤寒解后，指的是外感症状缓解后，虚羸少气，主要是指气短乏力之意，按中医虚则补之的原则，似乎应当用补气药。但患者气逆欲吐，就是指存在肺胃气逆的问题。本方与《金匮要略》中记载治疗火逆上气的麦门冬汤组方颇为接近，均擅长肃降肺胃之气。麦门冬汤以麦冬为主，与人参合用养肺卫之气阴而助其肃降之力，肺卫之气肃降则气逆可平，气逆便是火，气降则火亦降。但麦门冬汤主治肺卫气火上逆，右寸脉多浮长，按之

无滑实之感。而竹叶石膏汤，以竹叶、石膏为主，可清肺卫之热而除烦，适合于右寸关脉浮长而滑者。一般来说，用石膏者，多适合于体内津液与热相搏者，故脉以浮滑为凭。若为沉滑脉，则是痰热互结已经形成，就要用到陷胸汤之类的方剂了。

病人脉已解，而日暮微烦，以病新差，人强与谷，脾胃气尚弱，不能消谷，故令微烦，损谷则愈。（414）

日暮加重，一般不是阳明腑实证就是气虚证。实证当需攻下，而纯为气虚的话，妥善调养，也会康复的。一般临床上，遇到上午精神，下午加重的情况，大多以气虚为主，加用黄芪之类，多能改善。

参考文献

1. 李文瑞，李秋贵. 伤寒派腹诊［M］. 学苑出版社，2010.

2. 吉益东洞. 药徵及药徵续编［M］. 人民卫生出版社，1955.

3. 程超寰. 上党人参是怎样绝迹的［J］. 家庭中医药，2016（12）：18-19.

4. 胡希恕. 胡希恕伤寒论讲座［M］. 学苑出版社，2008.

5. 吉益南涯. 吉益南涯医论集［M］. 学苑出版社，2009.

6. 郝万山. 郝万山伤寒论讲稿［M］. 人民卫生出版社，2008.

7. 尾台榕堂. 类聚方广义［M］. 学苑出版社，2009.

8. 张锡纯. 医学衷中参西录［M］. 河南人民出版社，1974.

9. 严洁 施雯 洪炜. 得配本草（中医临床必读丛书）［M］. 人民卫生出版社，2009.